U0746094

药物 经济学

研究与实践

张　静◇主编

中国健康传媒集团

中国医药科技出版社·北京

内容提要

本书对药物经济学这门将经济学原理和方法应用于药品领域的综合性学科予以全面论述。全书从药物经济学基础理论与方法入手，着重研究药物经济学在药品研发、药厂生产运营、药品定价与市场准入、临床合理用药、药品监管中的应用及实践，并探讨了药物经济学研究的前沿方法与技术、政策影响与社会价值、前沿发展与挑战、未来发展趋势展望，并列举了不同领域和视角的研究与实践案例分析。本书内容科学、实用，适合从事药品研发、生产、经营、使用的相关人员阅读参考。

图书在版编目（CIP）数据

药物经济学研究与实践 / 张静主编 . -- 北京：中
国医药科技出版社，2025.5. -- ISBN 978-7-5214-5337-
9

Ⅰ. F407.7

中国国家版本馆CIP数据核字第2025LW6902号

美术编辑　陈君杞
版式设计　南博文化

出版　**中国健康传媒集团** | 中国医药科技出版社
地址　北京市海淀区文慧园北路甲22号
邮编　100082
电话　发行：010-62227427　邮购：010-62236938
网址　www.cmstp.com
规格　710×1000mm $^1/_{16}$
印张　16 $^1/_4$
字数　323千字
版次　2025年5月第1版
印次　2025年5月第1次印刷
印刷　北京印刷集团有限责任公司
经销　全国各地新华书店
书号　ISBN 978-7-5214-5337-9
定价　**58.00 元**

获取新书信息、投稿、为图书纠错，请扫码联系我们。

编 委 会

主　编

张　静（河北省教育考试院）

副主编

李　挥（河北省药品医疗器械检验研究院）

余立坤（河北省药品医疗器械检验研究院）

沙海涛（浙江博崝生物制药有限公司）

洪　瑜（重庆龙悦鸿祥科技发展有限公司）

陈　晓（河北省石家庄市第四医院）

编　委

李香荷（河北省药品医疗器械检验研究院）

耿　韫（河北省药品医疗器械检验研究院）

衣　鸣（长春卓谊生物股份有限公司）

朱旭东（康霖生物科技〈杭州〉有限公司）

刘思彤（新加坡 PSB 学院）

曲静雯（广州派诺生物技术有限公司）

郭莹莹（北京市营养源研究所有限公司）

李雨璐（天津科技大学经济与管理学院）

于小正（药成材信息技术〈北京〉有限公司）

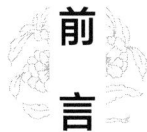

　　药物经济学，是一门将经济学原理和方法应用于药品领域的综合性学科，它综合运用经济学、流行病学、统计学、决策学等多学科的理论和方法，通过成本分析、成本－效果分析、成本－效用分析和成本－效益分析等为新药的研究与开发、药品资源的优化配置、临床合理用药、临床药学服务、药政管理和医疗保险等提供决策依据。随着全球医疗体制的不断改革和人们对健康需求的不断提高，药物经济学的研究和应用得到了快速发展，世界各国纷纷开展药物经济学研究，以指导药品定价、药物补偿政策、医院用药目录制定等医疗决策。

　　本书从药物经济学基础理论与方法入手，着重研究药物经济学在药品研发、药厂生产运营、药品定价与市场准入、临床合理用药、药品监管中应用与实践，并探讨了大数据和人工智能时代药物经济学的应用前景。

　　在本书的编写过程中，我们查阅了大量的国内外文献资料，进行了科学系统研究，力求内容的科学性、实用性和先进性。同时，我们也希望本书能够为从事药品研发、生产、经营、使用的相关人员提供帮助，共同控制医疗费用增长，提升医疗服务质量和效率，促进医药产业的健康发展，为人们的健康保驾护航。

　　最后，感谢所有给本书提供支持和帮助的领导，感谢所有付出辛勤劳动的编者们。由于时间仓促，书中内容难免有不足和疏漏之处，恳请大家批评指正。

编　者
2025 年 3 月

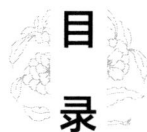

目录

第一章　药物经济学绪论

第一节　药物经济学的起源与发展

药物经济学，作为一门将经济学原理和方法应用于药品领域的综合性学科，其起源与发展经历了漫长而复杂的过程。

一、药物经济学的萌芽

药物经济学的萌芽可以追溯到 20 世纪 50 年代以后，当时美国的公共医疗保健费用迅速增长，高昂的医疗保健费用令政府和社会保障机构不堪重负。为了优化医疗保健资源的利用，美国政府开始寻求更为科学、合理的医疗资源分配方式。1979 年，美国国会责成其下属的技术评定局对公共医疗费用进行成本 – 效用分析，该举措标志着药物经济学研究的初步尝试。

在这一时期，药物经济学的概念尚未形成，但成本 – 效果分析、成本 – 效用分析、成本 – 效益分析等经济学原理和方法已经开始在医疗保健领域得到应用。这些分析方法的引入，为后来药物经济学的形成奠定了理论基础。

二、药物经济学的形成

进入 20 世纪 80 年代，随着医疗技术的不断进步和医疗费用的持续增长，药物经济学作为一门独立的交叉学科逐渐形成。1986 年，Townsend 在其一篇名为《上市后药品的研究与发展》的报告中，首次提出了"药物经济学"的概念，并强调了在这一新兴领域进行研究活动的必要性。

1989 年，美国出版了第一本药物经济学专业期刊 *Pharmacoeconomics*，该期刊的出版进一步推动了药物经济学的发展。随后，越来越多的学者开始关注并投入药物经济学的研究中，相关研究成果也层出不穷。

1991 年，美国药物经济学家 Lyle Booman 等编写了《药物经济学原理》（*Principles of Pharmacoecomics*）专著，该专著系统地阐述了药物经济学的基本理论、研究方法和应用领域，标志着药物经济学理论体系的初步构建。

在这一时期，药物经济学的研究范围逐渐明确，主要包括成本分析、成本 – 效果分析、成本 – 效用分析和成本 – 效益分析等方法。这些方法的应用，为药品定价、药物补偿政策、医院用药目录制定等医疗决策提供了科学依据。

三、药物经济学的发展

进入 20 世纪 90 年代，随着全球医疗体制的不断改革和人们对健康需求的不断提高，药物经济学的研究和应用得到了快速发展。世界各国纷纷开展药物经济学研究，以指导药品定价、药物补偿政策、医院用药目录制定等医疗决策。

1. 药品定价　制药厂家可以通过药物经济学研究，战略性地确定新药的价格范围。这一研究不仅有助于制药厂家制定合理的价格策略和方法，还可以为政府监管部门提供科学的定价依据。

2. 药物补偿政策　药物经济学研究为政府制定药物补偿政策提供了重要参考。通过评估不同药物的成本效果，政府可以更加合理地分配医疗资源，确保患者能够获得必要的药物治疗，实现药物的可及性。

3. 医院用药目录制定　医院可以通过药物经济学研究，制定更加科学合理的用药目录。这一研究有助于医院优化药品资源配置，提高医疗服务效率和质量。

4. 促进合理用药　药物经济学研究为合理用药提供了科学依据。通过评估不同药物治疗方案的成本效果，医生和患者可以更加明智地选择最佳治疗方案，从而提高治疗效果和降低医疗费用。

此外，随着全球化和信息技术的快速发展，药物经济学的研究方法和应用领域也在不断拓展。例如，跨国药物经济学研究、基于大数据的药物经济学分析等新兴领域正在逐渐兴起。

四、药物经济学的未来趋势

药物经济学将继续在医疗体系中发挥重要作用。随着医疗技术的不断进步和医疗费用的持续增长，药物经济学的研究和应用将面临更多挑战和机遇。

1. 跨学科融合　药物经济学将与其他学科如医学、药学、经济学、统计学等更加紧密地融合，形成更加完善的理论体系和研究方法。

2. 个性化医疗　随着精准医疗和个性化医疗的发展，药物经济学将更加注重对不同患者群体的差异化研究，为制定更加精准的治疗方案提供科学依据。

3. 全球化合作　跨国药物经济学研究将成为未来发展的重要方向。通过加强国际合作与交流，可以共同推动药物经济学研究的发展和应用。

4. 数智化应用　随着大数据、人工智能等技术的快速发展，药物经济学研究将更加注重技术创新和应用。这些新技术将为药物经济学研究提供更加便捷、高效的方法和工具。

药物经济学作为一门独立的交叉学科，其起源与发展经历了漫长而复杂的过程。从最初的萌芽到形成再到快速发展，药物经济学在医疗体系中发挥着越来越重要的作用。展望未来，药物经济学将继续在跨学科融合、个性化医疗、全球化合作和技术创新等方面不断拓展和发展，为优化医疗资源利用、提高医疗服务效率和质量作出更大贡献。

第二节 学科定义、内涵与研究范围

药物经济学以其独特的视角和方法论在医药领域发挥着重要作用。它综合运用经济学、流行病学、统计学、决策学等多学科的理论和方法，对药物治疗的成本与效果进行深入的分析和比较，旨在优化医药资源配置，提高医疗服务的效率和质量。

一、药物经济学的学科定义

药物经济学（Pharmacoeconomics）是一门应用经济学原理和方法来研究和评估药物治疗的成本与效果及其关系的边缘学科。它旨在通过科学的分析和比较，为临床合理用药、药品资源的优化配置、新药的研究与开发、临床药学服务、药政管理和医疗保险等提供决策依据。药物经济学的研究不仅关注药物治疗的直接成本，还包括间接成本，如因病缺勤导致的收入损失、陪护费用等，以及药物治疗对患者生活质量的影响。

二、药物经济学的内涵

药物经济学的内涵丰富，涉及多个层面和维度。首先，它是一门应用学科，旨在将经济学原理和方法应用于医药领域，解决医药资源配置和利用中的实际问题。其次，药物经济学是一门综合性学科，它综合运用了经济学、流行病学、统计学、决策学等多学科的理论和方法，形成了自己独特的理论体系和研究方法。再次，药物经济学是一门边缘学科，它跨越了医学和经济学两个领域，将两者的知识和方法有机地结合起来，为医药领域的研究提供了新的视角和思路。

药物经济学的核心在于评估药物治疗的经济价值，这包括成本与产出两大方面。成本的计算不仅包括直接医疗成本，如药物费用、诊疗费、住院费等，还包括直接非医疗成本和间接成本。产出则主要以效果、质量调整生命年（QALY）等表示。通过比较不同药物治疗方案的成本与效果，药物经济学可以帮助决策者选择最优的治疗方案，从而实现医疗资源的优化配置和利用。

三、药物经济学的研究范围

药物经济学的研究范围广泛，涵盖了从药物研发到临床应用的各个环节。具体来说，其研究范围主要包括以下几个方面：

1. 药物研发决策　在药物研发阶段，药物经济学可以通过评估不同研发方案的成本与效果，为制药企业提供决策依据。这有助于制药企业优化研发资源配置，提高研发效率和研发质量。

2. 药品定价与补偿政策　药品定价和补偿政策是药物经济学研究的重要领域。通过评估不同药品的成本效果，政府可以制定合理的药品定价和补偿政策，确保患者能够获得必要的药物治疗，同时控制医疗费用的增长。

3. 临床用药决策　在临床用药阶段，药物经济学可以通过比较不同药物治疗方案的成本与效果，为医生和患者提供科学的用药决策依据。这有助于优化临床用药方案，提高治疗效果和降低医疗费用。

4. 药品市场准入与监管　药品市场准入和监管是药物经济学研究的另一个重要领域。通过评估不同药品的成本效果和市场潜力，政府可以制定合理的市场准入和监管政策，确保药品市场的健康发展。

5. 卫生政策制定与评估　药物经济学在卫生政策制定和评估中也发挥着重要作用。通过评估不同卫生政策的成本效果和社会效益，政府可以优化卫生资源配置，提高卫生服务的效率和质量。

四、药物经济学的研究方法

药物经济学的研究方法多样，主要包括成本分析、成本－效果分析、成本－效用分析和成本－效益分析等。这些方法各有特点，适用于不同的研究场景和目的。

1. 成本分析　成本分析是药物经济学研究的基础，它主要关注药物治疗的成本。通过计算不同药物治疗方案的成本，为总体医疗费用的控制和医疗资源优化配置提供基本信息。

2. 成本－效果分析　成本－效果分析是一种结果以某一特定的临床治疗目的（如症状缓解、疾病治愈或处长生命的时间等）为衡量指标，并据此计算和比较其费用与效果比率或每单位所需费用的经济学分析方法。它旨在选择达到某一治疗效果时所需费用低的治疗方案。

3. 成本－效用分析　成本－效用分析是更细化的成本－效果分析，它不仅关注药物治疗的直接效果，还关注药物治疗对患者生活质量所产生的间接影响。通过计算质量调整生命年（QALY）等指标，可以比较不同治疗方案的经济合理性。

4. 成本－效益分析　成本－效益分析是一种费用和结果均以货币单位进行测量与评估，并据此计算和比较钱数得失净值或费用与效益比值的经济学分析方法。它要求成本和效益均用货币来表示，适用于评估具有明确经济效益的卫生项目或政策。

第三节 药物经济学在医疗体系中的地位与作用

在当今全球医疗资源紧张、医疗费用持续攀升的背景下，药物经济学作为一门新兴的交叉学科，其在医疗体系中的地位与作用愈发显得重要。药物经济学通过科学的方法论和严谨的数据分析，为临床决策、医保政策制定、新药研发以及医疗资源合理配置提供了有力的支持。药物经济学在医疗体系中占据着举足轻重的地位，发挥着不可替代的作用。

一、药物经济学在医疗体系中的地位

1. 科学决策的重要工具 在医疗体系中，药物经济学为临床决策提供了科学的工具。通过对不同药物治疗方案的成本与效果进行评估，医生可以更加明智地选择最优的治疗方案，从而提高治疗效果，降低医疗费用，减轻患者的经济负担。

2. 医保政策制定的关键参考 药物经济学在医保政策制定中发挥着关键作用。通过对药品的成本效果进行分析，政府可以制定合理的医保政策，确保医保基金的合理使用，同时保障患者的用药权益。此外，药物经济学还为医保支付方式的改革提供了科学依据，有助于推动医保制度的完善。

3. 新药研发与市场推广的指导 在新药研发阶段，药物经济学通过评估新药的成本效益和市场潜力，为制药企业提供了决策依据。这有助于企业优化研发资源配置，提高新药研发的成功率和市场竞争力。同时，在新药市场推广过程中，药物经济学也为营销策略的制定提供了重要参考。

4. 医疗资源合理配置的依据 药物经济学通过分析和比较不同药物治疗方案的成本效益，为医疗资源的合理配置提供了科学依据。这有助于医疗机构优化医疗资源配置，提高医疗服务效率和质量，满足患者的健康需求。

二、药物经济学在医疗体系中的作用

1. 促进合理用药 药物经济学通过评估不同药物治疗方案的成本与效果，为合理用药提供了科学依据。这有助于减少不合理用药现象，提高药物治疗的安全性和有效性，降低药物不良反应的发生率。同时，药物经济学还有助于推动临床路径和诊疗规范的制定和实施，提高医疗服务的标准化和同质化水平。

2. 控制医疗费用增长 随着医疗技术的不断进步和医疗需求的不断增长，医疗费用持续攀升。药物经济学通过优化药物资源的配置和利用，控制医疗费用的增长。通过对不同药物治疗方案的成本效益进行分析和比较，医疗机构可以选择性价比更高的治疗方案，从而降低医疗费用。此外，药物经济学还为医保支付方式的改革提供了科学依据，有助于推动医保制度的完善，进一步控制医疗费用。

3. 推动新药研发与创新　药物经济学在新药研发阶段发挥着重要作用。通过对新药的成本效益和市场潜力进行评估，制药企业可以更加明智地制定研发策略，优化研发资源配置，提高新药研发的成功率和市场竞争力。同时，药物经济学还有助于推动新药的创新和发展，为临床提供更加安全、有效、经济的治疗方案。

4. 提升医疗服务质量和效率　药物经济学的研究和应用有助于提升医疗服务质量和效率。通过对不同药物治疗方案的成本效益进行分析和比较，医疗机构可以优化医疗资源配置，提高医疗服务效率和质量。此外，药物经济学还有助于推动临床路径和诊疗规范的制定和实施，提高医疗服务的标准化和同质化水平，从而满足患者的健康需求。

5. 促进医药产业高质量发展　药物经济学作为价值评估的关键工具，在医药产业高质量发展中发挥着重要作用。通过对药品的成本效益进行分析和比较，可以推动医药产业的转型升级和高质量发展。同时，药物经济学还有助于推动医药产业的国际化进程，提高我国医药产业的国际竞争力。

药物经济学在医疗体系中具有举足轻重的地位和作用。它不仅为临床决策、医保政策制定、新药研发以及医疗资源合理配置提供了有力的支持，还促进了合理用药、控制医疗费用增长、提升医疗服务质量和效率以及推动医药产业高质量发展。

第二章　药物经济学基础理论与方法

第一节　成本的分类与核算方法

一、成本分类概述

成本分类在经济学、会计学及医疗管理等多个领域中扮演着至关重要的角色，它有助于精确评估活动或项目的经济影响。

1. 直接成本　通常指的是可以直接归因于某一特定活动或产品的费用。在医疗领域，这包括药品费用、检查费（如 X 光、血液检测）、治疗费（手术、物理治疗）等。这些成本易于追踪，因为它们与医疗服务直接相关，且往往有明确的账单记录。直接成本是医疗机构运营成本的主要组成部分，直接影响其财务健康和患者经济负担。

2. 间接成本　通常涉及更广泛的经济影响，这些影响不直接体现在初始交易或服务中。因病导致的生产力损失，包括患者因病缺勤的工资损失和雇主因员工健康问题导致的效率下降，是间接成本的重要组成部分。此外，家庭照顾成本（家属为照顾患者而放弃的工作时间或收入）、交通费用（往返医院）等也是间接成本的体现。这些成本虽不直接支付给医疗机构，但对个人、家庭乃至社会经济有显著影响。

3. 固定成本与变动成本　固定成本（如租金、设备折旧）在一定产量范围内保持不变，而变动成本（如药品消耗、额外员工工资随患者数量增加）则随产量增减而相应变动。理解这两类成本有助于企业制定有效的成本控制策略。

4. 沉没成本与机会成本　沉没成本是已发生且无法回收的费用，对决策不应有影响，但在实践中常干扰理性判断。机会成本则是为了得到某种东西而要放弃另一些东西的最大价值，它强调资源的稀缺性和选择的重要性，对于优化资源配置至关重要。

成本分类不仅有助于精确核算，更是制定策略、优化资源配置和评估项目效益的关键工具。

二、成本核算原则

成本核算原则在企业的财务管理、项目评估、成本控制等方面扮演着至关重要的角色，它们确保了成本信息的准确性和可比性，为决策提供了可靠的基础。

1. 全面性原则　要求成本核算时必须确保所有与决策或项目直接和间接相关的成本都被纳入考虑范围。这包括但不限于直接材料成本、直接人工成本、制造费用、销售费用、管理费用等。全面性确保了成本计算的完整性，避免了因遗漏某些成本而导致的决策失误。例如，在评估一个新产品上市的成本时，除了直接的生产成本，还需要考虑市场调研、广告宣传、售后服务等间接成本。

2. 相关性原则　强调成本核算应聚焦于与特定决策直接相关的成本。这意味着在多个方案中选择时，应仅考虑那些能够影响决策结果的成本。无关成本，如沉没成本（已发生且无法回收的费用），或与决策不直接相关的成本，应被排除在外。相关性原则有助于避免决策过程中的信息过载，使决策者能够更清晰地看到各方案之间的成本差异。

3. 时间价值原则　在成本核算中考虑资金的时间价值，即资金随时间推移而产生的增值。这意味着在评估长期投资或项目时，应将未来的现金流折现到当前时点，以现值进行计算。时间价值原则有助于反映资金在不同时间点的真实价值，避免高估未来收益或低估当前成本，从而作出更合理的投资决策。

4. 一致性原则　要求成本核算的方法和标准在不同时期和不同项目之间保持一致。这确保了成本信息的可比性，使得企业能够准确评估不同时间段或不同项目之间的成本变动情况。一致性原则还促进了企业内部的成本透明度和可预测性，有助于企业制定稳定的成本控制策略和预算规划。

成本核算原则的全面性、相关性、时间价值和一致性共同构成了企业成本核算体系的基石，确保了成本信息的准确性和可比性，为企业的财务决策提供了有力的支持。

三、成本核算方法

成本核算方法是企业管理、项目评估及政策制定等领域中不可或缺的工具，它们帮助决策者准确了解成本构成，优化资源配置。

（一）微观成本核算

微观成本核算主要关注单个患者或项目的详细成本计算。在医疗领域，这种方法被广泛应用于评估特定治疗方案的成本效益。通过对单个患者的医疗费用进行细致核算，包括药品费、检查费、治疗费、住院费等，医疗机构能够更准确地了解患者的经济负担，并为制定合理的收费标准和成本控制策略提供依据。此外，在项目管理中，微观成本核算有助于精确计算项目的直接成本和间接成本，包括人力、材料、设备等各项开支，从而帮助项目经理更好地控制成本，提高项目效益。

（二）宏观成本核算

与微观成本核算相比，宏观成本核算更注重整个社会或地区的成本影响。这种方法通常用于评估公共政策、经济项目或环境措施对整个社会的经济、环境和社会成本。例如，在评估一项新的税收政策时，宏观成本核算会考虑税收收入、企业成本增加、消费者价格变动以及可能产生的社会影响等多方面因素。通过全面分析，政策制定者能够更准确地了解政策的成本效益，从而作出更明智的决策。

（三）增量成本分析

增量成本分析是一种比较两种方案间额外成本差异的方法。它通常用于评估在现有基础上增加新功能或改进方案的成本效益。例如，在产品开发中，企业可能需要比较在现有产品基础上增加新功能所需的额外成本与这些新功能可能带来的额外收益。通过增量成本分析，企业能够更准确地了解增加新功能是否划算，从而作出更合理的产品决策。

（四）活动基础成本法

活动基础成本法（activity-based costing，ABC）是一种根据活动消耗资源分配成本的方法。它强调将成本分配到具体的生产活动或业务流程中，从而更准确地了解各项活动的成本构成。通过这种方法，企业能够识别出成本较高的活动，并采取相应的措施进行成本控制或优化。例如，在制造业中，ABC可以帮助企业识别出哪些生产环节或工艺流程的成本较高，从而优化生产流程，降低成本。

成本核算方法的选择应根据具体的应用场景和需求来确定。微观成本核算适用于单个患者或项目的成本计算；宏观成本核算则更注重整个社会或地区的成本影响；增量成本分析有助于比较不同方案间的成本差异；而活动基础成本法则能够提供更准确的成本信息，帮助企业进行成本控制和优化。

四、成本数据收集与处理

成本数据收集与处理是企业管理、项目评估、政策制定等多个领域中至关重要的环节，它直接关系到成本信息的准确性和决策的有效性。

（一）成本数据收集

成本数据的收集是成本分析的基础，其来源多样，包括但不限于：

1. 医院财务系统　对于医疗机构而言，医院财务系统是成本数据的主要来源。该系统记录了药品、检查、治疗等各项服务的费用，以及员工薪酬、设备折旧等运营成本。通过定期导出财务数据，医疗机构能够获取详细的成本信息，为成本控制和定价策略提供依据。

2. 市场调研　在评估新产品或服务的成本时，市场调研是不可或缺的数据来源。通过问卷调查、访谈消费者、分析竞争对手价格等手段，企业能够了解市场需求、消费者支付意愿以及竞争对手的成本结构，从而为定价和成本控制策略提供参考。

3. 专家访谈　在某些专业领域，如医疗技术、材料科学等，专家访谈是获取专业成本数据的重要途径。通过与行业专家的交流，企业能够深入了解特定领域的成本构成、技术发展趋势以及潜在的成本节约机会。

（二）成本数据处理

收集到的原始成本数据往往需要进行一系列的处理才能用于分析。处理步骤包括：

1. 数据清洗　去除重复、错误或无效的数据，确保数据的准确性和完整性。

2. 数据转换　将原始数据转换为适合分析的格式，如将文本数据转换为数值数据，或将不同时间点的数据转换为统一的时间基准。

3. 数据标准化　消除不同来源或不同时间点数据之间的不一致性，确保数据具有可比性。

（三）成本调整

在成本分析过程中，还需要考虑通货膨胀、汇率变动等因素对成本的影响。这些因素可能导致成本数据在不同时间点之间缺乏可比性。需要进行成本调整，以消除这些因素的影响。

1. 通货膨胀调整　使用通货膨胀率将历史成本数据调整为当前价值，以确保不同时间点之间的成本数据具有可比性。

2. 汇率变动调整　对于跨国企业而言，汇率变动可能影响成本数据的准确性。因此，需要将外币成本数据转换为本地货币，并考虑汇率变动的影响进行调整。

成本数据的收集与处理以及成本调整是确保成本信息准确性和决策有效性的关键步骤。通过综合运用多种数据来源和处理方法，以及考虑通货膨胀、汇率变动等因素进行成本调整，企业能够更准确地了解成本构成，为成本控制、定价策略和决策制定提供有力支持。

五、成本估算的挑战与解决策略

成本估算在项目管理、财务规划、政策制定等多个领域都是一项至关重要的任务，然而，在这一过程中常常面临诸多挑战。

（一）成本估算的挑战

1. 数据不完整或不准确的问题　在进行成本估算时，往往依赖于历史数据、市场调研、专家预测等多种信息来源。然而，这些数据可能因各种原因而不完整或不准确。例如，历史数据可能因记录不完整或系统更新不及时而缺失；市场调研可能受到样本偏差、调查方法不当等因素的影响；专家预测则可能因个人经验、行业认知差异而产生偏差。

2. 长期成本预测的困难 对于长期项目或政策而言，成本估算的复杂性显著增加。长期成本预测需要考虑通货膨胀、技术进步、市场需求变化、政策调整等多种不确定性因素。这些因素的变化难以准确预测。

（二）解决策略

1. 采用敏感度分析 敏感度分析是一种评估输入参数变化对输出结果影响的方法。在成本估算中，通过敏感度分析可以识别出对成本影响最大的关键因素，并了解这些因素在不同取值范围下对成本估算结果的影响程度。这有助于决策者更好地了解成本估算的不确定性，并制定相应的风险管理策略。

2. 利用专家共识 专家共识是通过集合行业内多位专家的意见和知识来形成对某一问题的共同看法。在成本估算中，可以邀请行业内的专家进行小组讨论或问卷调查，以获取他们对成本构成、影响因素及未来趋势的看法。通过综合多位专家的意见，可以提高成本估算的准确性和可靠性。同时，专家共识还可以为决策者提供行业内的最佳实践和经验分享，有助于优化成本估算方法和流程。

上述两种策略有助于决策者更好地了解成本估算的不确定性，制定更加稳健和可行的项目计划和财务规划。

第二节 效果、效用与效益的衡量指标

一、效果衡量指标

在药物经济学研究与实践中，效果衡量指标的选择对于准确评估药物的价值至关重要。以下是几类关键的效果衡量指标，详细探讨其含义及在药物经济学中的应用。

（一）临床指标

临床指标是药物效果评估的基础，包括治愈率、生存率和症状改善程度等。

1. 治愈率 指接受治疗的患者中，病情完全康复的比例。它是评价药物疗效最直接的指标之一，但需注意，不同疾病和不同阶段的治愈率差异较大，因此在使用时需结合具体疾病背景进行分析。

2. 生存率 即患者接受治疗后的存活概率，是评估长期疗效的关键指标。

在慢性病和癌症治疗中，生存率尤为重要，可通过长期随访获得。

3.症状改善程度 通过对患者症状进行分级，评估药物对患者生活质量的改善情况。如胃肠道疾病可采用肠道症状分级标准，评价患者腹痛、腹泻等症状的改善程度。

（二）生命质量指标

生命质量指标关注患者的主观感受，常用的指标包括 SF-36 量表和 EQ-5D 量表等。

1.SF-36 量表 评估患者的生理健康、心理健康、社会功能等多个维度，全面反映患者的生命质量。该量表通过问卷形式收集数据，便于患者自我报告，且具有较好的信度和效度。

2.EQ-5D 量表 同样涵盖多个维度，如行动能力、自我照顾能力、日常活动能力、疼痛／不适和焦虑／抑郁等。EQ-5D 量表通过简单的问题，快速获取患者的生命质量信息，适用于大规模调查。

（三）无进展生存期

无进展生存期是癌症治疗中常用的时间指标，指从接受治疗开始，到观察到疾病进展或发生因任何原因的死亡之间的时间。

无进展生存期反映了肿瘤的生长情况，且观察所需时间短、样本量少，因此在证实生存获益前，是一个重要的替代指标。但需注意，不同研究者对无进展事件的定义可能存在差异，应在研究开始时进行明确。

以上效果衡量指标在药物经济学研究中具有广泛应用，为新药研发和上市提供了重要依据。

二、效用衡量指标

在药物经济学研究与实践的框架内，效用理论提供了一种量化健康改善与经济价值之间关系的方法，其核心在于理解个体对健康状态的偏好，并据此作出理性的资源分配决策。效用衡量指标包括效用函数、质量调整生命年（QALY）和伤残调整生命年（DALY）这 3 个核心概念。

（一）效用函数

效用函数是效用理论的基础，是个体对健康状态偏好的量化表示。在药物经济学中，效用函数通常用于评估不同健康状态对个体的价值，从而指导治疗方案的选择。效用值是一个介于 0 和 1 之间的数值，其中 0 代表死亡状态，1 代表完全健康状态。通过构建效用函数，研究者能够量化不同健康改善措施的相对价值，进而在有限资源下做出最优选择。值得注意的是，效用函数是高度个体化的指标，不同人对同一健康状态的偏好可能存在显著差异，这要求在药物经济学研究中充分考虑患者的个体差异。

（二）质量调整生命年（QALY）

质量调整生命年（QALY）是药物经济学中最为广泛使用的效用度量指标之一，它结合了生命长度与质量两个维度，提供了一个综合的健康改善度量指标。QALY 的计算公式为：生命年数乘以相应健康状态下的效用值。例如，一个持续 1 年的完全健康状态等同于 1 个 QALY，而一个效用值为 0.5 的健康状态持续 1 年则等同于 0.5 个 QALYs。QALY 的引入，使得药物经济学研究能够更全面地评估治疗方案的长期效果，特别是在面对慢性疾病和长期治疗决策时，QALY 成为衡量成本效益的重要标准。

（三）伤残调整生命年（DALY）

伤残调整生命年（DALY）是公共卫生领域常用的健康损失度量指标，与QALY 类似，但它更多地关注于由疾病或伤害导致的健康损失。DALY 的计算同样结合了生命长度与质量的损失，但不同之处在于，它通常用于评估整个群体的健康损失，而非个体层面。DALY 的计算公式为：潜在寿命损失年（YLL）与伤残损失年（YLD）之和。YLL 代表因早逝而损失的寿命年数，而 YLD 则代表因残疾或疾病导致的健康损失年数。通过 DALY，公共卫生政策制定者能够识别并优先解决那些对健康影响最大的疾病或伤害，从而优化资源配置，提升整体健康水平。

效用理论在药物经济学研究与实践中扮演着至关重要的角色，它提供了一种科学、量化的方法来评估健康改善的经济价值，为决策者提供了有力的工具，以确保在有限的资源下实现最大的健康收益。

三、效益衡量指标

在药物经济学研究与实践的广阔领域中，效益衡量是评估药物及治疗方案价值的核心环节。它不仅关注经济层面的直接与间接成本节约，还深入社会及长期效益的考量，旨在为决策者提供全面、科学的依据。

（一）经济效益

经济效益是衡量药物治疗方案价值最直观的内容，主要体现在直接成本和间接成本的节约上。

1. 直接成本节约　这包括药物费用、检查费用、住院费用等直接与医疗行为相关的开销。有效的药物治疗往往能够缩短住院天数，减少不必要的检查，从而显著降低直接成本。例如，新型抗生素的使用可能迅速控制感染，减少重症监护和长期住院的需要，为患者和医保系统节省大量费用。

2. 间接成本节约　间接成本涉及因病导致的生产力损失，如缺勤、工作效率下降等。有效的治疗方案不仅能快速恢复患者健康，还能减少因病假造成的经济损失。此外，减少并发症和复发次数也能进一步降低间接成本，提升整体经济效益。

（二）社会效益

社会效益的考量体现了药物经济学研究的人文关怀，它关注治疗对患者生活及社会结构的长远影响。

1. 提高劳动力参与度　健康是劳动力参与的基础。有效的药物治疗帮助患者更快回归工作岗位，不仅增加个人收入，也维持了社会经济的活力。特别是对于劳动力密集型行业，提高员工健康水平直接关联到企业的生产效率和竞争力。

2. 减少社会负担　长期疾病患者往往需要家庭和社会的长期照顾，这不仅增加了家庭的经济和精神压力，也给社会福利系统带来沉重负担。有效的治疗方案能减轻这种负担，提升患者自理能力，促进社会和谐。

（三）长期效益评估

长期效益评估是药物经济学研究中不可或缺的一环，它要求我们从更宽广的时间跨度审视治疗方案的影响。这包括疾病的复发率、并发症的发生概率、长期生存质量等。例如，对于慢性疾病患者，治疗方案不仅要控制当前症状，还要考虑其对未来健康状况的潜在影响。长期效益评估鼓励采用更全面、预防性的治疗策略，以实现患者和社会的持续福祉。

效益衡量在药物经济学研究与实践中扮演着至关重要的角色，它要求我们在追求经济效益的同时，兼顾社会效益和长期效益，确保治疗方案的科学性、合理性和可持续性。

四、效用值的获取

在药物经济学研究与实践领域，效用值的获取是评估治疗方案成本效益的关键步骤。效用值代表了个人或社会对健康状态的偏好程度，是连接健康改善与经济价值的重要桥梁，通常包括直接评估方法、基于人群的偏好调查以及专家评估与共识这三种主要的效用值获取途径。

（一）直接评估方法

直接评估方法通过设计特定的问卷或实验，直接询问个体对健康状态的偏好。这类方法包括标准赌博法、时间权衡法等。

1. 标准赌博法　通过模拟一个赌博场景，让个体在健康状态与金钱之间进行选择。该方法能够揭示个体对健康状态的主观价值，尤其适用于评估严重疾病或残疾状态的效用值。然而，标准赌博法可能受到个体风险偏好、理解能力和文化背景等因素的影响。

2.时间权衡法　要求个体在延长生命与提高生活质量之间进行权衡。例如，询问个体是否愿意用一定数量的寿命年数来换取健康状态的改善。时间权衡法能够直观地反映个体对健康状态的偏好，但在实际操作中，可能需要复杂的解释和引导，以确保个体准确理解问题。

（二）基于人群的偏好调查

基于人群的偏好调查通过大规模收集公众对健康状态的偏好数据，构建价值集，如欧洲五维健康量表（EQ-5D）的价值集。

EQ-5D 是一种广泛使用的健康状态描述系统，包含五个维度（行动能力、自我照顾能力、日常活动能力、疼痛/不适、焦虑/抑郁）。通过调查公众对不同EQ-5D 健康状态的偏好，可以构建价值集，为每个健康状态分配一个效用值。EQ-5D 价值集具有通用性，适用于不同疾病和治疗方案的比较。然而，基于人群的偏好调查可能受到样本代表性、文化差异和调查设计等因素的影响。

（三）专家评估与共识

在数据缺乏或特定情景下，专家评估与共识成为获取效用值的替代方案。

1.专家评估　邀请相关领域的专家，基于其专业知识和经验，对健康状态进行效用值评估。专家评估能够快速提供数据，但可能受到专家个人偏见、知识水平和经验差异的影响。

2.共识方法　通过德尔菲法、名义小组技术等，组织专家进行多轮讨论，直至达成共识。共识方法能够综合考虑多方意见，提高评估结果的可靠性和可接受性。然而，共识过程可能耗时较长，且需要精心设计和引导，以确保讨论的效率和公正性。

效用值的获取是药物经济学研究与实践中的重要环节，需要综合运用直接评估方法、基于人群的偏好调查以及专家评估与共识等多种途径，以确保评估结果的准确性、可靠性和适用性。

五、效用评估的挑战与争议

在药物经济学研究与实践领域，效用评估作为衡量治疗方案成本效益的关键环节，面临着诸多挑战与争议。这些挑战不仅源于评估方法本身的局限性，还涉及文化、伦理和社会价值等深层次因素。本节将详细探讨文化差异对效用值的影响、个人偏好与社会价值的平衡，以及评估方法的标准化与可比性这三个核心议题。

（一）文化差异对效用值的影响

文化差异是影响效用评估结果的重要因素之一。不同文化背景下，个体对健康状态的偏好、疾病认知和治疗期望存在显著差异。例如，在某些文化中，身体疼痛被视为严重健康问题，而在其他文化中，精神健康或社会功能可能更为关键。这些差异导致在跨文化研究中，同一健康状态的效用值可能存在较大波动。因此，在进行国际比较或制定全球适用的药物经济学指南时，必须充分考虑文化差异对效用评估的影响，采用文化敏感的评估工具和方法。

（二）个人偏好与社会价值的平衡

个人偏好与社会价值之间的平衡是效用评估中的另一大挑战。效用评估本质上是个体化的，它反映了个人对健康状态的偏好和需求。然而，在公共卫生政策制定和资源分配决策中，往往需要考虑整个社会的价值和利益。如何在尊重个体偏好的同时，确保社会公平和效率，成为一个复杂而微妙的议题。一些研究者提出，通过基于人群的偏好调查或共识方法，可以在一定程度上平衡个人偏好与社会价值，但这一过程仍需不断探索和完善。

（三）评估方法的标准化与可比性

评估方法的标准化与可比性是确保效用评估结果可靠性和科学性的关键。然而，在实际操作中，不同研究可能采用不同的评估工具、问卷设计和数据分析方法，导致结果难以直接比较。为了提高评估方法的标准化和可比性，国际组织和学术团体正在积极推动效用评估指南和标准的制定。这些指南旨在规范评估流程、统一评估工具和标准，从而提高效用评估结果的可比性和可靠性。然而，实现这一目标仍需克服诸多技术、伦理和文化障碍。

效用评估在药物经济学研究与实践领域面临着诸多挑战与争议。为了推动这一领域的健康发展，我们需要不断探索和完善评估方法，充分考虑文化差异、平衡个人偏好与社会价值，以及提高评估方法的标准化与可比性。只有这样，我们才能为决策者提供科学、可靠和公正的效用评估结果，促进医疗资源的合理配置和利用。

第三节　成本－效果分析方法及案例

一、成本－效果分析基本原理

成本－效果分析（cost-effectiveness analysis，CEA）作为药物经济学研究与实践中的基础工具，其核心在于比较不同治疗方案的成本与所产生的健康效果，从而为决策者提供科学依据，以优化资源配置，提高医疗服务的效率和质量。

（一）定义与目标

CEA 的定义在于，它是一种经济学评估方法，旨在通过量化比较不同治疗方案的成本与健康效果，帮助决策者识别出最具成本效益的治疗方案。其目标在于确保有限的医疗资源能够得到最合理的分配，以实现最大的健康产出。

（二）效果指标的选择

在 CEA 中，效果指标的选择至关重要。它直接关系到评估结果的准确性和可靠性。常用的效果指标包括生命年（life year）、质量调整生命年（quality-adjusted life year，QALY）等。生命年衡量的是患者生存时间的延长，而 QALYs 则在此基础上考虑了患者的生活质量，通过赋予不同健康状态下的生存时间以权重，从而更全面地反映治疗方案的健康效果。在选择效果指标时，需要充分考虑疾病特点、患者需求以及社会价值观等因素，以确保评估结果的合理性和可接受性。

（三）增量成本 – 效果比

增量成本 – 效果比（ICER）是 CEA 中的关键指标，它表示每增加一个效果单位（如 QALY）所需额外支付的成本。ICER 的计算公式为：ICER=（C2–C1）/（E2–E1），其中 C2 和 C1 分别表示两种治疗方案的总成本，E2 和 E1 则分别表示它们产生的健康效果（如 QALY）。通过比较不同治疗方案的 ICER 值，决策者可以识别最具成本效益的治疗方案。通常，ICER 值越低，表示该治疗方案在增加健康效果方面的成本效益越高。然而，需要注意的是，ICER 值的解释和应用需要结合具体的决策背景和医疗资源约束条件进行综合考虑。

CEA 作为药物经济学研究与实践中的基础工具，其基本原理在于通过量化比较不同治疗方案的成本与健康效果，为决策者提供科学依据。在实际应用中，需要合理选择效果指标、准确计算 ICER 值，并结合具体的决策背景和医疗资源约束条件进行综合考虑，以确保评估结果的准确性和可靠性。同时，随着医疗技术的不断进步和医疗需求的不断变化，CEA 的理论和方法也需要不断发展和完善，以适应新的挑战和需求。

二、成本 – 效果分析的实施步骤

成本 – 效果分析作为药物经济学研究与实践中的核心方法，其实施过程需要遵循一系列严谨且系统的步骤，以确保评估结果的准确性和可靠性。实施步骤包括确定研究设计与目标人群、收集与分析成本数据、测量健康效果以及计算并解释增量成本 – 效果比（ICER）。

（一）确定研究设计与目标人群

CEA 的第一步是明确研究设计与目标人群。研究设计需根据研究目的、数据类型和资源限制来选择，常见的设计类型包括前瞻性研究、回顾性研究以及模拟研究等。在选择研究设计时，需考虑数据的可获得性、样本量的大小以及研究结果的适用性等因素。同时，明确目标人群是确保研究针对性的关键，这包括确定患者的疾病类型、年龄范围、性别比例、社会经济状况等特征，以便更准确地评估治疗方案在不同人群中的成本效果。

（二）收集与分析成本数据

成本数据的收集与分析是 CEA 的核心环节。成本包括直接成本（如药品费用、检查费用、住院费用等）和间接成本（如患者因病导致的生产力损失、家庭照顾成本等）。在收集成本数据时，需确保数据的全面性和准确性，避免遗漏或重复计算。此外，成本数据的分析需考虑时间价值和通货膨胀等因素，以确保不同时间点上的成本具有可比性。在成本分析过程中，还需注意区分固定成本和变动成本，以及识别成本中的潜在偏倚和不确定性。

（三）测量健康效果：选择合适的评估工具与指标

健康效果的测量是评估治疗方案有效性的关键。在 CEA 中，常用的健康效果指标包括生命年（life year）、质量调整生命年（quality-adjusted life year，QALY）等。选择合适的评估工具和指标需考虑疾病特点、患者需求以及社会价值观等因素。例如，对于慢性疾病患者，QALY 可能是一个更合适的指标，因为它能够同时反映患者生存时间的延长和生活质量的改善。在测量健康效果时，还需注意评估工具的敏感性和特异性，以及指标的可解释性和可接受性。

（四）计算增量成本-效果比并进行解释

增量成本-效果比（ICER）是 CEA 中的关键指标，用于衡量每增加一个效果单位（如 QALY）所需额外支付的成本。在计算 ICER 时，需确保成本数据和健康效果数据的准确性和一致性。ICER 的解释需结合具体的决策背景和医疗资源约束条件进行。通常，ICER 值越低，表示该治疗方案在增加健康效果方面的成本效益越高。然而，需要注意的是，ICER 值的解释并非绝对，还需考虑社会意愿支付阈值、不同治疗方案之间的成本效果差异以及患者的偏好等因素。在解释 ICER 时，还需注意其潜在的不确定性和敏感性，以便为决策者提供更全面、准确的评估结果。

CEA 的实施每一步骤都需严谨细致地进行，以确保评估结果的准确性和可靠性。同时，随着医疗技术的不断进步和医疗需求的不断变化，CEA 的理论和方法也需要不断发展和完善，以适应新的挑战和需求。

三、成本－效果分析案例分析

在药物经济学研究与实践领域，成本－效果分析（CEA）作为一种重要的评估工具，被广泛应用于比较不同治疗方案或公共卫生干预措施的成本与效果。以下将通过三个具体案例，详细分析 CEA 在不同医疗场景中的应用与实践。

案例一：丙肝直接抗病毒药物（DAAs）的全球推广

- 背景与问题

丙型肝炎病毒（HCV）感染可导致肝硬化和肝癌，传统治疗副作用大且治愈率低。2013 年上市的 DAAs（如索磷布韦）治愈率超 95%，但定价高昂（初期疗程约 8.4 万美元）。各国需评估 DAAs 是否具有长期成本效果。

- CEA 方法与数据

☆ **研究设计**：多项研究采用马尔可夫模型，模拟患者终身疾病进展（从感染到终末期肝病），比较 DAAs 与旧方案（干扰素＋利巴韦林）的累计成本和 QALY（质量调整生命年）。

☆ **关键参数**：DAAs 治愈率（95% VS. 旧方案 50%）、药品价格、肝移植费用、生产力损失等。例如，美国研究显示，DAAs 可将终末期肝病发生率降低 70%。

☆ **结果**：尽管 DAAs 初始成本高，但减少肝移植和癌症治疗费用，ICER（增量成本－效果比）为 15000~30000 美元 /QALY，低于美国阈值（15 万美元 /QALY）。埃及通过仿制药将疗程成本降至 300 美元，ICER 仅为 800 美元 /QALY。

- 实践影响

☆ **政策调整**：WHO 将 DAAs 纳入基本药物清单，英国 NICE 基于 CEA 将其纳入医保，但限制用于中重度纤维化患者以优化预算。

☆ **价格谈判**：澳大利亚通过风险分担协议，按治愈结果分期支付药企，降低财政压力。

案例二：高血压一线用药选择（氨氯地平 VS. 氢氯噻嗪）

- 背景与问题

高血压需长期用药，氨氯地平（钙通道阻滞剂）与氢氯噻嗪（利尿剂）

均为常用药，但成本与副作用差异显著。需确定何种药物更具经济性。

- CEA 方法与数据

  ☆ **研究设计：** 基于美国临床试验（ALLHAT 研究）数据，构建决策树模型，比较 10 年内两种药物预防的心肌梗死、卒中事件及成本。

  ☆ **关键参数：** 氨氯地平年费用（500 美元 VS. 氢氯噻嗪 500 美元 VS. 氢氯噻嗪 20 美元）、不良事件率（氨氯地平水肿风险高 3 倍，氢氯噻嗪低钾血症风险高 2 倍）、住院成本等。

  ☆ **结果：** 氨氯地平多预防 0.1QALYs/ 患者，但增量成本达 4800 美元，ICER 为 48000 美元 /QALY。对中低收入国家，氢氯噻嗪因极低成本（ICER<1000 美元 /QALY）更优。

- 实践影响

  ☆ **指南更新：** 美国 JNC8 指南推荐氢氯噻嗪作为一线选择，尤其适用于预算有限地区。

  ☆ **分层治疗：** 高心血管疾病风险患者仍使用氨氯地平，因其预防事件数更多，符合成本效果阈值。

案例三：HPV 疫苗接种在低收入国家的普及

- 背景与问题

HPV 疫苗可预防 70% 宫颈癌病例，但九价疫苗价格高昂（约 150 美元 /剂）。需评估在低收入国家开展大规模接种的经济性。

- CEA 方法与数据

  ☆ **研究设计：** WHO 采用动态传播模型，模拟撒哈拉以南非洲国家接种九价疫苗对宫颈癌发病率的影响（覆盖 10 岁女孩，接种率 80%），对比无接种情况。

  ☆ **关键参数：** 疫苗保护效力（90%）、群体免疫效应（降低未接种男性的病毒传播）、筛查成本节省（减少晚期癌治疗）。

  ☆ **结果：** 接种成本为 50 美元 /QALY，远低于当地 GDP 阈值（50 美元 /QALY），远低于当地 GDP 阈值（500 美元 /QALY）。若纳入交叉保护（预防生殖器疣），ICER 进一步降至 30 美元 /QALY。

- 实践影响

  ☆ **Gavi 资助计划：** 全球疫苗免疫联盟（Gavi）为 92 个国家提供补贴，

将采购价压至 4.5 美元 / 剂。

☆ **国家策略：** 卢旺达将 HPV 疫苗纳入国家免疫规划，结合学校接种提高覆盖率至 93%，预计 2050 年宫颈癌死亡率下降 70%。

通过以上 3 个具体案例的分析，我们可以看到 CEA 在药物经济学研究与实践领域具有广泛的应用价值。它不仅能够帮助决策者识别出最具成本效益的治疗方案或公共卫生干预措施，还能够为临床医生和患者提供科学的决策依据，实现医疗资源的优化配置和患者健康效益的最大化。

四、成本－效果分析的局限性

成本－效果分析（CEA）虽然为决策者提供了重要的科学依据，但其在实际应用中仍存在一些局限性，主要体现在效果指标的局限性、不同人群的异质性以及政策与市场的动态变化。

（一）效果指标的局限性：QALY 的争议与适用性

QALY（质量调整生命年）作为 CEA 中常用的效果指标，虽然能够综合考虑患者的生存时间和生活质量，但在实际应用中仍存在一些争议和局限性。首先，QALY 的计算依赖于健康状态的价值评估，这通常通过患者或公众的偏好调查得出，不同人群对健康状态的偏好可能存在差异，导致 QALY 的计算结果具有主观性和不确定性。其次，QALY 的适用性也受到疾病类型和患者特征的限制。例如，对于某些急性疾病或短期治疗，QALY 可能无法准确反映治疗方案的长期效果。此外，QALY 还忽略了患者及其家庭对疾病治疗的非经济价值和心理影响，这可能导致评估结果的片面性。

（二）不同人群的异质性：年龄、性别、社会经济状态的影响

不同人群在年龄、性别、社会经济状态等方面存在显著的异质性，这可能对 CEA 的评估结果产生重要影响。首先，年龄是影响治疗效果和成本的关键因素。随着年龄的增长，患者的生理功能逐渐衰退，对药物的吸收、代谢和排泄能力也会发生变化，从而影响治疗效果和成本。其次，性别差异也可能导致治疗效果和成本的差异。例如，某些疾病在男性和女性中的发病率、病程和预后可能存在差异，这会影响治疗方案的选择和成本效果评估。此外，社会经济状态也会影响患者的就医行为、治疗依从性和健康结果，从而影响 CEA 的评估结果。因此，在进行 CEA 时，需要充分考虑不同人群的异质性，以确保评估结果的准确性和可靠性。

（三）政策与市场的动态变化

政策与市场的动态变化也是影响 CEA 评估结果的重要因素。政策变化可能

包括医疗保险政策的调整、药品定价政策的改革等，这些变化会直接影响治疗方案的成本和患者的就医行为。市场变化则可能包括新药研发、仿制药上市、药品价格竞争等，这些变化会改变治疗方案的选择和成本效果评估。因此，在进行CEA时，需要密切关注政策与市场的动态变化，及时调整评估方法和参数，以确保评估结果的时效性和准确性。

CEA在药物经济学研究与实践中的应用虽然具有显著优势，但也存在一些局限性。为了克服这些局限性，我们需要不断探索和完善评估方法和技术手段，同时加强跨学科合作和实证研究，以推动药物经济学研究的深入发展。

五、提升成本－效果分析准确性的策略

在药物经济学研究中，成本－效果分析（CEA）作为评估不同治疗方案经济价值的核心工具，其准确性对于指导临床决策、优化资源配置具有重要意义。提升CEA准确性的策略通常包括采用长期随访数据、考虑患者偏好与价值观，以及多情景模拟与敏感性分析。

（一）采用长期随访数据

长期随访数据是提升CEA准确性的关键。药物或治疗方案的长期效果往往需要在较长时间内才能显现，而短期研究可能无法充分捕捉这些效果。因此，采用长期随访数据能够更全面地评估治疗方案的成本效果，减少因时间限制而导致的评估偏差。此外，长期随访数据还能揭示治疗方案在不同时间段内的成本变化趋势，为决策者提供更丰富的信息支持。为了获取高质量的长期随访数据，研究者需要设计合理的随访计划，确保数据的连续性和完整性，并采用先进的统计方法对数据进行分析和解释。

（二）考虑患者偏好与价值观

患者偏好与价值观是影响CEA准确性的重要因素。不同患者对于治疗效果、副作用、治疗便捷性等方面的期望和权衡各不相同，这些差异会直接影响他们对治疗方案的选择和接受度。因此，在CEA中充分考虑患者偏好与价值观，能够更准确地反映治疗方案的实际价值，提高评估结果的接受度和可行性。为了实现这一目标，研究者可以通过问卷调查、访谈等方式收集患者的偏好信息，并运用多准则决策分析等方法将患者偏好纳入CEA模型。同时，研究者还需要关注患者偏好的动态变化，以及不同患者群体之间的偏好差异，以确保评估结果的全面性和准确性。

（三）多情景模拟与敏感性分析

多情景模拟与敏感性分析是提升CEA准确性的有效手段。由于药物经济学研究涉及众多不确定因素，如疾病进展、治疗反应、成本变动等，这些因素的变

化可能导致 CEA 结果的显著波动。通过多情景模拟，研究者可以构建不同的假设场景，评估不同情境下治疗方案的成本效果，从而更全面地了解治疗方案的经济价值。而敏感性分析则能够识别影响 CEA 结果的关键因素，并量化这些因素对评估结果的影响程度，为决策者提供有针对性的风险管理和优化建议。在进行多情景模拟与敏感性分析时，研究者需要选择合适的模拟方法和分析工具，确保分析结果的准确性和可靠性。

　　提升 CEA 准确性往往需要综合考虑多种策略。采用长期随访数据能够更全面地评估治疗方案的成本效果；考虑患者偏好与价值观能够更准确地反映治疗方案的实际价值；而多情境模拟与敏感性分析则能够识别并量化不确定因素对评估结果的影响。这些策略的实施将有助于推动药物经济学研究的深入发展，为临床决策提供更为科学、全面的支持。

第四节　成本－效用分析要点与实践

一、成本－效用分析基本原理

　　成本－效用分析（cost-utility analysis，CUA）是一种特殊的经济学评估方法，常用于卫生经济学和医疗决策领域。作为药物经济学研究与实践中的重要工具，其基本原理对于指导临床决策、优化资源配置具有深远意义。

（一）定义与目标

　　CUA 是一种结合成本分析与效用评估的经济评价方法，旨在通过量化比较不同治疗方案或公共卫生干预措施的成本与健康产出，为决策者提供科学依据。在 CUA 中，质量调整生命年（QALY）或伤残调整生命年（DALY）作为主要的效果指标，被广泛应用于评估健康产出的质量和数量。QALY 通过综合考虑患者的生存时间和生活质量，将健康产出转化为一个统一的度量单位；而 DALY 则侧重于评估疾病对患者健康造成的损失，包括因残疾或早逝而损失的健康年数。CUA 的目标在于识别出那些能够以最低成本实现最大健康产出的治疗方案或干预措施，从而优化医疗资源的配置。

（二）核心原则

　　CUA 的核心原则在于最大化健康产出与成本效率。这意味着在有限的医疗资源下，决策者应优先考虑那些能够带来最大健康收益且成本相对较低的治疗方案或干预措施。为了实现这一目标，CUA 通过构建经济评价模型，将不同治疗方案或干预措施的成本与健康产出进行量化比较，从而识别出最具成本效益的选项。这一原则不仅有助于提升医疗服务的效率和质量，还能促进医疗资源的公平分配，满足广大患者的健康需求。

CUA 的基本原理为药物经济学研究与实践提供了重要的理论支撑和实践指导。通过深入理解和应用 CUA 的基本原理，以更好地评估不同治疗方案或干预措施的经济价值，为临床决策提供更为科学、全面的依据。

二、成本－效用分析的实施步骤

成本－效用分析（CUA）作为药物经济学研究的核心方法，其实施步骤严谨且系统，旨在确保评估结果的准确性和可靠性。CUA 实施步骤如下。

（一）明确研究目的与假设

CUA 的首要步骤是明确研究目的与假设。研究目的应清晰界定，如比较不同治疗方案的成本效用，或评估某一公共卫生干预措施的经济价值。同时，基于现有证据和理论背景，提出合理的研究假设，为后续的数据收集和分析提供方向。这一步骤要求研究者具备扎实的专业知识和严谨的科研态度，以确保研究目的的科学性和假设的合理性。

（二）成本数据的收集与处理

成本数据的收集是 CUA 的关键环节。研究者需全面考虑直接成本（如药品费用、检查费用等）和间接成本（如患者因病导致的生产力损失等），并采用合适的方法（如市场调研、专家咨询等）进行收集。在数据处理阶段，需对成本数据进行清洗、校验和标准化，以确保数据的准确性和可比性。此外，还需考虑成本随时间的变化趋势，进行必要的贴现处理，以反映资金的时间价值。

（三）效用值的测量与转换

效用值的测量是 CUA 中评估健康产出的关键。常用的效用值测量工具包括标准赌博法、时间权衡法等，这些方法能够量化患者对健康状态的偏好和权衡。在获得原始效用值后，需将其转换为统一的质量调整生命年（QALY）或伤残调整生命年（DALY）等指标，以便进行跨方案或跨疾病的比较。这一步骤要求研究者具备敏感性和准确性，以确保效用值测量的科学性和转换的准确性。

（四）计算成本效用比并进行比较

在收集和处理成本数据、测量和转换效用值的基础上，计算成本效用比是 CUA 的最终目标。成本效用比反映了每增加一个 QALY 或 DALY 所需的成本，是评估治疗方案或干预措施经济价值的直接指标。通过比较不同方案的成本效用比，可以识别出最具成本效益的选项。

三、成本－效用分析实践中的关键点

成本－效用分析（CUA）在药物经济学研究中占据核心地位，其实践中的关键点对于确保评估结果的准确性和可靠性至关重要。

（一）效用值的准确获取：选择适合的工具与方法

效用值是 CUA 中评估健康产出的核心指标，其准确获取对于确保评估结果的有效性至关重要。在实践中，研究者需根据研究目的、疾病类型、患者群体等因素，选择适合的工具与方法进行效用值的测量。常用的工具包括标准赌博法、时间权衡法、视觉模拟量表等，这些方法能够量化患者对健康状态的偏好和权衡，从而得出效用值。为确保效用值的准确性，研究者还需注意样本的选择、测量时间的确定、测量结果的校准等方面，以减少偏差和误差。

（二）成本效用阈值的应用：根据国情设定合理的阈值标准

成本效用阈值是 CUA 中判断治疗方案经济性的重要依据。在实践中，研究者需根据所在国家的经济发展水平、医疗保障制度、社会文化等因素，设定合理的成本效用阈值标准。这一步骤要求研究者具备对国情的深入了解和对成本效用阈值概念的准确把握。合理的阈值标准能够确保评估结果的公平性和可行性，为临床决策提供科学依据。同时，随着国情的变化和医疗技术的进步，成本效用阈值也需适时调整，以保持其时效性和适用性。

（三）长期健康影响的预测：考虑疾病的自然史与治疗干预的长期效果

在 CUA 实践中，长期健康影响的预测对于确保评估结果的全面性和准确性具有重要意义。研究者需充分考虑疾病的自然史，即疾病从发生、发展到转归的全过程，以及治疗干预对疾病进程的长期影响。通过构建疾病模型、预测疾病进展、评估治疗干预效果等手段，研究者能够更准确地预测长期健康影响，从而为 CUA 提供更为可靠的数据支持。这一步骤要求研究者具备扎实的专业知识和丰富的实践经验，以确保预测结果的准确性和可靠性。

CUA 实践中的关键点包括效用值的准确获取、成本效用阈值的应用以及长期健康影响的预测。这些关键点对于确保 CUA 评估结果的准确性和可靠性至关重要，需引起研究者的充分重视和深入探索。

四、成本－效用分析案例分析

成本－效用分析（CUA）作为药物经济学研究的重要工具，其在实际案例中的应用不仅验证了理论的有效性，也为临床决策提供了科学依据。以下是对 3 个典型 CUA 案例的细化分析，旨在揭示 CUA 在不同疾病管理领域的应用价值和实践启示。

案例一：2 型糖尿病管理中 SGLT2 抑制剂 VS. 二甲双胍

1. 背景与目标

SGLT2 抑制剂（如恩格列净）可降低心血管事件风险，但价格是二甲双胍（一线药物）的 20 倍。需评估其在高风险患者中的成本效用。

2. CUA 方法与计算细节

☆ **模型框架**：采用马尔可夫模型，模拟 10 年病程，状态包括：稳定期、心衰住院、终末期肾病（ESRD）、死亡。

☆ **效用值来源**：

➢ 稳定期：EQ-5D 测算为 0.82（无并发症）

➢ 心衰住院：住院期间效用值 0.52（基于 UK NHS 数据）

➢ ESRD：长期效用值 0.45（透析患者研究）

☆ **成本与效果计算**：

➢ 成本项：药物费用（恩格列净 1200 美元 / 年 VS. 二甲双胍 1200 美元 / 年 VS. 二甲双胍 60 美元 / 年）、心衰住院 15000 美元 / 次、ESRD 年费用 15000 美元 / 次、ESRD 年费用 80000 美元。

➢ 效果项：恩格列净组 10 年累计 QALYs=6.8，二甲双胍组 =6.2（差异来自心衰风险降低 25%）。

➢ ICER 计算：

增量成本：$1200×10-1200×10-60×10+$（心衰住院节省）$=8400$ 美元

增量 QALYs：$6.8-6.2=0.6$

$ICER=8400/0.6=8400/0.6=14000$ 美元 /QALY

☆ **敏感性分析**：若药物价格下降 30%，ICER 降至 9800 美元 /QALY（仍低于美国阈值 50000 美元）。

3. 实践启示

☆ **分层报销**：欧洲多国医保仅覆盖合并心血管疾病的糖尿病患者，避免低风险人群滥用高价药。

☆ **风险预测工具**：结合 HbA1c 和 BNP 生物标志物筛选高危人群，提升成本效用比。

案例二：中重度银屑病生物制剂治疗（IL-17 抑制剂 VS. 传统光疗）

1. 背景与目标

IL-17 抑制剂（如司库奇尤单抗）可快速改善皮损，但年费用高达 30000 美元，远高于光疗（30000 美元 / 年），远高于光疗（2000 美元 / 年）。

需量化其健康效用增益是否合理。

　　2.CUA 方法与计算细节

　　☆ **效用值测定：**

　　　➤ 采用皮肤病特异性量表 DLQI 转换：PASI 90 患者效用值 =0.88，PASI 75=0.72，光疗平均效用 =0.65。

　　☆ **模型构建：** 离散事件模拟（DES），追踪患者 5 年内的复发周期与治疗切换。

　　　➤ IL–17 组：80% 患者维持 PASI 90，年复发率 10%

　　　➤ 光疗组：40% 达 PASI 75，年复发率 35%

　　☆ **成本与 QALY：**

　　　➤ IL–17 组总成本：30000×5+ 复发成本 30000×5+ 复发成本 5000=155000 美元

　　　➤ 光疗组总成本：2000×5+ 复发成本 2000×5+ 复发成本 28000= 38000 美元

　　　➤ QALY 差异：IL–17 组 =4.1VS. 光疗组 =3.2（增量 0.9 QALYs）

　　☆ **ICER 计算：**

　　　➤ 增量成本：155000–155000–38000=117000 美元

　　　➤ ICER=117000/0.9=117000/0.9=130000 美元 /QALY（高于常规阈值）

　　3. 实践启示

　　☆ **应答者支付：** 英国 NICE 要求药企对治疗 12 周未达 PASI 90 的患者退款 50%，使 ICER 降至 98000 美元 /QALY。

　　☆ **联合治疗优化：** 部分国家推荐光疗联合短期生物制剂，降低年成本至 18000 美元，ICER 达标。

案例三：晚期肺癌免疫治疗（帕博利珠单抗 VS. 化疗）

　　1. 背景与目标

　　帕博利珠单抗（PD–1 抑制剂）延长生存期，但单药年费用 150000 美元，需对比二线化疗（150000 美元 / 年），需对比二线化疗（20000 美元 / 年）的效用价值。

　　2.CUA 方法与计算

　　☆ **生存数据与效用权重：**

　　　➤ 帕博利珠单抗：中位生存期 18 个月，进展前健康效用 =0.75，进展后 =0.55

> 化疗：中位生存期 12 个月，进展前效用 =0.68（因副作用更低）

☆ **分区生存模型：**

> 帕博利珠单抗组：12 个月无进展生存（0.75×1.0 QALY）+6 个月进展生存（0.55×0.5 QALY）=1.275 QALYs

> 化疗组：8 个月无进展（0.68×0.67 QALY）+4 个月进展（0.55×0.33 QALY）=0.703 QALYs

☆ **成本与 ICER：**

> 帕博利珠单抗总成本：150000 美元（18 个月治疗）

> 化疗总成本：20000+ 进展后支持治疗 20000+ 进展后支持治疗 30000=50000 美元

> 增量 QALY：1.275–0.703=0.572

> ICER=（150000–150000–50000）/0.572=174825 美元 /QALY

☆ **阈值调整：** 若考虑患者工作能力恢复（帕博利珠单抗组生产力增益 20000 美元 / 人），*ICER* 降至 20000 美元 / 人），ICER 降至 154000 美元 /QALY。

3. 实践启示

☆ **生物标志物限用：** 仅 PD–L1 表达 >50% 患者报销（该亚组 ICER=110000 美元），避免人群滥用。

☆ **风险分担协议：** 美国 CMS 与药企约定，若真实世界 OS 未达临床试验数据，返还部分费用。

4.CUA 的核心价值体现

☆ **效用值精确化：** 通过疾病特异性量表（如 DLQI）或通用量表（EQ-5D）量化健康状态，避免主观偏差。

☆ **动态成本校准：** 结合价格谈判、风险共担等实际支付机制调整模型参数。

☆ **个体化决策支持：** 基于基因检测或生物标志物细分人群，实现"精准成本效用"。

以上案例表明，CUA 需深度融合临床数据、患者偏好与经济约束，而非单一数学计算，才能真正优化医疗资源配置。

CUA 的应用不仅验证了其作为经济评价工具的有效性，也为临床决策提供了科学依据。这些案例启示我们，在制定治疗方案和预防策略时，应综合考虑疾病的长期影响、患者的个体差异和需求以及成本效益，以实现医疗资源的优化配置和患者健康的最大化。

五、成本－效用分析面临的挑战与应对策略

成本－效用分析（CUA）作为药物经济学研究的核心方法，其在实践过程中面临着诸多挑战。为有效应对这些挑战，需采取一系列策略，以确保 CUA 结果的准确性和可靠性。

（一）数据质量与可用性：加强数据收集与标准化

数据是 CUA 的基础，其质量和可用性直接关系到评估结果的准确性。然而，在实践中，数据收集往往面临诸多困难，如数据缺失、数据不一致、数据标准化程度低等。为应对这些挑战，需加强数据收集与标准化工作。具体而言，可采取以下策略：一是建立统一的数据收集标准和流程，确保数据的完整性和一致性；二是加强数据共享机制，促进跨机构、跨领域的数据交流与合作；三是利用现代信息技术，如大数据、人工智能等，提高数据收集和处理效率。通过这些措施，可以有效提升数据质量和可用性，为 CUA 提供坚实的基础。

（二）伦理与社会价值考量：平衡个人与社会利益

CUA 在评估治疗方案或干预措施的经济性时，往往涉及伦理和社会价值问题。如何平衡个人健康利益与社会经济成本，是 CUA 面临的重要挑战。为应对这一挑战，需充分考虑伦理和社会价值因素，确保评估结果的公正性和可接受性。具体而言，可采取以下策略：一是加强伦理审查，确保研究过程符合伦理规范；二是广泛征求患者、医生、政策制定者等利益相关者的意见，确保评估结果能够反映各方利益诉求；三是将社会价值因素纳入评估体系，如考虑疾病对患者家庭、社会的影响等，以更全面地评估治疗方案或干预措施的经济性。

（三）跨学科合作：促进医学、经济学、统计学等领域的融合

CUA 涉及医学、经济学、统计学等多个学科领域，其评估过程需要多学科知识的综合运用。然而，在实践中，跨学科合作往往面临沟通障碍、知识壁垒等问题。为应对这些挑战，需加强跨学科合作，促进各领域知识的融合与交流。具体而言，可采取以下策略：一是建立跨学科研究团队，汇聚各领域专家智慧；二是加强学术交流与培训，提高跨学科研究能力；三是构建跨学科研究平台，促进研究成果的转化与应用。通过这些措施，可有效促进医学、经济学、统计学等领域的融合，为 CUA 提供更加全面、深入的视角和方法。

CUA 在实践过程中面临着数据质量与可用性、伦理与社会价值考量以及跨学科合作等挑战。为有效应对这些挑战，需加强数据收集与标准化、平衡个人与社会利益以及促进跨学科合作等策略的实施。通过这些措施，可不断提升 CUA 的准确性和可靠性，为临床决策提供科学依据，优化医疗资源配置。

第五节　成本－效益分析原理与应用

一、成本－效益分析基本原理

成本－效益分析（cost-benefit analysis，CBA）作为一种经济评估方法，在药物经济学研究与实践领域扮演着至关重要的角色。它不仅要求全面比较项目或政策的所有成本与总效益，还强调通过财务指标的计算，为决策者提供直观、量化的经济评价依据。本节将详细阐述 CBA 的基本原理，特别是其在药物经济学中的定义与目标、净效益的计算方法，以及内部收益率、净现值等关键财务指标的应用。

（一）定义与目标

CBA 的核心在于比较不同治疗方案或政策的所有相关成本与总效益。这里的"成本"不仅包括直接医疗费用（如药品、检查、手术费用），还涵盖间接成本（如因病导致的生产力损失、家庭照顾负担等）。而"效益"则体现为健康状况的改善，通常用质量调整生命年（QALY）或伤残调整生命年（DALY）等健康结果指标来衡量。CBA 的目标是识别出成本效益最优的方案，即在给定资源约束下，实现最大健康收益的治疗策略。

（二）净效益计算

净效益是 CBA 中的一个核心指标，它通过将总效益减去总成本得出。净效益的正值表示项目或政策在经济上是可行的，即其带来的健康收益超过了所投入的成本。反之，负值则表明成本高于效益，项目或政策在经济上不具备可行性。在药物经济学中，净效益的计算有助于决策者直观了解不同治疗方案的经济效率，为资源分配提供科学依据。

（三）内部收益率、净现值等财务指标的应用

为了更深入地评估项目或政策的经济性，CBA 还引入了一系列财务指标，其中内部收益率（IRR）和净现值（NPV）最为常用。

1. 内部收益率（IRR）　表示项目或政策在其生命周期内产生的现金流能够恰好覆盖其成本时的贴现率。IRR 越高，说明项目或政策的经济效率越好。在药物经济学中，IRR 可用于比较不同治疗方案的经济回报率，为决策者提供直观的经济评价依据。

2. 净现值（NPV）　通过将项目或政策在其生命周期内产生的所有现金流贴现到当前价值，并减去初始投资成本得出。NPV 正值表示项目或政策在经济上具有吸引力，即其未来现金流的现值超过了初始成本。在药物经济学研究中，NPV

可用于评估治疗方案长期经济效果的稳健性，为政策制定提供重要参考。

CBA 基本原理在药物经济学研究与实践中的应用，不仅要求全面、准确地比较不同治疗方案的成本与效益，还强调通过内部收益率、净现值等财务指标的计算，为决策者提供科学、量化的经济评价依据。这不仅有助于优化医疗资源配置，还能促进药物创新与发展，最终提升公众健康水平。

二、成本－效益分析在药物经济学中的应用

成本－效益分析（cost-benefit analysis，CBA）在药物经济学领域具有广泛的应用价值。它不仅能够帮助决策者科学、量化地比较不同治疗方案或项目的成本与效益，还能为公共卫生政策制定、新药研发决策以及医疗资源配置提供重要参考。

（一）公共卫生政策别定

在公共卫生领域，CBA 常用于评估疫苗接种、慢性病管理等项目的经济性与效果。例如，对于疫苗接种项目，CBA 可以全面考虑疫苗采购成本、接种费用、疾病预防带来的直接和间接成本节约（如医疗费用减少、生产力损失降低）以及健康效益（如生命质量提升、寿命延长）。通过对比不同疫苗项目的成本与效益，决策者可以识别出最具成本效益的疫苗接种策略，从而优化公共卫生资源分配，提升整体健康水平。

（二）新药研发决策

新药研发是一项高风险、高投入的活动，CBA 在新药研发决策中发挥着至关重要的作用。通过 CBA，研发者可以评估新药在长期市场中的潜力，包括潜在患者群体规模、治疗费用、疗效优势以及竞争态势等因素。同时，CBA 还可以对新药研发成本进行详细分析，包括研发周期、临床试验费用、生产成本等。结合长期市场潜力与成本回收分析，决策者可以更加理性地判断新药研发的经济可行性，从而作出更加明智的投资决策。

（三）医疗资源配置

在医疗资源配置方面，CBA 同样具有广泛的应用价值。随着医疗技术的不断进步和人口老龄化趋势的加剧，医院扩建、设备更新等投资决策面临着越来越多的挑战。CBA 能够综合考虑投资决策的成本与效益，包括建设或更新成本、运营成本、医疗质量提升带来的效益以及患者满意度提高等。通过 CBA 分析，决策者可以更加准确地评估不同投资方案的经济性和效果，从而制定出更加科学合理的医疗资源配置计划，提升医疗服务质量和效率。

通过 CBA 分析，决策者可以更加全面地了解不同治疗方案或项目的成本与效益，从而作出更加明智、高效的决策，促进医疗资源的合理利用和健康效益的

最大化。

三、成本－效益分析的实施步骤

成本－效益分析（cost-benefit analysis，CBA）作为药物经济学研究与实践的核心工具，其严谨的实施步骤对于确保研究结果的准确性和可靠性至关重要。CBA 的实施步骤，包括界定研究范围与目标、识别与量化成本与效益、选择合适的贴现率，以及敏感性分析与不确定性分析，以期为药物经济学研究者提供一套系统的操作指南。

（一）界定研究范围与目标

CBA 的第一步是明确研究范围与目标。这包括确定分析的时间范围、地域范围、目标人群以及研究的主要目标。例如，在评估一种新型药物的经济性时，研究者需要明确分析的时间跨度（如 5 年、10 年）、目标市场（如国内市场、国际市场）、目标患者群体（如特定年龄段、疾病阶段）以及研究的主要目标（如成本效益最大化、患者生活质量提升）。清晰地界定有助于确保研究聚焦于关键问题，避免不必要的复杂性。

（二）识别与量化成本与效益

识别与量化成本与效益是 CBA 的核心环节。成本不仅包括直接成本（如药物费用、检查费用、手术费用），还包括间接成本（如因病导致的生产力损失、家庭照顾负担）。效益则体现为健康状况的改善，通常用质量调整生命年（QALY）、伤残调整生命年（DALY）等健康结果指标来衡量。在量化成本与效益时，研究者需要采用可靠的数据来源和科学的计算方法，确保结果的准确性和可比性。

（三）选择合适的贴现率

贴现率的选择对于 CBA 结果具有重要影响。贴现率反映了资金的时间价值，即未来现金流相对于当前现金流的折扣程度。在药物经济学研究中，贴现率通常用于将未来的成本与效益贴现到当前价值，以便进行比较。选择合适的贴现率需要考虑通货膨胀率、资金成本、风险等因素。一般来说，公共部门采用的贴现率较低，而私营部门则可能采用较高的贴现率。

（四）敏感性分析与不确定性分析

敏感性分析与不确定性分析是 CBA 中不可或缺的部分。敏感性分析旨在评估关键变量变化对研究结果的影响程度，从而识别出研究中的敏感点。不确定性分析则通过概率分布来描述变量的不确定性，进而评估研究结果的不确定性范围。这两种分析有助于研究者更加全面地了解研究结果的稳健性和可靠性，为决策提供科学依据。

CBA 的实施步骤包括界定研究范围与目标、识别与量化成本与效益、选择合适的贴现率，以及敏感性分析与不确定性分析。这些步骤共同构成了 CBA 的完整框架，为药物经济学研究者提供了系统的操作指南，确保研究结果的严谨性与可靠性。

四、成本－效益分析的局限性

成本－效益分析（cost-benefit analysis，CBA）作为药物经济学研究与实践中的重要工具，尽管在评估项目或政策的经济性方面发挥着关键作用，但其局限性也不容忽视。局限性主要体现在：外部性考虑不足、难以量化的效益，以及时间跨度与贴现率的争议。

（一）外部性考虑不足：未纳入的环境、社会影响

CBA 的一个显著局限性在于其往往忽视了项目或政策的外部性，即那些未直接体现在项目成本或效益中的环境和社会影响。例如，新药研发可能带来环境污染（如生产过程中的废弃物处理）、社会不平等（如高昂药价导致部分患者无法负担）等负外部性。同样，公共卫生项目如疫苗接种可能提升社会整体健康水平，增强社会凝聚力，这些未能在 CBA 中得到充分体现。

应对策略：为了克服这一局限性，研究者应在 CBA 中纳入更广泛的外部性考量。这可能需要采用多学科合作的方法，如结合环境经济学、社会学等领域的知识，对外部性进行定量或定性评估。同时，政策制定者也应意识到 CBA 的局限性，并在决策过程中综合考虑外部性因素。

（二）难以量化的效益：如患者满意度、社会凝聚力

CBA 的另一个局限性在于其难以量化某些重要的非经济效益，如患者满意度、社会凝聚力等。这些效益虽然对于评估项目或政策的全面影响至关重要，但由于其主观性和复杂性，往往难以用货币单位进行量化。

应对策略：为了弥补这一缺陷，研究者可以采用多维度的评估方法，如结合定性研究（如深度访谈、焦点小组讨论）和定量研究（如问卷调查、量表评分）来全面评估项目或政策的效益。此外，政策制定者可以考虑采用混合政策评估方法，即结合 CBA 与其他评估工具（如多标准分析、利益相关者分析等），以获得更全面的评估结果。

（三）时间跨度与贴现率的争议

CBA 在时间跨度与贴现率的选择上也存在争议。贴现率反映了资金的时间价值，即未来现金流相对于当前现金流的折扣程度。然而，贴现率的选择往往受到主观因素的影响，且不同利益相关者可能持有不同的贴现率偏好。此外，对于长期项目或政策（如新药研发、公共卫生项目），贴现率的选择将直接影响成本

效益的评估结果。

应对策略：为了降低贴现率选择的主观性，研究者可以采用敏感性分析来评估不同贴现率对评估结果的影响。同时，政策制定者可以考虑采用多贴现率分析，即结合不同贴现率下的评估结果来制定更稳健的政策决策。此外，对于长期项目或政策，研究者还应考虑采用动态贴现率，以反映未来经济环境的变化对贴现率的影响。

五、改进成本－效益分析的方法与建议

传统的 CBA 方法在某些方面存在局限性，如过于依赖量化数据、忽视非经济效益以及缺乏灵活性等。为了克服这些局限性，需要改进 CBA 的方法与建议，包括构建综合评估框架、采用多标准决策分析以及建立动态调整机制。

（一）综合评估框架：结合定量与定性分析

传统的 CBA 方法主要侧重于量化分析，即使用货币单位来衡量成本与效益。然而，药物经济学领域中的许多效益（如患者生活质量、社会凝聚力等）难以用货币量化。因此，构建综合评估框架，结合定量与定性分析，是改进 CBA 的关键。定量分析可以提供客观、可比较的数据支持，而定性分析则能够揭示那些难以量化的重要因素。例如，通过问卷调查、深度访谈等方法收集患者、医生、政策制定者等不同利益相关者的观点，以了解他们对项目或政策的看法和期望。这种综合评估框架能够更全面地反映项目或政策的实际影响。

（二）多标准决策分析：纳入更多维度的考量

除了成本与效益之外，药物经济学研究还应考虑更多维度的因素，如公平性、可持续性、环境影响等。多标准决策分析（multi-criteria decision analysis，MCDA）是一种有效的方法，它允许研究者同时考虑多个标准，并根据这些标准对项目或政策进行排序和选择。在改进 CBA 时，可以借鉴 MCDA 的方法，将更多维度的考量纳入评估体系。例如，可以设立公平性指标来衡量项目或政策对不同社会群体的影响，或者设立环境影响指标来评估项目或政策对自然环境的潜在影响。通过纳入这些多维度考量，CBA 能够更准确地反映项目或政策的全面影响。

（三）动态调整机制：适应政策与经济环境的变化

政策与经济环境是不断变化的，传统的 CBA 方法往往缺乏灵活性，难以适应这些变化。因此，建立动态调整机制是改进 CBA 的另一个重要方面。动态调整机制意味着在项目或政策的实施过程中，根据外部环境的变化对评估结果进行实时调整。例如，当新药研发成本因技术进步而降低时，或者当公共卫生项目因社会经济状况改善而受益人群扩大时，都需要对 CBA 的评估结果进行相应调整。

通过建立动态调整机制，CBA 能够更灵活地反映政策与经济环境的变化，从而提供更准确、可靠的评估结果。

改进 CBA 的方法与建议包括构建综合评估框架、采用多标准决策分析以及建立动态调整机制。这些建议旨在克服传统 CBA 方法的局限性，构建更全面、更灵活的评估体系，以更好地服务于药物经济学研究与实践。在实施这些建议时，需要充分考虑项目或政策的具体情况和利益相关者的需求，以确保评估结果的准确性和可靠性。

第三章　药物经济学在药品研发环节的应用

第一节　研发项目前期的经济评估策略

一、市场调研与预测

（一）需求分析

在药物经济学研究与实践的框架下，研发项目前期的需求分析是至关重要的一环。需求分析不仅决定了药物研发的方向，还直接影响到后续的市场表现和经济收益。这一步骤的核心在于深入理解目标市场的需求，预测潜在用户的数量和需求特征，以及评估市场的整体规模和增长潜力。

首先，需求分析需要明确目标患者群体。这包括患者的年龄、性别、地理位置、疾病类型、病情严重程度等多个维度。例如，一种针对罕见病的新药，其目标患者群体可能相对较小，但需求却极为迫切，且竞争相对较小。相反，一种治疗常见慢性病的新药则可能面对更广泛的患者群体，但竞争也会更加激烈。

其次，需求分析要深入了解患者的治疗需求和期望。这涉及患者对于治疗效果、副作用、用药便利性、价格敏感度等方面的考量。通过患者调研、临床访谈等方式，可以获取第一手的患者需求信息，为药物研发提供方向性指导。

此外，需求分析还需考虑市场的发展趋势和政策环境。随着医疗技术的不断进步和政策的调整，药物市场的需求也在不断变化。例如，近年来，随着"以患者为中心"的服务理念逐渐深入人心，患者对于药物治疗的期望已经从单纯的疗效提升，转变为更加注重生活质量、用药体验等方面。同时，政策对于新药审批、医保支付等方面的调整，也会对药物市场的需求和竞争格局产生深远影响。

最后，需求分析还需要运用经济学原理和方法，对市场需求进行量化预测。这包括运用市场细分、消费者行为分析、竞争分析等工具，对市场容量、市场份额、市场增长率等指标进行预测。这些预测结果将为药物研发项目的投资决策、资源分配、市场定位等提供重要依据。

需求分析在药物研发项目前期的经济评估中扮演着至关重要的角色。它不仅需要深入了解目标市场的特征和需求，还需要预测市场的发展趋势和政策环境，为药物研发项目的成功提供有力保障。

（二）竞争对手分析

研发项目前期的竞争对手分析是确保项目成功不可或缺的一环。这一步骤不仅关乎药物的市场定位、差异化策略的制定，还直接影响研发资源的高效配置和市场进入时机的选择。以下是对竞争对手分析的详细阐述。

第一，明确竞争对手的范围是关键。在药物市场中，竞争对手可能包括直接竞品（即具有相似疗效和适应证的药物）、间接竞品（虽非直接针对同一适应证，但可能通过替代治疗满足患者需求的药物）以及潜在竞品（处于研发阶段，尚未上市但可能对现有市场造成冲击的新药）。通过广泛的文献检索、行业报告分析以及专利数据库查询，可以构建全面的竞争对手清单。

第二，深入分析竞争对手的产品特性至关重要。这包括药物的疗效、安全性、用药便捷性、价格策略、专利保护状况以及市场推广力度等。特别是，了解竞争对手的优势与劣势，可以帮助研发团队识别自身的差异点，从而在激烈的市场竞争中脱颖而出。例如，如果竞争对手的药物疗效显著但价格高昂，研发项目可以聚焦于开发性价比更高的替代方案。

第三，评估竞争对手的市场份额和增长趋势也是必要环节。通过市场数据收集和分析，可以了解竞争对手在当前市场中的地位，以及未来可能的市场走向。这有助于预测竞争对手可能采取的市场策略，如价格调整、促销活动或新药研发方向等，从而提前制定应对措施。

第四，考察竞争对手的研发能力和创新能力同样重要。一个拥有强大研发实力和持续创新能力的竞争对手，可能在未来推出更具竞争力的新药，对现有市场格局造成冲击。因此，跟踪竞争对手的研发管线、研发投入以及科研合作情况，对于评估潜在的市场风险具有重要意义。

第五，竞争对手分析还需考虑政策环境、行业标准以及患者偏好的变化。这些因素可能直接影响竞争对手的市场表现，从而间接影响研发项目的经济评估结果。例如，政策的调整可能导致某些药物的报销范围发生变化，进而影响其市场需求；行业标准的提高可能促使竞争对手进行产品升级，从而增加研发项目的竞争压力。

竞争对手分析在药物研发项目前期的经济评估中占据核心地位。通过全面、深入的分析，可以帮助研发团队准确把握市场动态，制定科学合理的研发策略，为项目的成功奠定坚实基础。在撰写相关内容时，可以结合具体案例和数据支撑，将进一步提升内容的可读性和说服力。

（三）价格敏感度分析

研发项目前期的价格敏感度分析是确保药物成功上市并实现可持续盈利的关键步骤。价格敏感度，即消费者对价格变动的反应程度，直接关联药物的市场接受度、市场份额以及长期经济效益。以下是对价格敏感度分析的详细探讨。

第一，价格敏感度分析的核心在于理解目标市场的需求弹性。需求弹性衡量的是价格变动对需求量影响的敏感度。在药物市场中，不同药物因其疗效、安全性、品牌知名度等因素，其需求弹性各不相同。例如，对于治疗罕见病或重症的药物，由于其独特的临床价值，患者可能对价格变动相对不敏感；而对于治疗常见疾病、存在多种替代药物的产品，消费者则可能对价格变动高度敏感。

第二，价格敏感度分析需考虑患者支付能力的影响。在多数市场，患者的经济状况和支付能力是影响药物需求的重要因素。通过调研患者群体的收入水平、医保覆盖情况以及支付意愿，可以更准确地评估药物定价的合理性及其市场接受度。特别是在发展中国家或低收入群体中，价格敏感度往往更高，因此，研发项目需考虑如何平衡成本效益与患者可负担性。

第三，市场竞争格局也是影响价格敏感度的关键因素。在高度竞争的市场中，价格往往成为消费者选择药物的重要考量。通过对比竞品价格、分析市场渗透率以及评估潜在竞争者的进入威胁，可以预测药物上市后可能面临的价格竞争压力，从而制定合理的定价策略。

第四，价格敏感度分析还需考虑政策环境和社会因素的影响。例如，政府的价格管制政策、国家医保药品目录（以下简称"医保目录"）调整以及公众对药物价格的关注程度，都可能对药物定价产生直接或间接影响。因此，研发项目需密切关注政策动态，确保定价策略与政策导向相符，同时积极应对社会舆论压力。

第五，价格敏感度分析应基于详实的数据和科学的模型进行。通过收集和分析历史销售数据、市场调研报告以及消费者行为研究，可以构建价格敏感度模型，预测不同价格水平下的需求量变化。这有助于研发项目在前期阶段就制定出既符合市场规律又兼顾经济效益的定价策略。

价格敏感度分析在药物研发项目前期的经济评估中扮演着至关重要的角色。通过深入剖析市场需求、患者支付能力、市场竞争格局以及政策环境等因素，可以为研发项目提供科学的定价依据，确保药物在上市后能够迅速占领市场并实现可持续盈利。在撰写相关内容时，可以结合具体案例和数据支撑，将进一步提升内容的可读性和实用性。

二、成本 – 效益分析

（一）研发成本估算

在药物经济学研究与实践的框架下，研发项目前期的成本 – 效益分析是确保投资决策科学性与合理性的基础。其中，研发成本估算作为成本 – 效益分析的首要环节，对于评估项目的经济可行性、预测投资回报以及制定后续财务规划具有至关重要的作用。以下是对研发成本估算的详细阐述。

1. 研发成本估算的重要性

研发成本估算不仅关乎项目的财务健康，更是影响研发决策的关键因素。准确的成本估算有助于企业合理分配资源，避免资源浪费，同时确保项目在预算范围内顺利推进。此外，研发成本估算还为项目融资、合作伙伴选择以及未来产品定价提供了重要依据。

2. 研发成本的主要构成

研发成本通常包括直接成本和间接成本两大类。

- **直接成本**：直接成本是指与研发活动直接相关的费用，如研发人员薪酬、实验材料费、设备购置费、专利申请费等。这些成本通常可以根据研发项目的具体需求进行精确计算。
  - ☆ **研发人员薪酬**：根据研发团队的规模、人员构成以及薪酬水平进行估算。
  - ☆ **实验材料费**：根据实验设计、实验规模以及材料价格进行预测。
  - ☆ **设备购置费**：根据研发所需设备的种类、数量以及市场价格进行估算。对于大型或高精度设备，还需考虑其折旧和维护费用。
  - ☆ **专利申请费**：根据专利申请的阶段、数量以及国家/地区的收费标准进行预算。
- **间接成本**：间接成本是指与研发活动间接相关的费用，如管理费用、研发费用分摊以及因研发活动产生的其他间接支出。这些成本通常难以直接量化，但同样需要纳入成本估算的范畴。
  - ☆ **管理费用**：包括项目管理、质量控制以及行政支持等方面的费用。
  - ☆ **研发费用分摊**：对于跨项目或跨部门的研发活动，需要将相关费用进行合理分摊。
  - ☆ **其他间接支出**：如培训费、差旅费以及因研发活动产生的其他不可预见费用。

3. 研发成本估算的方法

研发成本估算的方法多种多样，常见的包括类比估算、参数估算、自下而上估算以及专家判断等。

- **类比估算**：通过参考类似研发项目的成本数据，对当前项目的成本进行估算。这种方法简单易行，但准确性取决于类比项目的相似度和数据的可靠性。

- **参数估算**：根据历史数据，建立成本与项目规模、复杂度等参数之间的数学模型，从而进行成本预测。这种方法适用于具有明确参数关系的研发项目。
- **自下而上估算**：从项目最底层的工作包开始，逐一估算其成本，然后逐层汇总得到项目的总成本。这种方法虽然耗时费力，但准确性较高，适用于复杂且精细的研发项目。
- **专家判断**：邀请具有丰富经验的专家或团队成员，根据他们的专业知识和经验对研发成本进行估算。这种方法依赖于专家的判断力和经验，因此需要谨慎选择专家并确保其判断具有代表性。

4. 研发成本估算的注意事项

- **全面性**：确保估算涵盖所有可能的成本项，避免遗漏重要费用。
- **准确性**：尽可能提高估算的准确性，减少不确定性因素的影响。
- **灵活性**：考虑到研发过程中的不确定性，为成本估算预留一定的缓冲空间。
- **持续性**：随着研发项目的推进，及时更新和调整成本估算，确保其与项目实际情况保持一致。

研发成本估算是药物研发项目前期经济评估的重要组成部分。通过准确估算研发成本，企业可以更加科学地制定研发策略、分配资源以及预测投资回报。在撰写相关内容时，建议结合具体案例和数据支撑，进一步阐述研发成本估算的实践应用与效果评估，以提升内容的可读性和实用性。

（二）预期收益预测

研发项目前期的预期收益预测是成本－效益分析的关键环节，它直接关系到项目投资的决策合理性与长期经济回报。预期收益预测不仅要求对未来市场趋势的准确把握，还需综合考虑药物特性、竞争格局、政策法规以及患者需求等多方面因素。以下是对预期收益预测的详细阐述。

1. 预期收益预测的重要性

预期收益预测是研发项目经济评估的核心，它有助于企业理解项目的潜在经济价值，制定合理的研发预算与市场推广策略。准确的预期收益预测能够增强投资者的信心，促进项目融资，同时为企业战略规划提供数据支持。此外，通过持续跟踪与调整预期收益预测，企业可以及时发现市场变化，灵活调整研发方向，确保项目的长期成功。

2. 预期收益预测的主要构成

预期收益预测通常包括销售收入预测、市场份额预测以及净利润预测等关键指标。

- **销售收入预测**：基于市场调研数据，预测药物上市后的销售量与单价，从而计算出预期的销售收入。销售收入预测需考虑药物的市场定位、目标患者群体、定价策略以及竞争对手的定价行为等因素。
- **市场份额预测**：分析当前市场格局，预测药物上市后的市场份额。这需要考虑药物的疗效、安全性、患者接受度以及市场推广力度等因素。同时，还需关注潜在竞争者的动态，以及政策法规对市场格局的影响。
- **净利润预测**：在销售收入预测的基础上，扣除研发成本、生产成本、市场推广费用以及税费等支出，计算出预期的净利润。净利润预测需综合考虑成本结构、规模效应以及价格弹性等因素。

3. 预期收益预测的方法

预期收益预测的方法多种多样，常见的包括时间序列分析、回归分析、市场渗透模型以及情景分析等。

- **时间序列分析**：利用历史销售数据，建立时间序列模型，预测未来销售趋势。这种方法适用于历史数据丰富且趋势稳定的场景。
- **回归分析**：通过分析影响销售收入的关键因素（如市场份额、患者需求、竞品价格等），建立回归模型，预测未来销售收入。这种方法适用于影响因素明确且可量化的场景。
- **市场渗透模型**：基于潜在市场容量、药物渗透率以及市场增长率等参数，预测药物上市后的市场份额与销售收入。这种方法适用于市场潜力大、渗透率低的场景。
- **情景分析**：设定不同的市场情景（如乐观情景、基准情景、悲观情景），分别预测各情景下的销售收入与净利润。这种方法有助于评估市场不确定性对预期收益的影响。

4. 预期收益预测的注意事项

- **数据准确性**：确保预测所依据的数据来源可靠、准确，避免数据偏差导致的预测失真。
- **动态调整**：市场环境与竞争格局不断变化，预期收益预测需定期更新与调整，确保预测结果与实际市场情况相符。
- **敏感性分析**：分析关键参数（如价格、市场份额、成本等）对预期收益的影响，识别潜在风险与机遇。
- **政策与法规考量**：密切关注政策法规的变化，评估其对药物市场准入、定价以及医保报销等方面的影响，确保预期收益预测的合规性与可持续性。

预期收益预测在药物研发项目前期的经济评估中扮演着至关重要的角色。通过综合运用多种预测方法，结合市场调研数据与政策环境分析，企业可以更加准确地预测项目的经济收益，为投资决策提供科学依据。在撰写相关内容时，建议结合具体案例与数据分析，进一步阐述预期收益预测的实践应用与效果评估，以提升内容的可读性与实用性。

三、投资风险评估

（一）技术风险评估

技术风险评估可以从技术可行性、技术人才、技术资源、技术可替代性等要素来评估。

1. 技术可行性方面

• 技术成熟度

在药物经济学中，对于研发项目投资的技术风险评估首先要考量技术的成熟度。如果是全新的药物研发技术，如从未在临床前或临床研究中有过应用的新算法用于预测药物疗效，它面临着更高的失败风险。因为没有足够的先例来证明其可靠性，可能在大规模试验或实际应用中出现与预期相悖的结果。

而已经处于发展中后期的技术虽然相对稳定，但仍需关注其能否快速达到可商业化的标准。例如，一种新型药物递送系统的研发已经在实验室取得了较好的成果，但在扩大生产过程中可能会遇到技术瓶颈，影响其技术可行性和经济价值。

• 技术复杂性

复杂的技术往往伴随着更多的不确定性。以基因治疗药物的研发布局为例，不仅涉及对基因序列的精准识别和编辑，还需要复杂的递送系统将治疗基因准确地送达目标细胞。这种高度的技术复杂性使得研发过程容易出现不可预见的技术问题，任何一个环节的失误都可能导致整个项目的失败。

2. 技术人才与资源

• 专业技术人才短缺

某些前沿技术在药物研发中的应用可能依赖于少数专家的知识和技能。如果在投资研发项目时，所在的研究团队或公司缺乏足够的此类专业技术人才，这将极大地限制技术的开发进度和质量。例如，人工智能在药物设计中的应用，需要有深入掌握机器学习算法和药物化学知识的专业人才协同工作。

• 资源获取困难

一些特殊的技术研发需要昂贵的设备、原材料或特殊的研发环境。如果不能稳定地获取这些资源，技术发展将受阻。例如，放射性药物的研发布局，需要专门的放射性物质生产设施和安全防护环境，资源受限的情况下技术风险显著增加。

3. 技术替代风险

主要体现在来自新兴技术的威胁，新技术不断涌现。当投资一个基于传统药物研发技术的长期项目时，可能会面临突然出现的新兴技术替代的风险。例如，区块链技术在药物供应链中的应用如果被更先进的分布式账本技术所取代，那么之前投资于旧技术的研发项目收益就可能大打折扣。

（二）市场风险评估

研发项目投资的市场风险评估至关重要，它关乎项目的商业前景和经济效益。

1. 市场需求的不确定性

市场需求的变化具有高度的不确定性。一方面，疾病的流行趋势难以精确预测。例如，在研发某种新型抗病毒药物时，病毒的变异速度和相关疫情的发展态势难以完全掌握，这可能导致对药物需求的误判。如果研发成功时市场需求已因其他更有效的预防或治疗手段而大幅降低，投资将面临巨大风险。另一方面，消费者对新药的接受程度也具有不确定性。即使药物在临床疗效上具有明显优势，但可能因价格过高、用药便利性差或宣传不到位等因素，导致市场接受度低。

2. 市场竞争的激烈程度

药物研发市场历来竞争激烈。首先，同类型药物的研发往往涉及众多企业和研究机构。比如在肿瘤治疗药物领域，不同企业都在竞相研发靶向药物和免疫疗法，这使得任何一个项目都面临着众多潜在的竞争威胁。一旦竞争对手率先取得突破并推向市场，后进入者可能因为市场份额已被抢占而难以获得预期的收益。其次，市场竞争还体现在价格战方面。为了争夺市场份额，企业可能会降低药品价格，这将直接影响投资项目的利润空间。

3. 法规的影响

法规对药物研发项目的影响巨大。药品的审批流程和监管要求是严格且复杂的。研发项目需要遵守一系列质量标准、临床试验规范等。如果在研发过程中不能满足相关政策法规要求，项目可能会被暂停或终止。此外，医保政策的调整也会对市场风险产生影响。例如，医保目录的更新可能会影响药物的报销范围和比例，进而影响其市场需求和销售价格。

4. 市场推广和销售渠道的限制

有效的市场推广和合适的销售渠道是药物成功推向市场的关键。然而，在研发项目投资时，常常存在对这些因素评估不足的风险。对于一些新型药物，可能需要专业的医学知识和推广策略来进行市场教育，但企业可能缺乏这方面的资源和能力。同时，销售渠道的建立和维护也面临挑战，尤其是在国内市场，医药代表的管理和渠道的合规性等问题都需要认真应对。

在进行研发项目投资时，必须全面、深入地评估市场风险，制定相应的应对策略，以确保项目在经济上的可行性和可持续性。

（三）政策风险评估

研发项目投资的政策风险评估是确保项目成功和可持续发展的重要环节。政策环境的变化可能对项目产生重大影响，以下将从多个方面详细阐述政策风险评估的关键要点。

1. 药品监管政策风险

药品的研发、生产和销售受到严格的法规监管。政策的变化可能直接影响项目的进度和经济效益。例如，药品审批政策的调整，如增加临床试验的要求、延长审批时间或提高审批标准，都会增加研发成本和时间成本。过去，某些药品研发项目在临床试验阶段就因新的审批要求而被迫调整方案，导致项目周期延长，资金投入增加。

此外，药品生产质量管理规范的更新，若企业不能及时跟上政策步伐，进行相应的设施改造和质量控制提升，可能导致生产许可被暂停或撤销，影响产品的上市和销售。

2. 医保政策风险

医保政策对药物的市场需求和销售价格具有重要影响。政策风险主要体现在医保目录的调整和医保支付标准的变化上。

医保目录的动态调整意味着新药能否进入医保目录存在不确定性。若研发的新药在上市后不能及时纳入医保目录，其市场接受度和销售量可能受到限制，从而影响项目的投资回报。

医保支付标准的制定也会影响项目的经济利益。即使新药进入医保目录，若支付标准较低，企业的利润空间将被压缩。例如，某款高价抗癌新药，原本预计有较高的销售额，但在医保谈判中支付标准大幅降低，导致企业的预期收益减少。

3. 价格政策风险

政府的价格调控政策可能对药物价格产生影响。为控制医疗费用增长，政府可能会采取价格管制措施，如制定最高零售价、实行药品集中采购等。

价格管制措施可能限制药品的定价，尤其是在市场竞争不充分的情况下，企业的利润空间将被进一步压缩。药品集中采购则可能导致药品价格大幅下降，虽然有助于降低患者的用药负担，但会对研发企业的收益产生不利影响。

4. 税收政策和财政补贴政策风险

税收政策的变化可能影响企业的成本和利润。例如，提高企业所得税税率、减少研发费用加计扣除比例等，都会增加企业的纳税负担，降低项目的经济效益。

财政补贴政策对研发项目也具有重要影响。若政府对药物研发的财政补贴减少，可能会导致企业资金紧张，影响项目的推进。

研发项目投资的政策风险评估需要全面考虑药品监管政策、医保政策、价格政策以及税收和财政补贴政策等多方面的因素。企业应建立健全的政策风险监测和应对机制，及时调整项目策略，以降低政策风险对项目的不利影响。

四、优先级设定与资源分配

（一）研发项目排序

在药物研发领域，资源的有限性与需求的无限性之间的矛盾始终存在。为了在激烈的医药市场竞争中占据优势，制药企业必须对研发项目进行科学的优先级设定与资源分配。研发项目排序作为这一过程的核心环节，旨在通过综合评估各项目的潜在价值、成本、风险等因素，确定项目的优先级顺序，从而确保资源能够高效、合理地配置到最具潜力的项目上。以下将从多个维度详细阐述研发项目排序的策略和方法。

1. 基于经济效果的评估

药物经济学评价是研发项目排序的重要工具。它通过对药物治疗方案的成本和效果进行综合评估，帮助决策者识别出哪些项目能够以最小的成本获得最大的健康收益。这一评估过程通常涉及增量成本－效果比（ICER）的计算，即比较不同治疗方案每增加一个单位健康产出所需花费的成本。通过设定一个合理的成本效果阈值（如每质量调整生命年 QALY 的成本），决策者可以筛选出那些成本效益较高的项目，给予优先支持。

2. 考虑市场需求与潜力

市场需求是决定研发项目优先级的关键因素之一。制药企业需要深入分析目标市场的疾病谱、患者需求、竞品情况等因素，预测各项目的市场前景。对于具有巨大未满足医疗需求、患者群体广泛、竞品较少或具有明显竞争优势的项目，应给予更高的优先级。此外，还应考虑项目的长期潜力，如是否有可能开发出具有重大创新意义的新药，以及新药是否有可能成为治疗某类疾病的标准疗法等。

3.评估技术可行性与风险

技术可行性是研发项目能否成功实施的基础。制药企业需要评估各项目的技术成熟度、研发难度、关键技术的可控性等因素，以确保项目在技术层面具有可行性。同时，还应充分考虑项目面临的风险，包括研发失败的风险、市场竞争的风险、政策法规的风险等。对于风险较高但潜在收益也较大的项目，需要制定详细的风险应对策略，以降低风险对项目成功的影响。

4.考虑资源匹配度与协同效应

资源匹配度是指研发项目所需资源与制药企业现有资源的契合程度。这包括人力资源、技术资源、资金资源等多个方面。对于与企业现有资源高度匹配的项目，可以更容易地获得所需支持，从而提高项目的成功率。此外，还应考虑各项目之间的协同效应。通过整合不同项目的资源和技术优势，可以实现资源共享、成本降低和效率提升。因此，在排序时应优先考虑那些能够与其他项目产生协同效应的项目。

5.实施动态调整与持续优化

研发项目排序并非一成不变的过程。随着市场环境的变化、技术进展的加速以及企业内部条件的调整，项目的优先级可能会发生变化。因此，制药企业需要建立一套动态调整机制，定期对研发项目进行重新评估和调整。同时，还应持续优化评估方法和指标体系，以确保排序结果的准确性和科学性。

研发项目排序是药物研发领域优先级设定与资源分配的重要环节。通过综合运用药物经济学评价、市场需求分析、技术可行性评估、资源匹配度考量以及动态调整机制等方法，制药企业可以更加科学、合理地确定研发项目的优先级顺序，从而确保资源能够高效、合理地配置到最具潜力的项目上。这不仅有助于提高研发效率和质量，还有助于增强制药企业的市场竞争力和可持续发展能力。

（二）资源优化配置

在药物研发领域，资源的优化配置是确保研发项目成功与效率的关键。面对有限的研发资金、人力资源、时间以及技术资源，如何科学、合理地分配这些资源，以最大化地提升研发项目的成功率与市场价值，是药物经济学研究与实践中的核心议题。以下将从优先级设定、成本－效益分析、风险与回报权衡、资源协同与整合以及灵活调整机制等几个方面，详细探讨研发项目资源优化配置的策略与实践。

1.优先级设定：基于多维度评估

研发项目的优先级设定是资源优化配置的首要步骤。这需要对每个项目的潜在市场价值、技术可行性、研发周期、资源需求等多个维度进行综合评估。市场价值评估应关注目标疾病的未满足需求、患者群体规模、潜在市场规模及竞争态势；技术可行性评估则涉及研发技术的成熟度、技术壁垒的克服难度以及技术创新的程度；研发周期与资源需求评估则需考虑项目从立项到上市所需的时间成本、资金成本以及人力资源投入。基于这些评估结果，企业可以设定一套优先级排序标准，将资源优先分配给价值高、可行性强、周期短、资源利用效率高的项目。

2. 成本－效益分析：量化资源投入与产出

成本－效益分析是资源优化配置的重要工具。它要求对每个研发项目的成本（包括直接成本如研发材料、设备购置、人员薪酬等，以及间接成本如时间成本、机会成本等）和效益（包括经济效益如销售收入、市场份额等，以及社会效益如患者生活质量提升、公共卫生水平改善等）进行量化评估。通过比较不同项目的成本效益比，企业可以更加直观地了解每个项目的资源利用效率，从而作出更加科学的资源分配决策。

3. 风险与回报权衡：平衡资源投入与潜在风险

药物研发是一项高风险的活动，因此，在资源优化配置过程中，必须充分考虑项目的潜在风险。这包括技术风险、市场风险、政策风险等。企业需要对每个项目的风险进行量化评估，并设定风险容忍度。在资源分配时，应根据项目的风险水平调整资源投入，对于高风险项目，可能需要更多的资源投入以应对潜在风险，但同时也需要设定更严格的监控和评估机制，以确保资源的有效利用。

4. 资源协同与整合：提升资源利用效率

资源协同与整合是资源优化配置的重要手段。在研发项目中，不同资源之间往往存在互补性。例如，人力资源与技术资源、资金资源与信息资源等。通过资源的协同与整合，可以实现资源的优化配置和高效利用。例如，企业可以建立跨部门协作机制，促进不同部门之间的资源共享和协同工作；可以建立研发项目数据库，实现研发信息的集中管理和共享，提高信息资源的利用效率。

5. 灵活调整机制：应对市场与技术变化

研发项目的资源优化配置需要具有灵活性。随着市场环境的变化、技术的进步以及内部条件的调整，研发项目的优先级和资源需求可能会发生变化。因此，企业需要建立一套灵活调整机制，定期对研发项目的优先级和资源分配进行重新评估和调整。这包括定期召开项目评审会议，对项目的进展、成本、效益以及风险进行评估；建立项目预警机制，对可能出现的问题和风险进行早期识别和预警；建立资源调配机制，根据项目优先级的变化和资源需求的变化，及时调整资源分配。

研发项目资源优化配置是一个复杂而系统的过程，需要综合考虑多个维度和因素。通过科学的优先级设定、成本－效益分析、风险与回报权衡、资源协同与整合以及灵活调整机制等策略，企业可以更加有效地配置和利用资源，提升研发项目的成功率和市场价值，从而推动药物研发领域的创新与发展。

第二节　临床试验中的经济学考量因素

一、临床试验设计的经济影响

（一）试验规模与持续时间

临床试验的规模与持续时间对药物经济学研究具有深远影响。这两个因素不仅决定了研究所需资源的投入量，还直接关联到研究结果的可靠性和可解释性，进而影响药物的开发进程和市场定位。

1. 试验规模的经济考量

临床试验的规模通常根据研究目的、假设、样本需求以及资源可用性来确定。大规模的试验能够提供更广泛的数据支持，提高结果的代表性和可靠性，但相应地，也会带来更高的成本。这些成本包括参与者的招募与筛选、药物供应、医疗监测、数据收集与分析等。

从经济学角度来看，试验规模的扩大意味着资源的增加，这包括直接成本（如药物费用、人员工资、设备租赁等）和间接成本（如时间成本、管理成本等）。因此，在确定试验规模时，需要权衡成本与收益。例如，对于某些罕见病或特定人群的药物研究，虽然样本量较小，但研究结果可能对特定患者群体具有重大意义，此时可能更倾向于选择较小规模的试验。

此外，试验规模还受到监管要求的影响。在药物研发的不同阶段，监管机构对试验规模的要求可能有所不同。例如，在 I 期临床试验中，由于主要关注药物的安全性和耐受性，通常选择健康志愿者作为受试者，且样本量相对较小。而在 III 期临床试验中，为了评估药物的有效性和安全性，需要招募大量患者参与，此时试验规模会显著扩大。

2. 持续时间的经济考量

临床试验的持续时间也是影响药物经济学研究的重要因素。持续时间的长短直接影响到研究团队的运营成本、药物开发周期以及市场投放时间。较长的试验周期可能导致更高的资源消耗和成本支出，同时也可能增加不确定性风险，如市场变化、竞争对手的进展等。

为了缩短试验周期，研究者可能会采取多种策略，如优化试验设计、提高数据收集效率、采用先进的统计分析方法等。然而，这些策略的实施也需要考虑成本效益比。例如，虽然采用先进的统计分析方法可以提高数据分析的准确性和效率，但相应的软件购买和维护成本也可能增加。

此外，临床试验的持续时间还受到伦理审查和监管批准的影响。伦理委员会和监管机构需要对试验方案进行严格审查，以确保受试者的权益和安全。这一过程中可能出现的延误也会影响到试验的持续时间。

临床试验的规模与持续时间在药物经济学研究中具有重要地位。在确定这两个因素时，需要综合考虑研究目的、资源可用性、成本效益比以及监管要求等多个方面。通过合理的规划和设计，可以在保证研究结果可靠性和可解释性的同时，实现资源的优化配置和成本的有效控制。

（二）对照组与试验组设置

临床试验的设计至关重要，其中对照组与试验组的设置不仅关乎临床试验的科学严谨性，还深刻影响研究的经济效率与成本效益。合理设置对照组与试验组，不仅能确保研究结果的准确性和可靠性，还能有效控制成本，提升研究的整体经济性。

1. 对照组的选择与经济学考量

对照组在临床试验中扮演着至关重要的角色，它提供了评估试验药物效果的基准线。从经济学角度来看，对照组的选择需考虑多个因素，包括成本考量、可行性分析、伦理考量以及对研究结果的影响。

- **成本考量**：对照组的设置直接关联到研究成本。例如，选择安慰剂作为对照组通常成本较低，但可能引发伦理争议，尤其是在已知有效治疗方法存在的情况下。相反，选择当前最佳治疗作为对照组虽然更具伦理性，但成本可能更高，因为需要为对照组提供标准治疗药物。
- **可行性分析**：对照组的选择还需考虑其在实际操作中的可行性。例如，在某些情况下，由于药物供应、患者招募难度或监管限制，选择特定对照组可能不切实际。此时，研究者需权衡这些因素，寻找成本效益最佳的替代方案。
- **伦理考量**：在对照组设置中，伦理问题是不可忽视的一环。确保对照组患者不会因未接受试验药物而遭受不必要的风险或损害，是研究者必须遵循的原则。这可能需要增加额外的监测和支持措施，从而增加研究成本。

2. 试验组的设定与经济影响

试验组的设定同样对临床试验的经济学考量产生深远影响。试验组的设计需确保能够准确评估药物效果，同时考虑成本效益。

- **样本量确定**：试验组的样本量是影响研究成本的关键因素之一。样本量过大可能导致资源浪费，而样本量过小则可能降低结果的可靠性和统计效力。因此，在确定试验组样本量时，需综合考虑研究目的、预期效应大小、统计方法以及成本等因素。
- **治疗方案设计**：试验组的治疗方案应明确、具体，并考虑成本效益。例如，在药物剂量选择上，需权衡疗效与成本，寻找最佳平衡点。此外，治疗方案的设计还需考虑患者的依从性和可接受性，以确保研究的顺利进行。
- **数据收集与分析**：试验组的数据收集与分析过程也是经济学考量的重要环节。高效的数据收集系统和分析方法能够降低研究成本，提高数据质量。同时，合理的数据管理策略还能确保数据的完整性和安全性，为研究结果提供有力支持。

对照组与试验组的设置在临床试验中具有重要的经济学意义。合理设置对照组与试验组不仅能确保研究结果的准确性和可靠性，还能有效控制成本，提升研究的整体经济性。在药物经济学研究与实践中，研究者需综合考虑成本、可行性、伦理考量以及对研究结果的影响等多个因素，以制定最优的试验设计方案。

（三）终点指标选择

临床试验终点指标的选择不仅关乎科学严谨性，还深刻影响着研究的经济效率、成本效益以及最终的药物开发与市场推广策略。合理的终点指标选择能够确保研究结果的可靠性、有效性及适用性，同时优化资源利用，降低不必要的成本开支。

1. 经济学视角下的终点指标分类

临床试验终点指标通常分为硬终点和软终点两大类。硬终点，如死亡率、心血管事件发生率等，具有客观、易于量化且对临床决策具有直接指导意义的特点，但其观测往往需要较长时间和较大样本量，从而增加了研究成本。相比之下，软终点，如生活质量改善、症状缓解等，虽然更贴近患者的主观感受，但易受主观因素影响，量化难度较大，且可能缺乏足够的临床显著性来支持药物审批或医保支付决策。

2. 成本－效益分析

在选择临床试验终点指标时，需进行详尽的成本－效益分析。这包括评估不同终点指标对研究成本、样本量需求、研究周期以及后续市场应用前景的影响。例如，对于某些慢性疾病药物，选择能够反映长期健康改善和生活质量提升的软终点可能更具经济意义，尽管这类终点在短期内可能难以观察到显著变化。相反，对于急性重症疾病治疗药物，快速、客观的硬终点，如生存率或疾病进展时间，可能更受监管机构和市场的青睐，尽管它们可能伴随着更高的研究成本。

3. 监管要求与市场考量

终点指标的选择还需充分考虑监管机构的要求和市场需求。不同国家和地区对药物审批的终点指标可能有不同规定，这直接影响到研究设计和成本预算。同时，市场接受度和医保支付政策也是决定终点指标选择的重要因素。例如，若目标市场强调药物对患者生活质量的改善，那么选择能够反映这一点的软终点将有助于提高药物的市场竞争力。

4. 创新与平衡

在终点指标的选择上，还需寻求创新与平衡。随着医疗技术的不断进步和患者需求的日益多样化，传统的终点指标可能已无法满足所有研究需求。因此，探索新的、更具敏感性和特异性的终点指标，如生物标志物、影像学指标等，成为当前研究的热点。然而，这些创新终点指标的开发和应用往往伴随着更高的技术成本和复杂性，需要在科学严谨性、经济可行性和患者利益之间找到最佳平衡点。

临床试验终点指标的选择是一个涉及多方面考量的复杂决策过程。在药物经济学研究与实践领域，这一决策不仅关乎研究的科学性和可靠性，还深刻影响着研究的经济效率和成本效益。因此，研究者需综合考虑终点指标的科学价值、成本效益、监管要求以及市场需求等因素，以制定出最优的研究策略。

二、临床试验成本控制

（一）招募费用管理

临床试验成本控制是确保研究经济可行性和资源高效利用的关键环节。其中，招募费用管理作为临床试验成本的重要组成部分，直接关系到研究的整体预算、进度以及最终的经济效益。本节将从经济学考量角度出发，深入探讨临床试验招募费用管理的策略与实践。

1. 招募费用的构成与影响

临床试验招募费用主要包括广告费用、招募人员薪酬、患者筛查与入组成本以及因招募效率低下而产生的额外成本等。这些费用不仅直接增加了研究成本，还可能因招募周期延长而间接导致研究进度受阻，进而影响药物的上市时间和市场竞争力。因此，有效的招募费用管理对于控制临床试验总成本、提高研究效率具有重要意义。

2. 策略与实践

- **精准定位目标受试者**：通过详尽的市场调研和患者数据库分析，精准定位符合研究条件的目标受试者群体，减少无效招募，提高招募效率。这有助于降低广告费用，同时缩短招募周期。

- **多渠道招募策略**：结合线上（如社交媒体、专业网站）与线下（如医疗机构、社区活动）招募渠道，拓宽招募范围，提高受试者的可及性。同时，根据目标受试者的特点和偏好，灵活调整招募策略，以成本效益最优的方式吸引受试者参与。

- **优化招募流程**：简化招募流程，减少不必要的筛查步骤，提高患者入组效率。同时，加强患者沟通与教育，提升受试者对研究的理解和信任度，降低因误解或疑虑而导致的流失率。

- **建立激励机制**：通过提供合理的经济补偿、医疗照顾或研究参与机会等激励措施，吸引更多潜在受试者参与研究。同时，关注受试者的长期利益，如提供后续医疗服务或研究数据反馈，以增强受试者的参与意愿和忠诚度。

- **强化成本控制意识**：在招募过程中，强化成本控制意识，定期评估招募费用与效果，及时调整招募策略。同时，建立成本－效益分析机制，对招募费用进行精细化管理，确保每一笔支出都能带来最大的经济回报。

临床试验招募费用管理是一个涉及多方面考量的复杂过程。在药物经济学研究与实践的背景下，有效的招募费用管理不仅能够降低研究成本、提高研究效率，还能为药物的研发和市场推广提供有力的经济支持。因此，研究者应综合考虑目标受试者的特点、招募渠道的选择、招募流程的优化以及成本控制的策略与实践，以制定出符合自身研究需求的招募费用管理方案。通过精细化管理和持续优化，推动临床试验成本控制向更高效、更经济的方向发展。

（二）数据收集与管理成本

临床试验的数据收集与管理成本是确保研究质量和效率的关键因素之一，同时也是成本控制的重要考量点。随着信息技术的飞速发展，数据收集与管理的手段日益丰富，但随之而来的成本问题也不容忽视。本节将从经济学视角出发，深入探讨临床试验中数据收集与管理成本的构成、影响因素以及控制策略。

1. 数据收集成本的构成

数据收集成本主要包括数据采集设备购置与维护费用、数据采集人员薪酬、数据采集过程中的交通与通信费用等。在数字化时代，电子数据采集系统（EDC）和远程监测系统成为主流，虽然提高了数据收集效率和准确性，但也带来了高昂的初期投入和技术支持成本。此外，为确保数据质量，还需进行定期的数据核查与校验，这同样需要投入大量人力物力。

2. 数据管理成本的考量

数据管理成本涵盖了数据存储、处理、分析以及数据安全维护等方面的费用。随着数据量的爆炸式增长，数据存储成本急剧上升，而高效的数据处理与分析工具虽然能提升研究效率，但其购置与维护成本也不容小觑。更重要的是，数据安全是临床试验数据管理的核心，必须投入大量资源确保数据的保密性、完整性和可用性，防止数据泄露或被篡改。

3. 影响因素与控制策略

影响数据收集与管理成本的因素众多，包括研究规模、数据类型与复杂性、数据采集与管理的技术手段以及研究团队的专业能力等。为有效控制成本，可采取以下策略。

- **优化数据采集流程**：通过标准化数据采集表格、减少不必要的数据采集点、采用自动化采集技术等手段，降低数据采集成本。
- **选择合适的数据管理系统**：根据研究需求和数据特点，选择性价比高、易于操作且符合监管要求的数据管理系统，减少数据处理与分析成本。
- **加强数据安全与隐私保护**：通过实施严格的数据访问控制、加密存储、定期备份与恢复等措施，确保数据安全，避免因数据泄露或损坏导致的额外成本。
- **提升团队专业能力**：加强研究团队成员的数据管理培训，提高其数据处理与分析能力，减少因操作不当或知识不足导致的成本浪费。
- **利用云计算与大数据技术**：借助云计算平台的弹性扩展能力和大数据技术的分析能力，实现数据存储与处理成本的动态优化，提高资源利用效率。

临床试验中的数据收集与管理成本是药物经济学研究与实践不可忽视的一环。通过优化数据采集流程、选择合适的数据管理系统、加强数据安全与隐私保护、提升团队专业能力以及利用云计算与大数据技术，可有效控制成本，提高研究效率与质量，为药物的研发与市场推广提供有力的经济支持。

（三）不良事件处理费用

不良事件（adverse events，AEs）处理费用作为临床试验成本的重要组成部分，不仅直接关系到研究预算的合理性，还深刻影响着药物的研发进程和市场竞争力。本节将从经济学考量角度出发，详细探讨临床试验中不良事件处理费用的构成、影响因素以及控制策略。

1.不良事件处理费用的构成

不良事件处理费用主要包括直接医疗成本、患者补偿成本、研究中断或延期成本以及法律与监管成本。直接医疗成本涉及对患者不良事件的诊断、治疗和监测等费用；患者补偿成本则是对因参与研究而遭受不良事件的患者提供的经济补偿或医疗照顾；研究中断或延期成本是由于不良事件导致研究进程受阻而产生的额外费用；法律与监管成本则包括因不良事件引发的法律诉讼、监管审查以及合规性调整等费用。

2.影响因素

不良事件处理费用的影响因素复杂多样，包括但不限于以下因素。

- **药物特性**：药物的化学结构、作用机制、毒性等特性直接影响不良事件的发生率和类型，从而影响处理费用。
- **患者特征**：患者的年龄、性别、基础疾病、遗传背景等个体差异也会影响不良事件的风险和处理难度。
- **研究设计**：研究规模、持续时间、盲法设计等因素均可能影响不良事件的监测和处理成本。
- **监管要求**：不同国家和地区对不良事件报告和处理的要求不同，这也会影响处理费用的高低。

3.控制策略

为有效控制不良事件处理费用，可采取以下策略。

- **加强风险管理与监测**：通过完善的风险管理措施和高效的监测系统，及时发现并处理不良事件，减少其发生的频率和严重程度。
- **优化患者筛选标准**：通过严格的入选和排除标准，筛选出更适合的研究对象，降低不良事件的发生率。
- **提升研究团队专业能力**：加强研究团队成员对不良事件处理的专业培训，提高处理效率和准确性，减少不必要的医疗成本。

• **建立应急处理机制**：制定详细的不良事件应急处理预案，确保在不良事件发生时能够迅速响应，有效控制事态发展，减少处理成本。

• **加强合规性管理**：确保研究过程符合相关法律法规和监管要求，避免因合规性问题导致的额外成本。

不良事件处理费用是临床试验成本控制中不可忽视的一环。通过加强风险管理与监测、优化患者筛选标准、提升研究团队专业能力、建立应急处理机制以及加强合规性管理等策略，可有效控制不良事件处理费用，确保临床试验的经济可行性和资源高效利用。

三、中期分析与适应性设计

（一）临时数据分析

临床试验中的临时数据分析是一项至关重要的环节，它不仅影响着临床试验的效率与成功率，还直接关系到药物经济学评价的准确性和可靠性。临时数据分析是指在临床试验的中期阶段，利用累积的数据对试验进行初步评估，并根据评估结果对后续试验设计进行相应调整的过程。这一环节的重要性在于它能够及时揭示试验中的问题与机遇，为决策者提供科学、实时的依据，从而优化资源配置，提高研究效率。

临时数据分析在药物经济学考量中扮演着多重角色。

首先，它有助于评估药物的经济性。通过对比不同干预措施的成本与效果，临时数据分析可以初步判断哪些药物或治疗方案在经济上更具优势。这种分析对于后续的药物定价、医保准入策略以及市场推广都具有重要的指导意义。

其次，临时数据分析能够揭示临床试验设计中的潜在问题。在临床试验过程中，由于各种因素的影响，如患者个体差异、疾病进展速度等，试验设计可能会遇到一些预料之外的问题。通过临时数据分析，研究人员可以及时发现这些问题，并采取相应的措施进行调整，从而确保试验的顺利进行和结果的可靠性。

此外，临时数据分析还为适应性设计提供了数据支持。适应性设计是一种创新的临床试验设计方法，它允许在试验期间根据累积的数据对试验设计进行修改。通过临时数据分析，研究人员可以评估不同适应性设计方案的优劣，选择最优的设计方案，以提高试验的成功率和效率。这种设计方法的优点在于它能够充分利用试验期间的数据，及时调整试验策略，从而更快速地获得可靠的研究结果。

然而，临时数据分析也面临着一些挑战。一方面，由于临床试验数据的复杂性和不确定性，临时数据分析的结果可能存在一定的误差和偏差。因此，在进行数据分析时，需要采用科学、严谨的方法，确保结果的准确性和可靠性。另一方面，临时数据分析需要耗费大量的时间和资源。为了确保分析的及时性和准确性，研究人员需要配备专业的数据分析团队和先进的分析工具，同时还需要制定详细的分析计划和流程。

临时数据分析在药物经济学研究与实践中具有重要的地位和作用。它不仅能够评估药物的经济性，揭示临床试验设计中的潜在问题，还为适应性设计提供了数据支持。然而，要充分利用临时数据分析的优势，还需要克服一些挑战，确保分析的准确性和及时性。在未来的研究中，随着数据分析技术的不断进步和临床试验设计的不断创新，临时数据分析将在药物经济学研究与实践中发挥更加重要的作用。

（二）样本量重新估算

临床试验的样本量估算直接关系到研究结果的可靠性、成本效益以及最终药物的市场定位。特别是在中期分析与适应性设计的框架下，样本量重新估算显得尤为重要，它不仅能够优化资源配置，还能确保研究的科学性和经济性。

1. 经济学视角下的样本量重新估算

从经济学的角度来看，样本量重新估算旨在平衡研究的精确性与成本。在临床试验初期，基于预试验数据或历史文献，研究者会初步设定一个样本量，以确保在特定的置信水平和检验效能下，能够检测到预设的最小临床重要差异。然而，随着试验的推进，特别是进入中期分析阶段，累积的数据可能揭示了之前的假设存在偏差，或者实际观察到的效应大小与预期不符。此时，样本量的重新估算就显得尤为关键。

一方面，如果中期分析显示干预措施的效果显著优于预期，那么为了减少不必要的受试者参与和降低研究成本，样本量可以适当减少。这种调整不仅体现了对受试者权益的尊重，也符合药物研发的经济性原则。另一方面，如果中期结果显示效应量小于预期，为了达到足够的统计把握度，可能需要增加样本量。尽管这会增加研究成本，但从长远来看，确保结果的可靠性和准确性对于药物的市场接受度和长期经济效益至关重要。

2. 样本量重新估算的方法与挑战

样本量的重新估算通常依赖于复杂的统计方法，如条件功效分析、贝叶斯方法等。这些方法能够根据中期数据动态调整样本量，同时考虑各种不确定性因素，如失访率、异质性等。然而，实施这一过程也面临诸多挑战。

首先，样本量重新估算需要高度的专业性和精确性。错误的估算可能导致研究结果的偏差，甚至影响药物的注册审批。因此，研究者必须具备深厚的统计学背景，同时熟悉药物研发流程和监管要求。

其次，样本量的调整可能涉及伦理和法规问题。特别是在多中心、跨国临床试验中，不同地区的伦理委员会和监管机构可能对样本量调整有不同的要求和限制。这要求研究团队在规划阶段就充分沟通，确保研究的合规性。

最后，样本量重新估算还需要考虑成本效益。虽然增加样本量可以提高结果的可靠性，但也会增加研究成本，包括受试者招募、数据管理、统计分析等方面的费用。因此，在进行样本量调整时，必须综合考虑研究的整体预算和预期收益。

样本量的重新估算在临床试验中的经济学考量中占据重要地位。它不仅关乎研究的科学性和可靠性，还直接影响到药物研发的成本效益和市场竞争力。在实施这一过程中，研究者需要综合运用统计学方法、伦理法规知识和成本 – 效益分析，以确保研究的顺利进行和最终的成功。未来，随着药物经济学研究的不断深入和统计方法的不断创新，样本量重新估算将在药物研发中发挥更加重要的作用。

（三）试验方案调整

在中期分析与适应性设计的框架下，试验方案的调整不仅关乎研究的科学性和有效性，还深刻影响着药物研发的经济性和效率。本节将从经济学考量因素的角度，深入探讨临床试验中期阶段试验方案调整的必要性和策略。

1.经济学视角下的试验方案调整

药物研发是一项高风险、高投入的活动，其成本不仅包括直接的研究费用，如受试者招募、药物制备、数据收集与分析等，还包括间接成本，如时间成本、机会成本以及潜在的市场竞争压力。因此，在临床试验的中期阶段，根据累积的数据和适应性设计的原则，对试验方案进行调整，旨在优化资源配置，提高研究效率，降低总体成本。

从经济学的角度来看，试验方案调整的核心在于平衡研究的科学性与经济性。一方面，科学的试验设计是确保研究结果可靠性和有效性的基础。然而，在复杂的现实环境中，预设的试验方案可能因多种因素而偏离实际，如受试者招募速度、疾病进展速度、药物疗效和安全性表现等。此时，根据中期数据对试验方案进行适时调整，可以确保研究继续沿着正确的方向前进，避免不必要的资源浪费。

另一方面，经济性考量在试验方案调整中同样重要。随着临床试验的推进，研究团队需要不断评估研究的成本效益，确保每一笔投入都能带来最大的回报。

例如，在发现某组受试者的疗效显著优于其他组时，可以适当增加该组的样本量，以提高结果的统计把握度；相反，在发现某组疗效不佳时，则可以考虑减少该组的样本量或提前终止该组的研究，以节省成本。

2.试验方案调整的策略与实践

在实际操作中，试验方案的调整可能涉及多个方面，包括但不限于样本量调整、受试人群筛选标准调整、给药方案优化、终点指标调整等。这些调整需要基于中期数据的深入分析，同时考虑统计学、临床意义和经济学因素。

例如，在样本量调整方面，研究者可以利用条件功效分析等方法，根据中期数据动态调整样本量，以确保在特定的置信水平和检验效能下达到预设的研究目标。在受试人群筛选标准调整方面，研究者可以根据中期数据揭示的疾病特征或疗效差异，优化筛选标准，以更精准地定位目标人群，提高研究的针对性和有效性。

此外，给药方案的优化也是试验方案调整的重要方面。通过中期分析，研究者可以评估不同给药频率、剂量或联合用药方案的效果和安全性，从而选择最优的给药方案，提高药物的疗效和患者的依从性。

临床试验中的试验方案调整是一项复杂而细致的工作，它需要在科学性与经济性之间找到平衡点。在中期分析与适应性设计的框架下，研究者需要综合运用统计学方法、临床知识和经济学考量，对试验方案进行适时的调整和优化。这不仅有助于提高研究的科学性和有效性，还能降低总体成本，提高药物研发的经济性和效率。未来，随着药物经济学研究的不断深入和统计方法的不断创新，试验方案调整将在药物研发中发挥更加重要的作用。

四、生命质量评估与效用分析

（一）生活质量测量工具

生活质量评估是临床试验中不可或缺的一环，它不仅关乎患者的健康福祉，还深刻影响着药物研发的经济性考量。生活质量测量工具作为评估患者健康状况和生活质量的重要手段，为药物经济学研究提供了关键的数据支持。本节将从经济学考量因素的角度，详细探讨生活质量测量工具在临床试验中的应用及其重要性。

1.经济学视角下的生活质量测量工具

药物经济学研究旨在通过比较不同药物治疗方案的成本与效果，为决策者提供科学、合理的用药建议。在这一过程中，生活质量的评估显得尤为重要。因为药物的治疗效果不仅体现在生理指标的改善上，还体现在患者生活质量的提升上。生活质量测量工具能够量化评估患者在疾病状态下的健康状况、心理状态、社交活动等多个维度，为药物经济学研究提供全面、客观的数据。

从经济学角度来看，生活质量测量工具的应用有助于优化医疗资源配置。在有限的医疗资源下，如何使健康产出最大化是药物经济学研究的核心问题。通过生活质量测量工具，研究者可以评估不同药物治疗方案对患者生活质量的改善程度，从而选择成本效益最优的治疗方案。这不仅有助于降低医疗成本，还能提高医疗资源的利用效率。

2. 生活质量测量工具的应用

生活质量测量工具在临床试验中应用广泛，包括但不限于以下几个方面。

- **筛选合适的受试者**：通过生活质量测量工具，研究者可以筛选出符合特定疾病状态和生活质量要求的受试者，从而确保临床试验的同质性和可比性。
- **评估药物疗效**：生活质量测量工具可以作为评估药物疗效的重要指标之一。通过比较治疗前后的生活质量得分，研究者可以客观地评价药物对患者生活质量的改善程度。
- **成本 – 效用分析**：在药物经济学研究中，生活质量测量工具是成本 – 效用分析的关键输入。通过将生活质量改善与成本进行比较，研究者可以计算出不同药物治疗方案的效用值，为决策者提供科学依据。
- **患者报告结局（PRO）**：生活质量测量工具是患者报告结局的重要组成部分。通过患者的自我报告，研究者可以更加真实地了解患者的健康状况和生活质量，从而更全面地评估药物的治疗效果。

3. 常用的生活质量测量工具

目前，临床上常用的生活质量测量工具包括 SF–36、EQ–5D、WHOQOL–100 等。这些工具具有不同的特点和适用范围，研究者需要根据研究目的和受试者的特点选择合适的测量工具。例如，SF–36 适用于一般人群的健康状况评估，而 EQ–5D 则更侧重于测量健康相关的生活质量。

生活质量测量工具在药物经济学研究与实践领域具有重要的应用价值。通过客观、全面地评估患者的健康状况和生活质量，生活质量测量工具为药物经济学研究提供了关键的数据支持，有助于优化医疗资源配置，提高医疗资源的利用效率。未来，随着生活质量测量工具的不断发展和完善，其在药物经济学研究中的作用将更加突出。

（二）效用值计算

效用值的重要性不言而喻。它不仅为决策者提供了将治疗效果转化为经济价值的量化指标，还允许在不同治疗方案之间进行直接比较，从而选择出成本效益最优的方案。此外，效用值还考虑了患者的个人偏好和主观感受，使得研究结果更加贴近患者的实际需求。

1.效用值的计算方法

临床试验中生命质量效用值的计算主要依赖于以下几种方法。

- **直接评估法**：通过标准化量表直接测量患者对当前健康状态的满意度或偏好。这种方法简单直接，但可能受到患者主观感受、文化差异和量表选择等因素的影响。
- **时间权衡法**：询问患者愿意放弃多少生命年限以换取健康状况的改善。这种方法能够反映患者对生命质量和寿命之间的权衡，但可能受到患者认知能力和情绪状态的影响。
- **标准赌博法**：通过设定一系列假设的健康状态，让患者选择更愿意处于哪种状态，以及愿意承担多大的风险来换取更好的健康状态。这种方法能够更深入地了解患者的偏好和决策过程，但操作复杂且需要较高的患者参与度。
- **模型预测法**：利用统计模型或机器学习算法，根据患者的生理指标、疾病进展和生活质量数据，预测患者的效用值。这种方法能够处理大量数据，提高预测的准确性，但模型的选择和参数的设定需要谨慎考虑。

2.经济学考量因素在效用值计算中的应用

在进行效用值计算时，经济学考量因素起着至关重要的作用。首先，研究者需要明确研究目的和受众群体，以选择合适的测量工具和计算方法。其次，研究者需要评估不同治疗方法对患者生命质量的长期影响，以计算其长期效用值。此外，研究者还需要考虑不同健康状态之间的转换概率和成本，以进行更全面的成本－效用分析。

生命质量效用值的计算在药物经济学研究与实践领域中具有重要地位。它不仅为决策者提供了将治疗效果转化为经济价值的量化指标，还促进了不同治疗方案之间的直接比较和选择。随着测量工具的不断完善和计算方法的不断创新，效用值计算将在未来药物经济学研究中发挥更加重要的作用。

（三）成本－效用分析

在临床试验背景下，进行成本－效用分析（CUA）时需特别注意以下几个经济学考量因素。

1.效用值的准确测量　如前所述，效用值是 CUA 的基础，其准确性直接影响分析结果。临床试验中应选用经过验证的、适用于目标患者群体的生命质量评估工具，并确保测量过程的一致性和可靠性。

2. 成本数据的全面收集　除了直接医疗成本外，还应考虑间接成本，尤其是对于那些可能导致长期工作能力下降或丧失的疾病。此外，成本数据的收集应遵循标准化方法，以确保不同研究间的可比性。

3. 长期效益的评估　药物经济学研究往往关注长期效益，因为某些药物或治疗方案可能初期成本较高，但长期来看能有效减少并发症、提高生命质量。因此，CUA 应纳入长期随访数据，以准确评估治疗方案的整体经济性。

4. 不确定性分析　由于数据限制和模型假设，CUA 结果往往存在一定的不确定性。通过敏感性分析、概率敏感性分析等方法，可以量化这些不确定性对最终结论的影响，为决策者提供更全面的信息。

5. 政策与社会背景考量　CUA 结果还需结合当地政策、社会经济状况及患者偏好等因素进行解读。例如，不同国家或地区对于成本效用比的接受阈值可能有所不同，这直接影响到治疗方案的可支付性和可推广性。

成本 – 效用分析在临床试验中的生命质量评估中扮演着至关重要的角色。它不仅为药物经济学研究提供了量化评价工具，还促进了治疗方案的经济性比较和优化选择。随着生命质量评估工具的不断发展、成本数据收集方法的完善以及不确定性分析技术的进步，CUA 将在未来药物研发、政策制定及临床实践中发挥更加重要的作用。

第三节　研发成本控制与效益预测模型构建

一、研发成本控制策略

（一）目标成本设定

目标成本设定是成本控制策略的关键环节。新药研发通常被认为是一项高风险、高投入的活动，涉及多个复杂阶段，包括疾病靶点确定、先导化合物筛选、临床前研究、临床试验及上市后监测等。每个阶段的成本构成和影响因素各不相同，因此，合理设定目标成本对于控制整体研发成本、提高研发效率和成功率至关重要。

目标成本设定的首要任务是进行全面的市场调研和历史数据分析。通过了解同类药物的研发成本、市场售价、治疗领域的需求以及潜在竞争对手的情况，企业可以更加精准地预测新药研发的市场潜力和盈利空间。在此基础上，结合企业的财务状况、研发实力和市场战略，设定一个既具有挑战性又切实可行的目标成本。

在设定目标成本时，需要充分考虑新药研发各阶段的成本分布。一般而言，药物发现阶段（包括靶点发现、先导化合物筛选等）和临床前研究阶段的成本约占新药研发总成本的20%~30%；临床试验阶段（包括Ⅰ、Ⅱ、Ⅲ期临床试验）的成本最高，约占40%~60%；而上市后监测阶段的成本则相对较低，约占10%。因此，在设定目标成本时，应重点关注临床试验阶段的成本控制，同时也不能忽视其他阶段的成本优化。

为了有效实施目标成本设定策略，企业可以采取以下具体措施。

- **实施全面预算管理：** 明确新药研发的各个阶段成本控制目标，结合市场调研和研发周期，动态调整预算分配，确保资源合理利用。
- **引入预算执行监控机制：** 实时追踪成本执行情况，及时发现和纠正偏差，确保研发活动始终在预算范围内进行。
- **优化研发流程：** 通过采用敏捷开发模式、跨学科团队合作、引入先进研发工具和设备等方式，缩短研发周期，降低固定成本，提高研发效率。
- **加强知识产权保护：** 合理规划知识产权布局，降低侵权风险，确保研发成果的合法权益，同时合理运用现有专利，降低研发成本。
- **建立风险管理机制：** 识别、评估和应对新药研发过程中可能出现的风险，降低风险对成本的影响，提高研发成功率。

目标成本设定在药物研发成本控制中扮演着至关重要的角色。通过科学合理地设定目标成本，并采取有效的成本控制策略，企业可以在确保新药研发质量的同时，有效控制成本，提高研发效率和成功率，为新药的市场竞争力和企业的可持续发展奠定坚实基础。

（二）成本监控与反馈机制

在药物研发这一高风险、高投入的领域，成本控制不仅关乎企业的财务健康，更直接影响到新药研发的可持续性和市场竞争力。因此，建立有效的成本监控与反馈机制，对于实现研发成本的有效控制至关重要。这一机制旨在通过实时追踪、分析和调整研发过程中的成本数据，确保研发活动在预算范围内高效运行，同时为新药的效益预测提供准确、及时的信息支持。

1.成本监控机制的核心要素

- **数据收集与整合：** 成本监控的首要任务是全面、准确地收集研发过程中的各项成本数据，包括人力成本、物料成本、设备购置与维护成本、外包服务成本等。这些数据应定期汇总,形成成本报告,便于管理层及时了解研发成本动态。

- **预算对比与分析**:将实际成本与预算进行对比,分析成本偏差的原因,包括但不限于研发进度延误、成本超支、供应商价格波动等。通过深入分析,找出成本控制的关键点和潜在风险,为后续的成本调整提供依据。
- **实时追踪与预警**:借助先进的项目管理软件和信息技术手段,实现研发成本的实时监控。当实际成本接近或超过预算阈值时,系统自动触发预警机制,提醒管理层及时采取措施,避免成本失控。

2. 反馈机制的重要性与实施

- **内部沟通渠道畅通**:建立跨部门的沟通机制,确保研发、财务、采购等部门之间的信息共享,及时传递成本监控结果和反馈意见,形成协同作战的氛围。
- **成本调整与优化**:根据成本监控结果和反馈意见,对研发过程中的成本进行合理调整和优化。例如,通过优化研发流程、提高资源利用效率、谈判降低采购成本等方式,降低研发成本。
- **效益预测与调整**:成本监控与反馈机制还应与新药效益预测模型相结合,实时更新成本数据,确保效益预测的准确性和可靠性。当成本发生显著变化时,及时调整效益预测模型,为新药的市场定位和定价策略提供科学依据。
- **持续改进与闭环管理**:成本监控与反馈机制应是一个持续改进的过程。通过定期回顾和分析成本监控与反馈机制的运行效果,发现存在的问题和不足,提出改进措施,形成闭环管理,不断提升成本控制水平。

成本监控与反馈机制是药物研发成本控制与效益预测模型构建的重要组成部分。通过建立健全这一机制,企业可以实现对研发成本的有效控制,提高研发效率和成功率,为新药的商业化成功奠定坚实基础。

(三)成本节约措施

实施有效的成本节约措施是确保研发项目经济可行性和可持续性的关键。成本节约不仅意味着减少不必要的开支,更在于优化资源配置、提升研发效率,以及通过创新手段降低研发成本。以下是在药物研发中可实施的成本节约措施,旨在帮助企业在保障研发质量的同时,实现成本的有效控制。

1. 优化研发流程　通过精细化管理和流程再造，减少研发过程中的冗余步骤和重复劳动。例如，采用并行研发策略，将多个研发任务并行处理，缩短研发周期；引入敏捷研发方法，快速迭代，及时调整研发方向，避免资源浪费。同时，建立标准化的研发流程和文档管理体系，减少因流程不规范导致的重复工作和时间浪费。

2. 加强跨学科合作　药物研发涉及多学科知识，加强跨学科合作有助于整合各方资源，提高研发效率。通过建立跨学科研发团队，促进化学、生物学、药理学、临床医学等多领域专家的紧密合作，加速新药发现进程。此外，利用外部合作和外包服务，将非核心研发任务交由专业机构承担，既能降低成本，又能提高研发质量。

3. 应用先进技术　现代科技，如人工智能、大数据分析、云计算等，为药物研发提供了强有力的支持。利用这些技术，可以加速药物筛选、优化药物设计、提高临床试验效率等，从而显著降低研发成本。例如，通过 AI 算法对大量化合物进行快速筛选，可以快速锁定具有潜力的候选药物，减少后续研发成本。

4. 强化知识产权管理　合理布局知识产权，保护研发成果，避免侵权纠纷，也是成本节约的重要方面。通过申请专利、注册商标、著作权等方式，确保研发成果的合法权益，减少因侵权导致的法律费用和损失。同时，积极利用现有专利池和开放科学资源，降低研发成本。

5. 实施精益管理　精益管理强调持续改进和消除浪费，适用于药物研发的各个阶段。通过定期回顾研发过程，识别并消除无效劳动和浪费资源的行为，如不必要的实验重复、低效的沟通方式等。同时，建立成本 – 效益分析机制，对研发项目的投入产出进行量化评估，确保每一笔开支都能带来相应的价值。

6. 灵活应对市场变化　药物研发是一个长期过程，市场环境的变化可能对项目成本产生重大影响。因此，企业应保持对市场动态的敏锐洞察，灵活调整研发策略，以应对市场需求的变化。例如，根据市场反馈调整药物研发方向，避免研发资源的浪费；利用政策红利，争取政府资助和税收优惠，降低研发成本。

成本节约措施在药物研发成本控制中发挥着重要作用。通过优化研发流程、加强跨学科合作、应用先进技术、强化知识产权管理、实施精益管理以及灵活应对市场变化等措施，企业可以在保障研发质量的同时，实现成本的有效控制，为新药的成功上市奠定坚实基础。

二、效益预测模型构建

（一）销售额预测模型

销售额预测模型是评估新药市场潜力、制定营销策略及进行成本控制的关键工具。一个精准且全面的销售额预测模型能够帮助企业合理规划资源，优化研发与市场推广策略，从而在激烈的市场竞争中占据有利地位。

1. 模型基础与框架

销售额预测模型通常基于历史销售数据、市场趋势、竞品分析、目标患者群体特征、定价策略及政策法规等多方面因素构建。模型框架可分为定量分析与定性分析两部分，前者利用统计和数学方法处理历史数据，预测未来趋势；后者则通过专家访谈、市场调研等手段，评估非量化因素的影响。

2. 关键要素与数据来源

- **历史销售数据：**包括同类药物或治疗领域的过往销售记录，用于识别销售趋势、季节性波动及市场饱和度。
- **市场趋势分析：**通过行业报告、市场研究及政策解读，把握疾病流行率、治疗指南变化、患者需求动态等市场趋势。
- **竞品分析：**评估竞争药物的疗效、安全性、市场份额及营销策略，预测其对新药销售的影响。
- **目标患者群体：**基于流行病学研究、临床试验数据及市场调研，明确新药的目标患者特征、市场规模及潜在增长率。
- **定价策略：**考虑成本 – 效益分析、支付方接受度、竞品定价及患者支付能力，制定合理的定价策略。

3. 模型构建方法

- **时间序列分析：**利用 ARIMA、指数平滑等时间序列模型，基于历史销售数据预测未来趋势。
- **回归分析：**建立多元线性回归或逻辑回归模型，分析各因素（如市场份额、广告投入、政策变化）对销售额的影响。
- **市场模拟：**运用蒙特卡罗模拟等复杂统计方法，考虑多种不确定性因素，生成多种可能的销售情景。
- **专家系统：**结合领域专家经验，利用德尔菲法等定性方法，对定量预测结果进行修正和补充。

4. 模型验证与优化

构建完成后，需通过与实际销售数据的对比，验证模型的准确性和可靠性。若预测偏差较大，需回溯模型假设、数据来源及构建方法，进行必要的调整和优化。此外，随着市场环境的不断变化，模型需定期更新，以保持其预测的有效性。

5. 应用与意义

销售额预测模型不仅为新药的研发成本控制提供决策支持，还指导营销预算分配、销售渠道选择及市场推广策略的制定。通过精准预测，企业能更有效地管理资源，降低市场风险，提升新药的市场成功率和盈利能力。

销售额预测模型是药物经济学研究与实践中的重要组成部分，其构建需综合考虑多方面因素，采用科学的方法和技术，以确保预测的准确性和实用性。

（二）市场份额预测模型

市场份额预测模型是评估新药潜在市场影响力、制定竞争策略及优化资源配置的重要工具。一个准确且全面的市场份额预测模型能够帮助企业更好地理解市场动态，预测竞争态势，从而制定出更加科学的研发与市场推广计划。以下是对市场份额预测模型构建的详细阐述。

1. 模型构建基础

市场份额预测模型通常基于对市场环境的深入分析，包括疾病流行病学、竞品分析、患者需求、支付方行为、政策法规等多维度因素。这些因素共同影响着新药的市场接受度、竞争地位及潜在市场份额。

2. 关键输入变量

- **疾病流行病学**：了解目标疾病的发病率、患病率、死亡率等关键指标，以及疾病治疗现状，为预测新药市场潜力提供基础数据。
- **竞品分析**：评估现有治疗方案的疗效、安全性、价格、市场份额及患者满意度，预测新药与竞品的竞争态势。
- **患者需求**：通过市场调研、患者访谈等方式，了解患者对新药的期望、支付意愿及用药习惯，预测新药的市场需求。
- **支付方行为**：分析医保政策、商业保险、政府补贴等支付方行为，预测新药在医保目录中的地位及支付能力。
- **政策法规**：关注药品审批、专利保护、价格管制等政策法规的变化，预测新药的市场准入及竞争环境。

3. 模型构建方法

- **定量分析法**：利用统计模型（如多元回归分析、时间序列分析、市场模拟等）处理历史数据及市场调研数据，预测新药市场份额。
  - ☆ 多元回归分析：分析各因素对市场份额的影响程度，建立回归方程预测未来市场份额。
  - ☆ 时间序列分析：基于历史市场份额数据，识别趋势、季节性及周期性波动，预测未来市场份额。
  - ☆ 市场模拟：运用蒙特卡罗模拟等复杂统计方法，考虑多种不确定性因素，生成多种可能的市场份额情景。
- **定性分析法**：结合专家访谈、市场调研及行业报告，评估非量化因素的影响，如政策法规变化、患者偏好等，对定量预测结果进行修正和补充。

4. 模型验证与优化

市场份额预测模型构建完成后，需通过与实际市场份额数据的对比，验证模型的准确性和可靠性。若预测偏差较大，需回溯模型假设、数据输入及构建方法，进行必要的调整和优化。此外，随着市场环境的不断变化，模型需定期更新，以保持其预测的有效性。

5. 应用与意义

市场份额预测模型不仅为新药的研发成本控制提供决策支持，还指导市场定位、营销策略及资源分配。通过精准预测，企业能更有效地管理资源，提升新药的市场竞争力和盈利能力。同时，模型还有助于识别潜在的市场机会与风险，为企业制定长期发展战略提供科学依据。

市场份额预测模型在药物经济学研究与实践中扮演着重要角色，其构建需综合考虑多方面因素，采用科学的方法和技术，以确保预测的准确性和实用性。

（三）净现值与内部收益率计算

在药物研发的成本控制与效益评估中，净现值（net present value，NPV）与内部收益率（internal rate of return，IRR）是衡量项目经济可行性的关键财务指标。它们不仅帮助决策者评估研发投资的长期回报，还指导资源的最优配置，确保研发活动的高效进行。以下是对这两个指标在药物研发效益预测模型构建中的详细阐述。

1. 净现值

净现值（NPV）是指将项目未来各期的净现金流量折现到现在的价值总和。

在药物研发项目中，NPV通过预测新药上市后的销售收入、成本节约、市场份额增长等产生的净现金流，并将其按照适当的贴现率折现至当前时间点，以评估项目的经济价值。

- **计算方法**：NPV=Σ（I_t/（1+r）^t）– 初始投资，其中 I_t 代表第 t 期的净现金流量，r 代表贴现率，t 代表时间期数。贴现率通常反映了投资者对风险的偏好及市场资本成本。
- **意义**：若 NPV 大于 0，表示项目带来的未来收益超过成本，具有经济价值；若 NPV 小于 0，则项目可能不具备经济可行性。

2. 内部收益率

内部收益率（IRR）是使项目净现值等于零的贴现率。它反映了项目内在的盈利能力，即在不考虑外部融资条件的情况下，项目自身能够产生的最高可接受贴现率。

- **计算方法**：通过迭代或数值方法求解方程 NPV=0 时的贴现率 r。
- **意义**：IRR 与企业的资本成本进行比较，若 IRR 高于资本成本，表明项目具有较高的盈利能力，值得投资；反之，若 IRR 低于资本成本，则项目可能不具备足够的吸引力。

3. 净现值与内部收益率在药物研发中的应用

在药物研发阶段，NPV 与 IRR 的计算有助于：

- **评估研发项目的经济可行性**：通过预测新药的市场前景、研发成本及潜在收益，计算 NPV 与 IRR，判断项目是否值得继续推进。
- **优化资源配置**：对比不同研发项目的 NPV 与 IRR，优先投资于经济效益更高的项目，确保资源的高效利用。
- **风险管理**：分析影响 NPV 与 IRR 的关键因素，如市场需求变化、研发成本超支、政策调整等，制定相应的风险管理策略。
- **决策支持**：为管理层提供客观的财务数据，支持研发投资决策，确保研发活动与企业战略目标的一致性。

4. 注意事项

- **数据准确性**：NPV 与 IRR 的计算依赖于对未来现金流的准确预测，因此，需确保市场调研、竞品分析、成本估算等数据的准确性和可靠性。

- **贴现率选择**：贴现率的选择直接影响 NPV 与 IRR 的计算结果，应基于企业的资本成本、市场情况及风险偏好进行合理设定。
- **敏感性分析**：进行敏感性分析，评估关键变量变化对 NPV 与 IRR 的影响，提高预测的稳健性。

净现值与内部收益率是药物研发效益预测模型构建中的重要财务指标，它们不仅提供了评估研发项目经济可行性的量化依据，还指导了资源的优化配置，为企业的研发决策提供有力支持。

三、模型应用与决策支持

（一）项目可行性评估

项目可行性评估是药品研发企业的"生命线"决策环节。以某创新药研发企业为例，其在 2023 年投入 12 亿元研发的肿瘤靶向药，因市场竞争加剧、定价低于预期，最终导致项目亏损。这一案例凸显药物研发项目的推进不能仅依赖技术突破，更需要通过药物经济学工具对研发成本、市场效益、技术可行性、法规风险等要素进行量化分析。

1.成本控制模型的应用

成本控制模型是企业规避"研发黑洞"的关键工具。以 PD-1 抑制剂研发为例，临床试验阶段成本占比通常超 60%。通过构建成本控制模型，企业可细化分析各环节成本。

原材料采购：通过与供应商签订长期协议，锁定关键原材料价格，企业提前布局，可将 ADC 药物偶联剂成本降低 15%。

临床试验费用：运用真实世界数据（RWD）替代部分传统临床试验，可以缩短试验周期，大大节省费用。

生产制造成本：采用连续制造技术，可降低 30% 的生产成本，同时减少设备投入和人力成本。

模型可以评估研发周期延长、原材料涨价等风险。例如，在小分子药物研发中，若Ⅲ期临床研究失败率从 25% 上升至 35%，项目总成本将增加 2.3 亿元。企业据此可制定风险应对预案，如预留 10%~15% 的应急资金。

2.效益预测模型的应用

效益预测模型是企业抢占市场先机的"导航仪"。石药集团欧意药业有限公司通过市场调研发现，患者对其生产的盐酸多柔比星脂质体注射液价格敏感度阈值为 3000 元 / 支，结合竞品定价（如强生公司的 Doxil 定价 8500 元 / 支），公司将产品定价 2980 元，迅速占据国内 30% 市场份额。

在构建效益预测模型时，需重点考虑以下几个因素。

市场份额预测：基于流行病学数据和竞品分析，预测新药市场渗透率。如某干眼症药物通过精准定位细分人群，预计上市后 3 年市场份额可达 18%。

支付方行为分析：分析医保目录准入概率和报销比例，某创新药因成功纳入医保，患者自付比例从 60% 降至 15%，销量增长 4 倍。

社会效益量化：通过质量调整生命年（QALY）评估新药价值。如某罕见病药物虽年销售额仅 1.2 亿元，但每治疗 1 例患者可产生 8.5 QALYs，显著提升企业社会声誉。

3. 综合评估与决策支持

技术 – 商业 – 合规三维矩阵为决策提供立体化支撑。荣昌生物在 ADC 药物研发决策时，构建包含 18 个评估指标的动态模型。

技术可行性：重点评估抗体偶联率（目标值 ≥ 85%）、DAR 值稳定性（变异系数 < 5%）等关键技术参数。

商业价值：采用实物期权法测算不同市场准入情景下的价值区间（最优情景 NPV=38 亿元，最差情景 NPV=12 亿元）。

合规风险：针对 FDA 生产现场检查（PAI）通过率（历史平均 72%）、CEP 认证周期（平均 14 个月）建立风险缓冲机制。

项目可行性评估解决财务指标与长期目标的冲突。恒瑞医药在 mRNA 疫苗研发决策中，尽管该项目 IRR（内部收益率）仅 8.7%，低于行业基准（15%），但通过战略匹配度评估（填补肿瘤免疫治疗管线空白、获取脂质纳米粒递送技术积累），结合实物期权法测算技术外溢价值（预计未来 3 年相关产品线估值提升 25 亿元），最终决定启动研发。这种将技术储备、品牌溢价、生态构建等非财务要素量化的评估方法，正在重塑创新药研发的决策逻辑。

在新药研发"九死一生"的残酷竞争中，项目可行性评估已从单一财务测算升级为价值创造的预演。于中国药企而言，在集采常态化、医保谈判机制成熟化的市场环境下，唯有构建"成本管控有精度、效益预测有深度、战略决策有高度"的评估体系，才能在研发管线布局中实现"精准投入 – 高效转化 – 持续创新"的良性循环，最终在全球创新药竞赛中占据有利地位。

（二）方案比选与优化

在药物研发过程中，面对多种可能的研发路径和技术方案，如何科学、有效地进行方案比选与优化，是确保研发效率与成果质量的关键。通过构建和应用研发成本控制与效益预测模型，企业能够在项目早期阶段就对不同方案的成本效益进行全面评估，从而作出更加明智的决策。

1. 方案比选的基础框架

方案比选首先需要建立一个全面、系统的评估框架。这一框架应涵盖研发成本、预期效益、技术可行性、法规遵从性、研发周期、资源需求等多个维度。对于每个维度，都需要设定明确的评估标准和量化指标，以便进行客观地比较和分析。

在成本控制方面，模型能够精确计算不同方案在各个研发阶段的成本，包括原材料、设备、人力、外包服务等各项开支。同时，模型还能考虑成本的不确定性，如研发过程中的潜在延误、成本超支等因素，从而更真实地反映方案的实际成本。

在效益预测方面，模型基于市场调研、竞品分析、患者需求预测等数据，构建新药上市后的销售预测模型，预测新药在生命周期内的销售收入、市场份额等关键指标。此外，模型还应考虑新药可能带来的社会效益，如提高患者生活质量、降低医疗成本等，虽然这些效益难以直接量化，但在方案比选中同样具有参考价值。

2. 优化策略的制定与实施

在方案比选的基础上，企业还需进一步制定优化策略，以提升研发效率和成果质量。优化策略可能涉及多个方面，如调整研发路径、优化工艺流程、改进包装设计等。在制定优化策略时，企业应充分考虑现有资源、技术水平和市场需求等因素，确保策略的可行性和有效性。

同时，企业还需建立一套完善的监控和评估机制，对优化策略的实施效果进行实时跟踪和评估。这一机制应包括定期的进度报告、成本－效益分析、风险预警等内容，以便及时发现和解决问题，确保研发项目的顺利进行。

3. 决策支持与持续改进

在方案比选与优化过程中，研发成本控制与效益预测模型不仅提供了数据支持，还为决策提供了科学依据。通过模型分析，企业能够更清晰地了解不同方案的优劣，从而作出更加明智的决策。

此外，随着研发项目的深入进行，企业还需不断收集和分析新数据，对模型进行持续改进和优化。这包括更新市场预测数据、调整成本参数、引入新的评估指标等。通过持续改进模型，企业能够更准确地预测未来趋势，为研发决策提供更加有力的支持。

方案比选与优化是药物研发过程中的重要环节。通过构建和应用研发成本控制与效益预测模型，企业能够在项目早期阶段就对不同方案进行全面评估，从而制定出更加科学、有效的研发策略。这一过程不仅提高了研发效率和质量，还为企业带来了更大的经济效益和社会效益。

（三）敏感性分析与风险评估

成本控制与效益预测模型的构建不仅是为了提供静态的预算和收益预测，更重要的是要能够识别影响这些预测的关键因素，并评估这些因素变化对最终结果的影响程度，即进行敏感性分析。同时，对研发过程中可能遇到的各种风险进行系统的评估和管理，也是确保项目成功的关键。以下将从敏感性分析与风险评估两个方面进行详细阐述。

1. 敏感性分析

敏感性分析是一种用于评估模型中参数变化对输出结果影响程度的方法。在药物研发成本控制与效益预测模型中，敏感性分析可以帮助我们识别哪些成本或效益因素对项目整体经济性的影响最为显著。

- **成本敏感性分析**：通过分析研发过程中各项成本（如原材料成本、研发人力成本、临床试验费用等）的变动对总成本的影响，可以识别出成本控制的关键点。例如，如果某原材料价格的波动对总成本的影响较大，那么就需要考虑采取替代材料、提前锁定价格或建立价格风险管理机制等策略来降低风险。

- **效益敏感性分析**：通过分析新药上市后的销售价格、市场份额、患者接受度等因素的变动对总收益的影响，可以评估新药的市场潜力和盈利空间。如果某个因素（如患者接受度）对收益的影响尤为显著，那么就需要在研发过程中加强该方面的研究和市场策略的制定。

2. 风险评估

风险评估是对研发过程中可能遇到的各种风险进行识别、量化和管理的过程。在药物研发中，风险可能来自多个方面，如技术风险、市场风险、法规风险、生产风险等。

- **技术风险评估**：评估新药研发过程中可能遇到的技术难题和瓶颈，以及这些难题对研发进度和成本的影响。通过技术风险评估，可以及时发现并解决潜在的技术问题，降低研发失败的风险。

- **市场风险评估**：分析新药上市后面临的市场竞争、患者需求变化、医保政策调整等因素对销售和市场份额的影响。通过市场风险评估，可以制定更加灵活的市场策略，以应对市场变化带来的挑战。

- **法规风险评估**：评估新药研发和生产过程中可能遇到的法规障碍，如注册审批、知识产权保护等。通过法规风险评估，可以确保研发项目符合相关法规要求，避免合规风险。

- **生产风险评估**：分析新药生产过程中可能遇到的质量问题、生产效率问题等，以及这些问题对成本和交货期的影响。通过生产风险评估，可以优化生产工艺和流程，提高生产效率和产品质量。

在进行敏感性分析和风险评估时，需要综合运用多种方法和工具，如蒙特卡洛模拟、专家打分法、风险矩阵等。同时，还需要建立风险预警机制，对潜在风险进行实时监控和预警，以便及时采取措施进行应对。

敏感性分析与风险评估在药物研发成本控制与效益预测模型构建中扮演着至关重要的角色。通过敏感性分析，我们可以识别出影响项目经济性的关键因素；通过风险评估，我们可以系统地识别和管理研发过程中可能遇到的各种风险。这些分析结果为研发决策提供了科学依据，有助于确保项目的顺利进行和最终成功。

四、案例分享与经验总结

（一）国内外成功案例解析

成本控制与效益预测模型的构建对于项目的成功至关重要。以下将通过两个真实的国内外成功案例——美国肿瘤药物研发项目与华为云盘古药物分子大模型的应用，来解析这一模型在药物研发中的实际应用及其带来的显著效益。

1. 美国肿瘤药物研发项目

在美国，一个肿瘤药物研发项目通过精细的成本控制与效益预测模型，成功实现了研发效率与经济效益的双重提升。该项目在研发初期，就建立了详尽的成本预测模型，涵盖了从临床前研究到临床试验各阶段的所有可能成本。同时，项目团队还利用先进的效益预测模型，基于市场调研和竞品分析，对新药上市后的销售潜力和市场份额进行了科学预测。

在研发过程中，项目团队不断收集和分析新数据，对模型进行动态调整和优化。通过敏感性分析，团队识别出了影响成本效益的关键因素，并采取了针对性的成本控制措施。例如，在临床试验阶段，团队通过优化试验设计，减少了不必要的受试者数量和试验次数，从而有效降低了临床试验成本。

最终，该肿瘤药物成功上市，并获得了市场的广泛认可。通过成本控制与效益预测模型的构建和应用，项目团队不仅实现了研发成本的有效控制，还确保了新药上市后的经济效益。这一成功案例充分展示了成本控制与效益预测模型在药物研发中的重要作用。

2. 华为云盘古药物分子大模型应用

在国内，华为云推出的盘古药物分子大模型在药物研发领域也取得了显著成效。该模型通过超大规模的化合物表征模型训练，预先对数十亿个药物分子的化学结构进行了学习，并具备了对药物分子结构进行预测、打分的能力。

在 Drug X 的研发过程中，华为云盘古药物分子大模型发挥了重要作用。通过该模型，科研人员能够快速筛选出具有成药潜力的先导化合物，并对这些化合物进行定向优化。在 AI 大模型的加持下，Drug X 先导药的研发周期获得了数十倍的加速，从数年缩短到数月，研发成本直接降低了 70%。

此外，盘古药物分子大模型还能够对筛选后的先导化合物进行 ADME/T（吸收、分配、代谢、排泄、毒性）属性评分，从而进一步降低新药可能对人体产生的毒副作用。这一成功案例不仅展示了 AI 技术在药物研发中的巨大潜力，也验证了成本控制与效益预测模型在提升研发效率和经济效益方面的有效性。

无论是美国肿瘤药物研发项目还是华为云盘古药物分子大模型应用，都充分展示了成本控制与效益预测模型在药物研发中的重要作用。通过构建和应用这一模型，企业能够在研发过程中实现成本的有效控制，提高研发效率，降低研发风险，并最终实现新药上市后的经济效益和社会效益。这些成功案例为其他药物研发项目提供了宝贵的经验和借鉴。

（二）成本控制与效益提升经验总结

成本控制与效益预测模型的构建不仅是理论上的探索，更是实践中不断摸索与优化的过程。以下从成本控制与效益提升的角度出发，总结了一些关键经验和策略，这些经验和策略基于多个成功案例的分析与提炼，旨在为药物研发项目提供实践指导。

1.精细化成本控制策略

- **早期规划与预算设定：** 在研发项目启动之初，即应制定详细的预算计划，涵盖临床前研究、临床试验、生产准备等各阶段。通过细化成本项，如原材料采购、设备租赁、人力成本等，实现成本的可视化和可控性。
- **灵活调整与动态监控：** 随着研发进程的推进，项目团队应定期回顾成本预算，根据实际情况灵活调整。同时，建立成本监控机制，确保每项开支都在预算范围内，及时发现并纠正偏差。
- **外包与合作策略：** 针对非核心研发环节，如部分临床试验、数据分析等，考虑采用外包或合作方式，以降低内部成本。同时，通过合作伙伴的专业能力和资源，提升研发效率和质量。

2. 效益预测模型优化

- **多维度效益评估**：构建效益预测模型时，应综合考虑新药的市场潜力、患者需求、医保政策等因素，形成全面的效益评估体系。这有助于更准确地预测新药上市后的销售情况和市场份额。
- **数据驱动决策**：利用大数据和人工智能技术，收集和分析市场数据、竞品信息、患者反馈等，为效益预测提供数据支持。通过数据驱动，实现决策的精准化和智能化。
- **敏感性分析与风险调整**：在效益预测模型中，加入敏感性分析模块，评估关键参数变化对预测结果的影响。同时，考虑研发过程中的不确定性因素，如法规变化、技术难题等，对预测结果进行风险调整，提高预测的准确性。

3. 成本控制与效益提升的综合策略

- **跨部门协同**：建立跨部门协作机制，确保研发、市场、生产等部门之间的信息共享和协同作战。这有助于优化资源配置，提高研发效率，同时降低内部沟通成本。
- **持续创新与迭代**：鼓励团队持续探索新技术、新方法，不断迭代成本控制与效益预测模型。通过技术创新，实现研发成本的进一步降低和效益的持续提升。
- **人才培养与激励**：重视人才培养和团队建设，通过培训、交流、激励等方式，提升团队成员的专业技能和综合素质。一个高效、专业的团队是实现成本控制与效益提升的关键。

药物研发成本控制与效益预测模型的构建是一个系统工程，需要项目团队在精细化成本控制、效益预测模型优化以及跨部门协同、持续创新与迭代等方面不断努力。通过实践中的不断探索与优化，逐步形成一套适合自身特点的成本控制与效益提升策略，为药物研发项目的成功提供有力保障。

（三）对未来研发项目的启示

通过深入分析历史案例，我们可以提炼出一系列宝贵的经验和教训，为未来的药物研发项目提供有益的参考。

1. 强化成本控制意识，实现精细化管理

未来研发项目应进一步强化成本控制意识，将成本控制贯穿于研发的每一个

环节。通过精细化管理，实现成本的可视化、可控化和最优化。例如，在项目启动阶段，即应制定详细的预算计划，明确各阶段、各环节的成本预算和预算调整机制。在研发过程中，采用先进的项目管理工具和方法，如敏捷开发、精益管理等，提高研发效率，降低不必要的成本开支。

2. 构建动态效益预测模型，提高决策准确性

未来研发项目应构建更加动态、灵活的效益预测模型，以适应市场变化和技术进步带来的不确定性。通过收集和分析市场数据、竞品信息、患者需求等，不断优化预测模型的参数和算法，提高预测的准确性。同时，将敏感性分析和风险评估纳入预测模型，评估关键参数变化对预测结果的影响，为决策提供科学依据。

3. 加强跨学科合作，促进创新研发

药物研发是一个高度复杂的系统工程，需要跨学科、跨领域的合作。未来研发项目应加强与生物学、化学、信息科学、经济学等领域的合作，共同探索新的研发方法和技术，推动药物研发的创新发展。通过跨学科合作，不仅可以提高研发效率和质量，还可以降低研发成本，实现效益的最大化。

4. 注重人才培养和团队建设

未来研发项目的成功离不开高素质的人才和高效的团队。因此，应注重人才培养和团队建设，通过培训、交流、激励等方式，提升团队成员的专业技能和综合素质。同时，建立科学的团队管理机制和激励机制，激发团队成员的积极性和创造力，为研发项目的成功提供有力保障。

5. 关注政策变化和市场需求

政策变化和市场需求是影响药物研发的重要因素。未来研发项目应密切关注政策动态和市场变化，及时调整研发策略和方向。通过深入研究政策法规和市场需求，为研发项目提供更加精准的指导和支持。

对未来研发项目的启示主要包括强化成本控制意识、构建动态效益预测模型、加强跨学科合作、注重人才培养和团队建设以及关注政策变化和市场需求等方面。这些启示不仅有助于提升研发项目的成功率和效益，还可以为药物经济学研究和实践提供更加丰富的案例和经验。在未来的药物研发过程中，我们应不断总结经验教训，不断创新和完善成本控制与效益预测模型，为人类的健康事业作出更大的贡献。

第四章 药物经济学与药厂生产运营

第一节 生产规模与成本效益的关系

一、生产规模的经济性分析

（一）规模经济的概念

生产规模的选择对于企业的经济效益和市场竞争力具有决定性的影响。生产规模的经济性分析是药厂制定生产计划、优化资源配置、提升盈利能力的核心环节。其中，规模经济的概念及其与固定成本和变动成本的关系，构成了这一分析的基础。

规模经济是指随着生产规模的扩大，单位产品所承担的成本逐渐降低，从而提高企业的经济效益。这一现象主要源于固定成本与变动成本在生产过程中的不同表现。

1. 固定成本 固定成本指那些在一定时期内，无论生产数量多少都保持固定不变的成本。在药厂生产运营中，固定成本包括厂房租金、设备折旧、管理人员工资等。这些成本不随生产量的增减而变动，因此在生产规模较小时，单位产品所分摊的固定成本较高。然而，随着生产规模的扩大，固定成本总额虽然不变，但单位产品所分摊的固定成本却逐渐降低，从而提高了生产效率。

2. 变动成本 变动成本指随着生产数量的增减而按比例变动的成本。在药厂中，变动成本主要包括原材料、辅料、直接人工等。这些成本与生产数量直接相关，生产量越大，变动成本总额也相应增加。但相对于固定成本而言，变动成本在单位产品上的分摊比例较为稳定，因此在生产规模扩大时，单位产品的变动成本变化不大。

规模经济的实现正是基于固定成本与变动成本在生产规模扩大过程中的不同变化趋势。当生产规模达到一定程度时，固定成本在单位产品上的分摊比例显著降低，而变动成本虽然增加，但单位产品的总成本却因固定成本的分摊减少而下降。这一变化使得企业能够以更低的成本生产更多的产品，从而在市场上获得价格优势，提升盈利能力。

然而，值得注意的是，规模经济并非无限制地存在。随着生产规模的进一步扩大，可能会出现管理难度增加、生产效率下降、市场饱和等问题，导致规模不经济。因此，药厂在制定生产计划时，必须综合考虑市场需求、生产能力、成本控制等因素，选择最优的生产规模，以实现规模经济与效益最大化的平衡。

规模经济的概念及其与固定成本和变动成本的关系，为药厂生产运营提供了重要的理论指导。通过深入分析生产规模的经济性，企业可以更加科学地制定生产计划，优化资源配置，提高生产效率，从而在激烈的市场竞争中立于不败之地。

（二）不同生产规模下的成本结构分析

1. 小规模生产　小规模生产通常意味着较低的固定成本投入，如厂房租金、设备购置及折旧费用等。然而，这种规模下的单位产品固定成本却相对较高，因为固定成本需要在有限的生产量中分摊。此外，小规模生产可能面临生产效率不高的问题，导致单位产品的变动成本（如原材料、人工等）上升。同时，小规模生产在采购原材料时往往难以享受批量折扣，进一步增加了成本。从市场营销角度看，小规模生产可能难以形成品牌效应，增加了市场推广的难度和成本。

2. 中等规模生产　中等规模生产在成本结构上呈现出较为均衡的特点。随着生产规模的扩大，固定成本在单位产品上的分摊逐渐降低，同时生产效率的提升有助于降低单位产品的变动成本。此外，中等规模生产在原材料采购上通常能够享受一定的批量折扣，从而降低采购成本。在市场营销方面，中等规模生产更容易形成品牌效应，提高产品的市场认知度和竞争力。然而，中等规模生产也可能面临管理上的挑战，如生产流程的优化、库存管理等，这些都需要投入额外的管理成本。

3. 大规模生产　大规模生产在成本结构上具有显著的优势。固定成本在单位产品上的分摊极低，同时生产效率的提升和批量采购带来的成本优势使得单位产品的总成本大幅降低。此外，大规模生产更容易形成规模经济，通过提高生产效率、降低单位成本、增强市场竞争力等方式实现经济效益的最大化。然而，大规模生产也可能带来一些挑战，如生产线的灵活性降低、库存管理难度增加、市场需求变化对生产计划的冲击等。因此，药厂在选择大规模生产时，需要综合考虑市场需求、生产能力、成本控制等因素，制定灵活的生产计划和库存管理策略。

不同生产规模下的成本结构特点对药厂的生产决策具有重要的指导意义。药厂应根据自身的实际情况和市场环境，选择最适宜的生产规模，以实现成本效益的最大化。同时，药厂还应不断优化生产流程、提高生产效率、加强成本控制，以应对日益激烈的市场竞争。

（三）案例分析：成功与失败的生产规模调整实例

生产规模调整是影响药厂成本效益的核心要素。以下通过成功与失败两个典型案例，深入剖析生产规模调整的经济性及对药厂运营的影响，为实际生产提供借鉴。

1. 成功实例：天津药业有限公司的规模扩张策略

天津药业有限公司在市场需求增长、竞争加剧的形势下，实施生产规模扩张。初期，公司面临资金短缺与技术改造的双重挑战。通过分阶段推进技术改造，按照效益优先原则将工程拆解为多个子项目，既节省资金又提高效率。在关键的霉菌发酵环节，以铁罐替代不锈钢罐，实现成本大幅下降的同时保障产品质量。此外，公司同步推进管理改革与成本控制，优化生产流程。最终，激素类药物产量显著提升，地塞米松产量提高 12 倍，市场竞争力大幅增强。

实践启示： 生产规模扩张需结合技术创新与管理优化，分阶段实施以降低风险，优先推进高效益项目，实现资源的合理配置。

2. 失败实例：某制药公司的盲目扩张教训

某制药公司在未充分开展市场调研、评估自身实力的情况下，贸然进行大规模产能扩张。大量资金投入新建生产线，却因市场调研不足，对目标客户需求和竞争态势把握不准，新产品上市后反响平平，销量未达预期。同时，忽视供应链管理，导致原材料供应不稳定，采购成本上升。生产规模的急剧扩大，引发人员培训滞后、质量控制漏洞和安全管理隐患等问题，进一步推高生产成本。最终，公司陷入产能过剩、库存积压的财务困境。

实践警示： 生产规模调整前，必须全面调研市场需求，准确评估自身技术、资金和管理能力。扩张过程中，应同步强化供应链管理，确保原材料稳定供应；重视人员培训与质量安全管理，避免因管理滞后影响生产效益。

通过上述两个案例，可以得出以下结论。

- **精准市场调研：** 调整生产规模前需深入分析市场需求、竞争格局及目标客户，明确产品定位与市场潜力，避免盲目扩张。
- **技术管理双轮驱动：** 通过技术创新（如设备改良、工艺优化）降低生产成本，同时引入先进管理理念，提升生产效率与质量控制水平。
- **强化供应链与质量管理：** 建立稳定的原材料供应体系，加强供应商合作与库存管理；完善质量控制流程，确保生产各环节符合标准，保障产品质量稳定。
- **全程风险管控：** 制定全面的风险评估方案，针对资金、市场、管理等潜在风险制定应对措施，如分阶段扩张、预留风险准备金、建立市场动态监测机制等，确保生产规模调整稳健推进。

生产规模的调整对药厂的成本效益和市场竞争力具有重要影响。成功的生产规模调整需要基于充分的市场调研、准确评估自身实力、注重技术创新与管理优化、加强供应链管理与质量控制，并进行全面的风险评估与应对。

二、市场需求与生产规模的匹配策略

（一）市场预测与灵活生产能力的构建

1. 市场预测：洞察未来的钥匙

市场预测是药厂制定生产计划、调整生产规模的重要依据。通过收集和分析历史销售数据、市场趋势、政策导向、竞争对手动态等多维度信息，药厂可以建立预测模型，对未来市场需求进行合理预估。市场预测不仅能够帮助药厂识别潜在的增长机会，还能够预警潜在的市场风险，为生产规模的调整提供前瞻性的指导。然而，市场预测并非易事，它要求药厂具备强大的数据分析能力、敏锐的市场洞察力和快速的信息处理能力。因此，投资先进的信息技术系统、建立专业的市场分析团队、加强与行业研究机构的合作，对于提升市场预测的准确性和时效性至关重要。

2. 灵活生产能力：应对市场波动的利器

基于市场预测的结果，药厂需要构建灵活的生产能力，以快速适应市场需求的变化。灵活生产能力主要体现在生产线的模块化设计、快速切换能力、自动化水平以及供应链管理的敏捷性上。模块化生产线使得药厂可以根据产品需求快速调整生产线配置，降低换线时间和成本。快速切换能力则要求药厂在生产流程、物料管理、人员培训等方面实现标准化和流程化，以确保在不同产品间高效切换。自动化水平的提升不仅能够提高生产效率，还能够减少人为错误，提升产品质量。而供应链管理的敏捷性则要求药厂与供应商建立紧密的合作关系，确保原材料供应的稳定性和及时性，以应对市场需求的突然变化。

在实施灵活生产能力构建的过程中，药厂还需要考虑成本效益的平衡。虽然灵活生产能力能够提升药厂的市场响应速度，但过高的灵活性也可能带来额外的成本负担。因此，药厂需要在灵活性与成本之间找到最佳的平衡点，根据产品的生命周期、市场需求的不确定性以及自身的财务状况，制定合理的投资策略。

3. 案例分析：某制药企业的成功实践

某制药企业面对市场需求的快速变化，采取了积极的市场预测策略和灵活生产能力构建措施。企业通过建立大数据分析平台，整合内外部数据资源，实现了对市场需求的精准预测。同时，企业引入了先进的自动化生产线和模块化设计理念，使得生产线能够快速适应不同产品的生产需求。此外，企业还与供应商建立了长期稳定的合作关系，确保了原材料供应的稳定性和及时性。这些措施的实施，不仅提升了企业的生产效率和市场竞争力，还有效降低了生产成本，实现了经济效益的最大化。

市场预测与灵活生产能力的构建是药厂实现生产规模与市场需求精准匹配的关键。通过加强市场预测能力、构建灵活生产能力，并结合成本效益的平衡考虑，药厂可以更加有效地应对市场波动，提升经济效益和市场竞争力。

（二）库存管理：安全库存与经济订货量的确定

库存管理不仅直接关系到药厂的生产效率和成本效益，还深刻影响着药品的供应稳定性和市场竞争力。其中，安全库存与经济订货量的确定是库存管理的两大核心要素，它们共同构成了药厂库存管理策略的基础。

1. 安全库存：保障供应稳定性的防线

安全库存，又称为缓冲库存，是指在正常库存之外，为了应对市场波动、供应链中断等不确定因素而额外保留的库存量。在药物生产过程中，由于原材料供应的不确定性、市场需求的变化以及生产周期的波动，药厂往往需要保持一定水平的安全库存，以确保药品的稳定供应。

然而，安全库存并非越多越好。过高的安全库存会增加库存持有成本，包括资金占用成本、仓储成本、贬值风险等，从而降低药厂的经济效益。因此，药厂需要在保障供应稳定性和控制库存成本之间找到平衡点。这通常需要对市场需求进行准确预测，结合供应链的稳定性和可靠性，以及药厂的财务状况，合理设定安全库存水平。

2. 经济订货量：优化库存成本的关键

经济订货量（EOQ）是指每次订货时应该订购的货物数量，以达到订货成本和持有成本之和最小的目标。在药物生产过程中，药厂需要定期向供应商采购原材料或零部件。每次订货都会产生一定的订货成本，包括订单处理费、运输费等。同时，库存持有成本也会随着库存量的增加而上升。

经济订货量的确定，需要综合考虑订货成本和持有成本之间的权衡。通过计算，药厂可以找到一个最优的订货数量，使得每次订货的总成本最低。这不仅可以降低库存成本，还可以提高资金的使用效率，从而提升药厂的经济效益。

在实际操作中，药厂还需要考虑其他因素，如供应链的不确定性、原材料的保质期、市场需求的变化等。这些因素可能会对经济订货量的确定产生影响。因此，药厂需要建立动态的库存管理策略，根据实际情况灵活调整订货数量和订货周期。

3. 实践中的挑战与应对

在药物生产过程中，库存管理面临着诸多挑战。例如，市场需求的波动可能导致安全库存水平的频繁调整；供应链的中断可能使得经济订货量的计算变得复杂；原材料价格的波动也可能影响库存成本的计算。为了应对这些挑战，药厂需要采取一系列措施。

首先，加强市场预测和供应链风险管理。通过收集和分析市场数据、供应链信息以及政策导向等，药厂可以更加准确地预测市场需求和供应链风险，从而合理设定安全库存水平和经济订货量。

其次，优化库存管理系统。通过引入先进的库存管理系统和技术手段，如物联网、大数据分析等，药厂可以实现对库存的实时监控和智能管理，提高库存周转率和降低库存成本。

最后，加强与供应商的合作与沟通。通过与供应商建立长期稳定的合作关系，药厂可以获得更加稳定的原材料供应和更优惠的采购价格，从而降低库存成本和提高经济效益。

库存管理在药物经济学与药厂生产运营中占据着举足轻重的地位。通过合理设定安全库存水平和经济订货量，药厂可以在保障供应稳定性的同时，实现库存成本的最小化，从而提升经济效益和市场竞争力。

（三）产能规划：长期与短期产能调整的经济考量

产能规划是一项至关重要的战略决策。它不仅直接关系到药厂的生产效率和成本控制，还深刻影响着药品的市场供应和企业的长期发展。产能规划的核心在于平衡市场需求与生产能力的关系，确保在满足市场需求的同时，实现成本效益的最大化。这一过程中，长期与短期产能调整的经济考量显得尤为重要。

1. 长期产能规划：战略定位与投资决策

长期产能规划是药厂根据市场需求预测、技术发展趋势以及企业战略定位，对生产能力进行长期布局和规划的过程。它涉及生产线建设、设备投资、人员培训等重大决策，对药厂的未来发展具有深远影响。

在进行长期产能规划时，药厂需要充分考虑市场需求的变化趋势。通过收集和分析市场数据，预测未来一段时间内药品的需求量，为产能规划提供数据支持。同时，药厂还需关注技术进步和产业升级的趋势，确保新建或扩建的生产线能够适应未来产品的生产需求。

此外，长期产能规划还需考虑成本效益的权衡。一方面，扩大产能可以降低单位产品的生产成本，提高生产效率；另一方面，过度的产能投资可能导致资源浪费和资金占用，增加企业的财务风险。因此，药厂需要在产能扩张与成本控制之间找到平衡点，确保投资决策的经济性。

2. 短期产能调整：灵活应对市场波动

短期产能调整是药厂在面对市场波动时，通过调整生产计划、优化生产流程、利用现有资源等方式，快速响应市场需求变化的过程。它强调灵活性和敏捷性，以确保药厂在激烈的市场竞争中保持优势。

在短期产能调整中，药厂需要密切关注市场需求的实时变化。通过建立完善的市场监测体系，及时捕捉市场信号，为产能调整提供决策依据。同时，药厂还需优化生产流程，提高生产线的灵活性和适应性，以快速调整生产能力和产品结构。

此外，短期产能调整还需考虑供应链的协同与整合。通过与供应商建立紧密的合作关系，确保原材料和零部件的及时供应，为产能调整提供有力保障。同时，药厂还需加强与销售渠道的沟通与合作，确保产品能够迅速进入市场，满足客户需求。

3. 经济考量：综合评估与动态调整

在产能规划的过程中，无论是长期还是短期调整，经济考量都是不可或缺的一环。药厂需要综合考虑市场需求、技术进步、成本控制、供应链协同等多个因素，对产能规划进行综合评估。同时，药厂还需建立动态的产能调整机制，根据市场变化和企业发展需求，灵活调整产能规划方案。

产能规划是药物经济学与药厂生产运营中的重要环节。通过合理规划长期与短期产能调整，药厂可以在满足市场需求的同时，实现成本效益的最大化。这一过程中，经济考量是关键所在，它要求药厂在产能规划中充分考虑市场需求、技术进步、成本控制等多个因素，确保决策的科学性和合理性。

三、生产规模优化模型与应用

（一）线性规划与非线性规划在生产规模优化中的应用

在药物经济学与药厂生产运营的交叉领域中，生产规模优化是确保成本效益最大化的关键策略之一。为了实现这一目标，数学规划方法，特别是线性规划（linear programming，LP）和非线性规划（non-linear programming，NLP），成为制定生产决策的重要工具。这些方法允许药厂在复杂的生产环境中，通过数学建模和优化算法，找到最优的生产规模配置。

1. 线性规划在生产规模优化中的应用

线性规划是一种数学方法，用于解决目标函数和约束条件均为线性表达式的优化问题。在药物生产规模优化中，线性规划模型可以帮助药厂确定最优的产品组合、生产批量和资源配置，以最小化生产成本或最大化利润。

例如，一个药厂可能生产多种药品，每种药品的生产成本、市场需求和销售价格各不相同。线性规划模型可以综合考虑这些因素，以及生产过程中的资源限制（如原材料供应、设备产能和劳动力），找到最优的生产计划，使得总成本最低或总利润最高。

线性规划模型的优势在于其计算效率和解的可靠性。对于大多数实际问题，线性规划算法能够在合理的时间内找到最优解。此外，线性规划模型的解具有明确的经济意义，便于药厂管理者理解和实施。

2. 非线性规划在生产规模优化中的应用

尽管线性规划在许多情况下非常有效，但现实世界中的生产问题往往包含非线性因素，如生产成本的非线性变化、市场需求的不确定性和生产过程中的规模经济效应。这时，非线性规划模型就显得尤为重要。

非线性规划允许目标函数或约束条件中包含非线性表达式，从而更准确地描述实际生产过程中的复杂关系。例如，生产成本可能随着生产规模的增加而呈现递减趋势（规模经济），这种关系可以通过非线性函数来描述。

非线性规划模型的应用挑战在于其计算复杂性。由于非线性问题的解空间可能非常复杂，找到全局最优解往往比较困难。因此，非线性规划算法通常需要更多的计算资源和时间。然而，随着计算技术的不断发展，许多高效的非线性规划求解器已经被开发出来，使得非线性规划在生产规模优化中的应用变得更加可行。

3. 综合应用：线性与非线性规划的结合

在实际的药物生产规模优化中，线性规划和非线性规划往往是结合使用的。药厂可以根据具体问题的特点，选择合适的模型和方法。例如，对于某些线性关系较强的部分（如原材料成本、固定成本等），可以采用线性规划模型；而对于非线性关系较强的部分（如生产成本随规模的变化、市场需求的不确定性等），则可以采用非线性规划模型。

通过综合应用线性规划和非线性规划，药厂可以更加准确地描述和优化生产过程中的复杂关系，从而实现成本效益的最大化。这一过程中，关键在于理解实际问题的特点，选择合适的数学模型和优化算法，以及充分利用计算技术的发展成果。

线性规划与非线性规划在药物经济学与药厂生产运营的生产规模优化中发挥着重要作用。它们为药厂提供了强大的数学工具，帮助其在复杂的生产环境中找到最优的生产规模配置，从而实现成本效益的最大化。

（二）成本 – 效益分析：如何量化生产规模调整的经济效益

在药物经济学与药厂生产运营的交汇点，成本 – 效益分析是评估生产规模调整经济效益的关键工具。它旨在通过量化不同生产规模下的成本与收益，帮助药厂管理者作出最优的生产决策。以下是如何进行成本－效益分析，以量化生产规模调整经济效益的详细步骤和考量因素。

1. 明确目标与范围

首先，需要明确成本－效益分析的目标，即评估生产规模调整对经济效益的影响。同时，确定分析的范围，包括考虑的生产线、产品种类、时间跨度等。这将有助于聚焦分析重点，提高分析的准确性和实用性。

2. 收集数据与信息

接下来，收集与生产规模调整相关的数据和信息。这包括但不限于生产成本（原材料、人工、设备折旧等）、销售收入、市场需求预测、生产能力、库存水平等。数据的准确性和完整性对成本－效益分析的准确性至关重要。

3. 构建成本效益模型

基于收集的数据和信息，构建成本效益模型。该模型应能够反映不同生产规模下的成本与收益情况。在构建模型时，需要特别注意以下几点：

- **成本函数**：根据生产规模的变化，合理估计生产成本的变化趋势。这可能包括固定成本（如设备折旧、租金等）和变动成本（如原材料成本、人工成本等）。
- **收益函数**：根据市场需求预测和销售价格，估计不同生产规模下的销售收入。同时，考虑市场竞争、价格弹性等因素对销售收入的影响。
- **敏感性分析**：对模型中的关键参数进行敏感性分析，以评估它们对成本效益结果的影响。这有助于识别潜在的风险和不确定性因素。

4. 计算经济效益

利用构建的成本效益模型，计算不同生产规模下的经济效益。这通常包括计算净利润、成本节约额、投资回报率等指标。通过比较不同生产规模下的经济效益，可以确定最优的生产规模。

5. 考虑非经济因素

除了经济效益外，还需要考虑非经济因素对生产规模调整的影响。例如，生产规模的调整可能涉及技术升级、人员培训、环境保护等方面的投入。这些因素虽然不直接体现在经济效益中，但对药厂的长期发展具有重要意义。

6. 制定决策方案

基于成本－效益分析的结果和非经济因素的考量，制定生产规模调整的决策方案。该方案应明确调整的目标、步骤、时间表以及所需的资源和支持。同时，制定风险应对措施，以应对可能出现的风险和挑战。

成本－效益分析是量化生产规模调整经济效益的重要工具。通过明确目标与范围、收集数据与信息、构建成本效益模型、计算经济效益、考虑非经济因素和制定决策方案等步骤，药厂可以作出更加科学、合理的生产决策，实现经济效益的最大化。

（三）敏感性分析：市场需求、原材料价格变动对最优生产规模的影响

生产规模的优化不仅关乎成本效益的最大化，还深受外部环境因素的影响，其中市场需求和原材料价格是两个最为关键的变量。敏感性分析作为一种重要的分析工具，能够帮助药厂管理者深入理解这些因素如何影响最优生产规模的确定，从而在不确定性中找到稳健的经营策略。

1. 市场需求变动的敏感性分析

市场需求是药厂制定生产计划的首要考量。当市场需求发生变化时，最优生产规模也需相应调整以确保供需平衡，避免库存积压或缺货成本。敏感性分析通过模拟不同市场需求水平下的生产情景，评估生产规模对这些变化的响应程度。具体而言包括以下几个步骤。

- **设定基准情景**：基于历史数据或市场预测，确定一个基准的市场需求水平及相应的最优生产规模。
- **变动需求水平**：设定一系列高于或低于基准的市场需求水平，模拟市场需求增加或减少的情况。
- **计算成本效益**：针对每个变动的需求水平，重新计算生产成本、销售收入及净利润，评估不同生产规模下的经济效益。
- **敏感性指标**：计算最优生产规模随市场需求变动的百分比变化，即敏感性指标，以量化需求变动对生产规模的影响程度。

通过敏感性分析，药厂可以识别出在不同市场需求水平下，最优生产规模的调整范围及对应的经济效益变化，为制定灵活的生产计划提供依据。

2. 原材料价格变动的敏感性分析

原材料价格是影响生产成本的关键因素之一，其波动直接影响药厂的生产决策。敏感性分析在此领域的应用同样重要，旨在评估原材料价格变动对最优生产规模的影响，以及这种影响如何通过生产策略的调整来缓解。分析步骤包括：

- **成本构成分析**：明确原材料成本在总生产成本中的占比，识别关键原材料。
- **价格变动模拟**：设定一系列原材料价格变动的情景，包括价格上涨和下跌的情况。
- **生产规模调整**：针对每个价格变动情景，重新计算不同生产规模下的成本效益，确定新的最优生产规模。
- **风险与机遇评估**：分析原材料价格变动带来的风险（如成本增加）和机遇（如规模经济效应），提出应对策略。

敏感性分析揭示了原材料价格变动对最优生产规模的直接影响，以及通过调整生产规模来优化成本效益的潜力。药厂可以据此制定灵活的采购策略、库存管理政策和生产调整机制，以应对原材料价格的不确定性。

敏感性分析在药物经济学与药厂生产运营中扮演着至关重要的角色，特别是在市场需求和原材料价格这两个关键变量上。通过深入分析这些因素的变动对最优生产规模的影响，药厂能够制定出更加稳健、灵活的生产策略，确保在不确定的市场环境中实现成本效益的最大化。

第二节　质量控制的经济权衡

在药物经济学与药厂生产运营的广阔范畴内，质量控制不仅是确保药品安全有效的基石，也是实现经济效率的关键。质量成本，作为衡量质量控制活动经济效果的指标，涵盖了从预防到鉴定，再到内部与外部失败的一系列成本。理解并优化这些成本构成，对于药厂在保障药品质量的同时，实现成本效益最大化具有重要意义。

一、质量成本构成与分析

（一）预防成本、鉴定成本、内部失败成本与外部失败成本

质量成本由四大类别构成：预防成本、鉴定成本、内部失败成本和外部失败成本。每一类别都代表了质量控制过程中的不同环节和潜在的经济影响。

1. 预防成本　预防成本是指为预防产品质量问题发生而投入的资源，包括但不限于员工培训、质量管理体系建立与维护、过程控制技术的采用等。虽然这些成本在初期可能显得高昂，但它们能有效降低后续的质量问题，减少失败成本。从长期视角看，预防成本是药厂实现质量与经济双赢的基石。通过投资于先进的生产技术和严格的培训体系，药厂能够显著提升生产效率和产品质量，进而增强市场竞争力。

2. 鉴定成本 鉴定成本涉及对原材料、半成品及成品进行检验、测试和审核的费用。这些活动确保产品符合既定的质量标准，是质量控制不可或缺的一环。鉴定成本的高低直接反映了药厂对质量控制的严格程度。虽然鉴定成本本身不直接创造价值，但它通过减少不合格品的流出，避免了更大的经济损失。药厂应持续优化检验流程，引入高效、准确的检测技术，以在保证质量的同时，降低鉴定成本。

3. 内部失败成本 内部失败成本是指产品在药厂内部被发现不符合质量标准而产生的费用，包括返工、报废、停工损失等。这些成本不仅直接消耗资源，还影响生产效率和员工士气。内部失败成本的存在，往往揭示了生产过程中的薄弱环节。药厂应深入分析内部失败的原因，通过改进生产工艺、加强过程控制等手段，减少内部失败成本，提升整体运营效率。

4. 外部失败成本 外部失败成本则是指产品在交付给客户或上市后被发现质量问题而产生的费用，包括退货、赔偿、召回、信誉损失等。这些成本往往更为隐蔽且影响深远，它们不仅损害药厂的经济利益，还可能对品牌声誉造成不可逆转的损害。因此，药厂应高度重视外部失败成本的控制，通过加强质量监控、建立快速响应机制、提升售后服务质量等措施，有效预防外部失败的发生。

预防成本、鉴定成本、内部失败成本和外部失败成本共同构成了药厂质量成本的全貌。在药物经济学与药厂生产运营的实践中，药厂应综合运用质量成本管理工具，深入分析各类成本之间的内在联系，制定并实施针对性的质量改进措施，以最小的成本实现最大的质量效益。通过不断优化质量成本控制策略，药厂能够在激烈的市场竞争中保持领先地位，实现可持续发展。

（二）质量成本曲线：寻找最佳质量控制水平

质量成本曲线描绘了随着质量控制水平的变化，总质量成本（包括预防成本、鉴定成本、内部失败成本和外部失败成本）的变动趋势。这一曲线通常呈现出 U 型特征，即当质量控制水平较低时，随着控制水平的提升，总质量成本逐渐下降；但当控制水平达到某一临界点后，继续提升反而会导致总质量成本上升。

1. U 型曲线的左侧：成本下降阶段

在 U 型曲线的左侧，即质量控制水平较低的区域，药厂面临着较高的内部失败成本和外部失败成本。这些成本主要源于产品质量不稳定、不合格品频发等问题，它们不仅直接增加了返工、报废、赔偿等费用，还可能损害药厂的品牌形象和市场份额。随着质量控制水平的提升，药厂通过加强过程控制、引入先进的检测技术、提升员工质量意识等措施，有效降低了内部和外部失败成本。在此阶段，预防成本和鉴定成本虽然有所上升，但总体上，总质量成本呈现出下降趋势。

2. U 型曲线的右侧：成本上升阶段

当质量控制水平达到某一临界点后，继续提升将引发总质量成本的上升。这是因为，过高的质量控制水平往往伴随着冗余的检测流程、过度的预防措施和昂贵的质量管理体系维护费用。这些额外的成本投入，虽然进一步降低了失败成本的可能性，但边际效益递减规律开始发挥作用，使得总质量成本不降反升。此外，过高的质量控制水平还可能抑制创新，降低生产灵活性，影响药厂的快速响应能力。

3. 寻找最佳质量控制水平

在 U 型质量成本曲线上，存在一个使总质量成本最低的质量控制水平点，即最佳质量控制水平。这个点代表了质量与成本之间的最佳平衡状态，是药厂追求质量经济效益最大化的目标所在。为了找到这个点，药厂需要综合运用质量成本分析、风险评估、过程优化等方法，深入了解各类质量成本的构成与变化规律，制定并实施针对性的质量控制策略。

在实践中，药厂可以通过以下途径寻找最佳质量控制水平。

- **数据收集与分析**：建立全面的质量成本数据收集体系，定期分析各类质量成本的变化趋势，识别成本控制的关键点。
- **过程优化**：运用六西格玛、精益生产等管理工具，优化生产流程，减少浪费，提升质量控制的效率和效果。
- **风险评估与应对**：识别可能影响产品质量的关键因素，建立风险预警机制，制定应急预案，降低外部失败成本的风险。
- **持续改进**：建立持续改进的文化和机制，鼓励员工提出质量改进建议，不断优化质量控制流程和方法。

质量成本曲线为药厂寻找最佳质量控制水平提供了有力的分析工具。通过深入理解质量成本的构成与变化规律，药厂能够制定出更加科学、有效的质量控制策略，实现质量与经济的双重优化，为企业的可持续发展奠定坚实基础。

二、质量控制策略的经济优化

（一）统计过程控制与质量改进的经济价值

统计过程控制（SPC）是一种基于统计学原理的质量控制方法，它通过对生产过程中的关键变量进行监测和分析，及时发现生产过程中的异常波动，从而实现对生产过程的精准控制。SPC 的核心在于利用控制图等工具，对过程数据进行可视化展示，帮助管理者迅速识别并纠正生产过程中的偏差，确保产品质量稳定可靠。

1. 经济价值一：预防质量问题的发生

SPC 的经济价值首先体现在预防质量问题的发生上。通过实时监控生产过程中的关键参数，SPC 能够及时发现潜在的质量风险，并在问题发生之前采取预防措施，从而有效避免质量问题的发生。这种预防性的质量控制策略，不仅能够减少内部失败成本（如返工、报废等）和外部失败成本（如退货、赔偿等），还能够提升客户满意度，增强品牌信誉，为药厂带来长远的经济利益。

2. 经济价值二：提升生产效率与降低成本

SPC 通过优化生产流程，减少生产过程中的浪费和不确定性，从而提升生产效率。通过精确控制生产参数，SPC 能够确保生产过程在最佳状态下运行，减少因过程波动而导致的生产延误和成本增加。此外，SPC 还能够帮助药厂识别并消除生产过程中的瓶颈环节，通过持续改进，实现生产效率的持续提升。这些措施不仅降低了生产成本，还提高了药厂的市场竞争力。

3. 经济价值三：促进质量文化的形成

SPC 的实施过程，也是质量文化形成和深化的过程。通过 SPC 的应用，药厂员工能够深刻理解质量对于企业发展的重要性，形成全员参与质量控制的良好氛围。这种质量文化的形成，不仅提升了员工的质量意识，还促进了质量改进的持续进行。员工在参与 SPC 的过程中，不断学习和成长，为药厂的质量提升和持续发展提供了源源不断的动力。

4. 经济价值四：支持决策制定与持续改进

SPC 提供的数据和分析结果，为药厂的管理层提供了科学、客观的决策依据。通过 SPC，管理层能够准确了解生产过程的实际情况，及时发现并解决质量问题，制定更加精准的质量控制策略。同时，SPC 还能够支持持续改进的过程，通过不断收集和分析数据，发现新的改进机会，推动药厂的质量水平不断提升。

统计过程控制（SPC）在药物经济学与药厂生产运营的质量控制策略中，展现出了显著的经济价值。它不仅能够有效预防质量问题的发生，提升生产效率与降低成本，还能够促进质量文化的形成，支持决策制定与持续改进。因此，药厂应积极引入 SPC 等先进的质量控制工具，不断优化质量控制策略，实现质量与经济效益的双重提升。

（二）六西格玛管理在药厂质量控制中的应用与经济效益

六西格玛管理作为一种先进的质量管理方法，其在药厂质量控制中的应用，不仅提升了产品质量，还带来了显著的经济效益。这种管理方法的核心在于通过DMAIC流程（定义、测量、分析、改进、控制）来识别并消除过程中的变异和缺陷，以实现质量的大幅提升和成本的显著降低。

在药厂质量控制中，六西格玛管理的应用主要体现在以下几个方面。

1. 提高药品质量

药品质量是药厂生存和发展的基石。六西格玛管理通过精确的数据分析和流程优化，能够识别并消除药品生产过程中的潜在缺陷。例如，在药品研发阶段，六西格玛可以帮助优化试验设计，减少试验失败率，提高试验的效率和成功率。在生产过程中，利用控制图等工具，六西格玛可以实时监控生产数据，及时发现并纠正偏差，确保药品符合质量标准。

2. 优化生产流程，降低成本

六西格玛管理强调流程优化，通过减少浪费，提高生产效率，从而降低生产成本。在药厂生产中，这包括减少原材料浪费、缩短生产周期、降低废品率等。例如，通过六西格玛的DMAIC流程，药厂可以识别并消除生产过程中的瓶颈和变异，优化生产流程，提高整体生产效率。同时，六西格玛还鼓励预防性维护，通过提前发现和解决问题，避免后期产生更大的损失。

3. 提升客户满意度和合规性

高质量的药品是赢得客户信任的关键。六西格玛管理通过持续改进产品质量，提升了客户满意度和忠诚度。此外，医药行业受到严格的法规监管，六西格玛管理可以帮助药厂确保其流程和产品符合相关法规和标准，降低合规风险。

4. 经济效益显著

六西格玛管理在药厂质量控制中的应用带来了显著的经济效益。通过提高产品质量和生产效率，降低生产成本和废品率，药厂的整体盈利能力得到提升。同时，六西格玛管理还促进了组织文化变革，形成了团队合作、持续改进和追求卓越的文化氛围，这进一步增强了企业的凝聚力和向心力，为企业的发展注入了新的活力。

六西格玛管理在药厂质量控制中的应用不仅提升了药品质量，还带来了显著的经济效益。这种管理方法的应用是药厂实现质量控制策略经济优化的重要途径之一，值得在药物经济学与药厂生产运营领域进行深入研究和推广。

（三）风险评估工具在预防质量问题中的作用

在药物经济学与药厂生产运营的质量控制策略中，风险评估工具的应用对于预防质量问题起着至关重要的作用。其中，失效模式和影响分析（failure mode and effects analysis，简称 FMEA）作为一种前瞻性的评估方法，被广泛认为是预防质量问题、优化生产流程、降低生产成本的有效手段。

1.FMEA 的基本概念

FMEA 是一种系统化的方法，旨在识别和分析产品或流程中潜在的失效模式，评估这些失效模式对系统性能的影响程度，并据此确定相应的预防措施和改进建议。在药厂生产运营中，FMEA 的应用可以帮助识别生产过程中可能导致药品质量问题的各种潜在因素，从而在问题发生之前采取预防措施，避免或减少质量缺陷的产生。

2.FMEA 在预防质量问题中的作用

- **识别潜在失效模式：** FMEA 通过对生产流程的全面分析，能够识别出可能导致药品质量问题的各种潜在失效模式。这些失效模式可能源于原材料、生产设备、生产工艺、人员操作等多个方面。通过 FMEA，药厂可以系统地梳理这些潜在风险，为后续的风险评估和预防措施的制定提供依据。
- **评估影响程度：** 在识别出潜在失效模式后，FMEA 进一步评估这些失效模式对药品质量的影响程度。这包括失效模式可能导致的直接后果（如药品不合格、患者安全风险等）以及间接后果（如生产成本增加、市场信誉受损等）。通过量化评估影响程度，药厂可以更加清晰地了解潜在风险的重要性和紧迫性，从而优先关注高风险领域。
- **制定预防措施：** 基于潜在失效模式的识别和影响程度的评估，FMEA 帮助药厂制定针对性的预防措施。这些措施可能包括改进生产工艺、加强原材料检验、优化生产设备、提高人员操作水平等多个方面。通过实施这些预防措施，药厂可以有效地降低潜在失效模式的发生概率和影响程度，从而预防质量问题的发生。
- **持续改进和优化：** FMEA 的应用不仅仅是一次性的风险评估活动，而是一个持续改进和优化的过程。在实施预防措施后，药厂需要定期回顾和更新 FMEA 分析，以评估预防措施的有效性，并根据新的风险情况调整和优化质量控制策略。这种持续改进的精神是 FMEA 在预防质量问题中发挥作用的关键所在。

3. 经济效益分析

从药物经济学的角度来看，FMEA 在预防质量问题中的作用不仅体现在提升药品质量和患者安全性上，还体现在降低生产成本和提高生产效率上。通过预防质量问题的发生，药厂可以避免因质量问题导致的返工、报废、赔偿等额外成本，从而提高整体经济效益。同时，FMEA 的应用还可以帮助药厂优化生产流程，提高生产效率，进一步降低成本并提升市场竞争力。

风险评估工具（如 FMEA）在预防药厂生产运营中的质量问题方面发挥着至关重要的作用。通过系统地识别潜在失效模式、评估影响程度、制定预防措施以及持续改进和优化，FMEA 不仅有助于提升药品质量和患者安全性，还能降低生产成本并提高生产效率，从而实现质量控制策略的经济优化。

三、案例分析：质量控制的经济成功故事

（一）国内外药厂通过质量控制优化实现成本节约的案例

在药物经济学与药厂生产运营中，质量控制不仅是确保药品安全性和有效性的基石，同时也是实现成本节约和经济优化的重要途径。以下将详细阐述几个国内外药厂通过质量控制优化实现成本节约的实际案例。

1. 国内案例：天方药业 408 车间的工艺革新

天方药业 408 车间是中国医药天方药业有限公司的一个原料药生产车间，主要生产面向欧盟市场的螺旋霉素。面对原材料、能源动力及折旧费用的大幅上涨，该车间通过质量控制优化实现了显著的成本节约。

首先，车间对发酵工艺进行了革新，通过数据分析发现，菌丝体在发酵培养进入第六天时已进入衰亡期，且发酵后期杂质上升。因此，车间决定缩短发酵周期至五天，并通过优化菌种质量确保产品质量不受影响。这一举措不仅提高了产能利用效率，还降低了生产成本，为公司节约了大量资金。

此外，天方药业 408 车间还通过变更母液利用路径、使用水洗涤替代高速离心机过滤等措施，进一步降低了生产成本。这些质量控制优化措施的实施，使得车间在保持高质量产品的同时，实现了成本的大幅节约。

2. 国外案例：某国际制药企业的六西格玛管理应用

某国际制药企业在其生产过程中广泛应用了六西格玛管理方法，以优化质量控制并降低成本。该企业通过 DMAIC（定义、测量、分析、改进、控制）流程，对生产过程中的各个环节进行了深入分析，识别并消除了导致质量问题的潜在因素。

例如，在药品包装过程中，该企业发现包装线的故障率较高，导致生产效率低下和成本上升。通过六西格玛管理，企业分析了包装线的故障模式，找出了关键影响因素，并实施了针对性的改进措施。这些措施包括优化设备维护计划、提高员工操作技能等，有效降低了故障率，提高了生产效率。

此外，该企业还通过六西格玛管理对原材料采购、生产流程优化等方面进行

了持续改进，进一步降低了生产成本。这些质量控制优化措施的实施，不仅提高了产品质量，还为企业带来了显著的经济效益。

以上两个案例充分展示了国内外药厂通过质量控制优化实现成本节约的可行性和有效性。无论是国内的天方药业408车间还是国外的国际制药企业，都通过深入分析生产过程中的质量问题，采取了针对性的改进措施，并实现了成本的大幅节约。这些案例为其他药厂提供了宝贵的经验和启示，即在药物经济学与药厂生产运营中，质量控制不仅是确保药品安全性和有效性的关键，同时也是实现成本节约和经济优化的重要途径。

（二）质量控制改进项目的投资回报率分析

在药物经济学与药厂生产运营领域，质量控制改进项目的投资回报率（return on investment，ROI）分析是衡量项目经济效果的关键指标。ROI分析不仅考虑了项目实施的直接成本，还评估了因质量提升而带来的长期经济效益，为药厂决策提供了科学依据。以下将详细探讨质量控制改进项目的ROI分析方法及其在实际应用中的重要性。

1. ROI分析的基本概念

ROI是指投资回报与总投资成本之间的比率，计算公式为：ROI=（投资回报 － 总投资成本）/ 总投资成本 ×100%。在质量控制改进项目中，投资回报通常表现为因质量提升而减少的废品率、退货率、客户投诉率等带来的成本节约，以及因产品质量提升而增加的市场份额、品牌信誉等带来的额外收入。总投资成本则包括项目实施的直接成本，如人员培训、设备升级、检测仪器购置等，以及间接成本，如时间成本、管理成本等。

2. ROI分析在质量控制改进项目中的应用

（1）确定项目目标与预期收益：在实施质量控制改进项目前，药厂需明确项目目标，如降低废品率、提高产品合格率等，并基于历史数据和市场调研预测项目实施后的预期收益。

（2）估算项目成本：药厂应全面估算项目实施的各项成本，包括直接成本和间接成本。直接成本如设备购置费、检测仪器费、人员培训费等；间接成本如项目管理费、时间成本等。

（3）制定项目计划与实施：基于ROI分析结果，药厂应制定详细的项目计划，明确项目时间表、责任人、资源分配等，并严格按照计划实施项目。

（4）监测与评估项目效果：项目实施过程中，药厂应定期监测项目进展，评估项目效果，确保项目按计划顺利进行。同时，药厂还应关注项目实施过程中可能出现的问题，及时调整项目计划，确保项目目标得以实现。

（5）计算 ROI 并评估项目经济效果：项目实施完成后，药厂应基于实际数据计算 ROI，评估项目经济效果。若 ROI 高于预期，说明项目经济效益显著；若 ROI 低于预期，则需分析原因，总结经验教训，为未来的质量控制改进项目提供参考。

3. ROI 分析的重要性

ROI 分析在质量控制改进项目中具有重要意义。首先，它有助于药厂明确项目目标与预期收益，为项目决策提供科学依据。其次，通过估算项目成本，药厂可以合理规划资源，确保项目顺利实施。再者，ROI 分析能够评估项目经济效果，为药厂提供持续改进的动力和方向。最后，ROI 分析还有助于药厂总结经验教训，提升项目管理能力，为未来的质量控制改进项目奠定坚实基础。

ROI 分析在药物经济学与药厂生产运营的质量控制策略经济优化中发挥着重要作用。通过科学的 ROI 分析，药厂可以更加精准地评估质量控制改进项目的经济效益，为药厂的长期发展提供有力支持。

第三节　供应链管理中的经济学优化

一、供应链成本构成与优化策略

（一）采购成本、运输成本、库存持有成本分析

在药物经济学与药厂生产运营中，供应链管理的经济学优化是提高整体运营效率、降低成本并提升市场竞争力的关键。供应链成本构成复杂，主要包括采购成本、运输成本和库存持有成本。对这些成本进行深入分析，并采取有效的优化策略，对于药厂实现经济效益最大化至关重要。

1. 采购成本分析

采购成本是药厂供应链成本的重要组成部分，直接关系到原材料、辅料、包装材料等关键资源的获取成本。采购成本的高低不仅影响药厂的生产成本，还间接决定了最终产品的市场竞争力。

采购成本优化策略包括以下几个方面。

（1）供应商管理：建立稳定的供应商关系，通过长期合作获取更优惠的价格和更优质的服务。同时，对供应商进行定期评估，确保其产品质量和交货期的可靠性。

（2）集中采购：通过集中采购提高采购量，从而获得更优惠的价格折扣。此外，集中采购还可以简化采购流程，降低采购成本。

（3）采购谈判：利用市场竞争机制，与供应商进行价格谈判，争取更优惠的采购条件。

（4）采购策略调整：根据市场变化和药厂生产需求，灵活调整采购策略，如选择替代原材料、调整采购周期等，以降低采购成本。

2. 运输成本分析

运输成本是药厂供应链中不可忽视的一部分，它直接影响到产品的运输效率和成本。运输成本的高低取决于运输方式、运输距离、运输量等多个因素。

运输成本优化策略包括以下几个方面。

（1）运输方式选择：根据产品的特性和运输需求，选择合适的运输方式，如公路运输、铁路运输、水路运输或航空运输。不同运输方式在成本、速度和可靠性方面存在差异，应根据实际情况进行选择。

（2）运输路线优化：通过优化运输路线，缩短运输距离，降低运输成本。同时，还可以考虑多式联运等运输方式，提高运输效率。

（3）运输量管理：合理安排运输量，避免运输过程中的空载和满载不足现象，提高运输资源的利用率。

（4）运输合作：与其他药厂或物流企业建立合作关系，共同分享运输资源，降低运输成本。

3. 库存持有成本分析

库存持有成本是药厂为了维持一定库存水平而发生的成本，包括仓储费用、资金占用成本、库存损耗等。库存持有成本的高低直接影响到药厂的资金流动性和运营效率。

库存持有成本优化策略包括以下几个方面。

（1）库存管理策略：采用先进的库存管理方法，如精益库存管理、准时制生产（JIT）等，降低库存水平，减少库存持有成本。

（2）库存周转率提升：通过优化生产计划和销售预测，提高库存周转率，降低库存持有成本。

（3）库存损耗控制：加强库存管理，防止库存产品过期、损坏或丢失，降低库存损耗成本。

（4）供应链协同：与供应商和客户建立紧密的合作关系，实现信息共享和协同管理，降低库存持有成本。

采购成本、运输成本和库存持有成本是药厂供应链成本构成的重要部分。通过深入分析这些成本并采取有效的优化策略，药厂可以降低成本、提高效率并提升市场竞争力。

（二）供应商选择与关系管理：战略联盟与招投标策略的经济考量

供应商的选择与关系管理直接关系到药品的生产成本、质量和供应链的整体效率。其中，战略联盟与招投标策略作为两种重要的经济考量手段，对于优化供应链成本、提升药厂竞争力具有重要意义。

1. 战略联盟的经济考量

战略联盟是指药厂与供应商之间建立的一种长期、稳定的合作关系。这种关系的建立基于双方共同的经济利益和市场目标，旨在通过资源共享、风险共担和协同作业来降低成本、提高效率。

从经济角度来看，战略联盟有助于药厂实现规模经济。通过与供应商建立稳定的合作关系，药厂可以获得更优惠的采购价格，降低原材料成本。同时，双方可以共同投资研发新技术、新产品，降低研发成本，并确保原材料的供应稳定性。此外，战略联盟还有助于药厂优化库存管理，减少库存积压和过期损失，从而降低库存成本。

在战略联盟的实施过程中，药厂需要建立有效的供应商评价体系，定期对供应商的价格、质量、交货时间和服务水平进行评估。通过持续优化供应商结构，药厂可以提升供应链的整体水平，进一步降低成本、提高效率。

2. 招投标策略的经济考量

招投标作为一种市场竞争机制，有助于药厂在供应商选择过程中实现成本优化。通过招投标，药厂可以吸引多家供应商参与竞争，从而在保证质量的前提下获得更优惠的采购价格。

在招投标过程中，药厂需要明确采购需求、制定采购标准，并严格按照采购程序进行操作。同时，药厂还需要对投标供应商的资质、信誉、技术实力等进行全面审查，以确保中标供应商能够满足药厂的生产需求和质量要求。

值得注意的是，招投标策略并非一成不变。药厂需要根据市场变化、自身需求和供应商情况灵活调整招投标策略，以实现成本优化和供应链效率提升的最佳平衡。

战略联盟与招投标策略作为供应商选择与关系管理中的两种重要经济考量手段，在药物经济学与药厂生产运营中具有不可替代的作用。通过合理运用这两种策略，药厂可以优化供应链成本、提升竞争力，为企业的可持续发展奠定坚实基础。

（三）供应链协同：信息共享与需求预测的经济价值

供应链协同成为优化成本、提升效率的关键策略之一。其中，信息共享与需求预测作为供应链协同的核心组成部分，其经济价值不容忽视。以下将从这两个方面深入探讨其在药物经济学与药厂生产运营中的具体应用及其带来的经济效益。

1. 信息共享的经济价值

信息共享是指在供应链上下游企业之间实时、准确地传递关键信息，包括库存状态、生产计划、市场需求等。在药物生产领域，这种信息的透明化对于降低成本、提高响应速度至关重要。

首先，信息共享有助于减少牛鞭效应。牛鞭效应是指在供应链中，信息从最终消费者向原始供应商传递过程中被逐级放大的现象，导致库存积压、生产过剩等问题。通过信息共享，药厂与供应商可以实时了解市场需求变化，及时调整生产计划，从而有效避免牛鞭效应带来的成本浪费。

其次，信息共享促进了供应链上下游企业的紧密合作。药厂可以与供应商共享销售数据、市场需求预测等信息，帮助供应商更好地理解市场需求，优化生产计划，提高原材料供应的及时性和准确性。这种紧密的合作关系有助于降低采购成本，提高整体供应链的响应速度。

最后，信息共享还有助于提升药厂的市场竞争力。通过实时了解市场动态和竞争对手情况，药厂可以更快地调整产品策略、价格策略等，以应对市场变化。这种灵活性和敏捷性在竞争激烈的市场环境中尤为重要。

2. 需求预测的经济价值

需求预测是指基于历史数据、市场趋势等因素，对未来一段时间内市场需求进行预测的过程。在药物生产领域，准确的需求预测对于降低库存成本、提高生产效率具有重要意义。

首先，需求预测有助于药厂优化生产计划。通过准确预测市场需求，药厂可以合理安排生产批次、生产时间等，避免生产过剩或不足带来的成本浪费。同时，需求预测还可以帮助药厂提前准备原材料、设备等资源，确保生产过程的顺利进行。

其次，需求预测有助于降低库存成本。药厂可以根据需求预测结果调整库存水平，避免库存积压导致的资金占用和过期损失。此外，准确的需求预测还可以帮助药厂优化库存结构，提高库存周转率。

最后，需求预测还有助于提升客户满意度。通过准确预测市场需求，药厂可以确保产品在关键时刻的供应充足，满足客户需求。这种及时响应和优质服务有助于提升客户满意度和忠诚度，为药厂赢得更多市场份额。

信息共享与需求预测作为供应链协同的重要组成部分，在药物经济学与药厂生产运营中发挥着至关重要的作用。通过实现信息共享和优化需求预测，药厂可以降低成本、提高效率、增强市场竞争力，为企业的可持续发展奠定坚实基础。

二、物流与库存管理优化

（一）准时制生产与供应商管理库存在药厂的实践

物流与库存管理优化是提升供应链效率、降低成本的关键环节。其中，准时制生产（just in time，JIT）与供应商管理库存（vendor managed inventory，VMI）作为两种先进的供应链管理模式，在药厂实践中展现出显著的经济效益。

1. 准时制生产（JIT）在药厂的实践

JIT 是一种追求零库存或最小库存的生产方式，强调在正确的时间、正确的地点，按照正确的数量生产正确的产品。在药厂实践中，JIT 的应用主要体现在以下几个方面。

（1）生产流程优化：药厂通过重新设计生产流程，减少不必要的等待时间、运输时间和加工时间，确保生产活动紧密衔接，实现物料和信息的即时流动。这不仅提高了生产效率，还显著降低了生产成本。

（2）供应商协作：JIT 要求供应商能够准时、准确地提供所需物料。因此，药厂与供应商建立紧密的合作关系，共同制定生产计划，确保物料供应的及时性和稳定性。这种协作模式有助于降低库存水平，减少库存积压和过期损失。

（3）质量控制：JIT 强调在生产过程中实施严格的质量控制，确保每个生产环节都符合质量标准。这有助于减少废品率和返工率，提高产品质量和客户满意度。

（4）员工培训与激励：JIT 的实施需要员工具备高度的责任感和专业技能。药厂通过培训和激励机制，提升员工对 JIT 理念的理解和执行力，确保 JIT 模式的顺利运行。

2. 供应商管理库存（VMI）在药厂的实践

VMI 是一种由供应商负责管理和控制库存的供应链管理模式。在药厂实践中，VMI 的应用带来了以下经济效益。

（1）降低库存成本：通过 VMI 模式，药厂将库存管理责任转移给供应商，自身无需承担库存持有成本。同时，供应商根据市场需求和药厂生产计划动态调整库存水平，避免了库存积压和缺货现象的发生。

（2）提高供应链响应速度：VMI 模式下，供应商能够实时了解药厂库存状况和需求预测信息，从而快速响应市场需求变化，调整生产计划，确保物料供应的及时性和准确性。

（3）增强供应链协同：VMI 促进了药厂与供应商之间的信息共享和协同作业。双方共同制定库存策略、优化物流流程，实现供应链整体效率的提升。

（4）提升供应商管理能力：VMI 要求供应商具备强大的库存管理和数据分析

能力。通过实施 VMI，供应商能够不断提升自身管理水平，增强市场竞争力。

JIT 与 VMI 在药厂实践中的应用，不仅优化了物流与库存管理流程，降低了成本，还提高了供应链响应速度和协同效率。这两种先进的供应链管理模式为药厂在激烈的市场竞争中赢得了优势，推动了药物经济学与药厂生产运营的持续发展和创新。

（二）多级库存系统的优化模型与算法

多级库存系统的优化是提升整体运营效率、降低库存成本的关键环节。多级库存系统涉及从原材料供应商到生产商、分销商，再到最终客户的多个层级，每个层级都有其独特的库存需求和管理挑战。为了有效应对这些挑战，药厂需要采用先进的优化模型与算法来管理多级库存系统。

1. 多级库存系统的优化模型

多级库存系统的优化模型旨在通过数学方法描述和分析不同层级库存之间的相互作用，以及它们对市场需求变化的响应。这些模型通常包括以下几个关键要素。

（1）库存成本：包括持有成本、缺货成本、运输成本等，是优化模型的核心目标。药厂需要平衡这些成本，以实现总成本最小化。

（2）需求预测：准确的需求预测是优化模型的基础。药厂需利用历史销售数据、市场趋势分析等手段，预测未来一段时间内的市场需求。

（3）补货策略：补货策略决定了何时、以何种方式补货。在多级库存系统中，补货策略需考虑不同层级的库存水平和响应时间。

（4）信息共享：多级库存系统的优化依赖于信息的实时共享。药厂需建立有效的信息系统，确保各层级之间的信息流通畅通无阻。

基于这些要素，药厂可以采用多种优化模型，如经济订货量模型（EOQ）、安全库存模型、多级库存控制模型等，来制定最优的库存管理策略。

2. 多级库存系统的优化算法

为了求解多级库存系统的优化模型，药厂需要采用先进的优化算法。这些算法通常包括以下几种。

（1）启发式算法：启发式算法是基于经验或直观判断的方法，用于寻找近似最优解。在多级库存系统中，启发式算法可以快速生成可行的补货策略，但可能无法保证全局最优。

（2）精确算法：精确算法通过严格的数学方法求解最优解。在多级库存系统中，精确算法通常用于求解较小规模的优化问题，或作为启发式算法的辅助工具。

（3）仿真与优化：仿真与优化方法通过模拟多级库存系统的运行过程，评估不同补货策略的效果。这种方法可以综合考虑多种因素，如市场需求波动、供应链中断风险等，为药厂提供更为全面的决策支持。

（4）人工智能与机器学习：随着人工智能和机器学习技术的发展，这些技术也被应用于多级库存系统的优化中。通过训练机器学习模型，药厂可以实现对市场需求变化的精准预测，进而制定更为科学的库存管理策略。

多级库存系统的优化模型与算法在药物经济学与药厂生产运营的供应链管理中发挥着重要作用。药厂需根据自身的实际情况和需求，选择合适的优化模型和算法，以实现库存成本的最小化和运营效率的最大化。

（三）冷链物流的经济挑战与解决方案

冷链物流因其对温度控制的严格要求而显得尤为特殊和重要。冷链物流涉及从原材料采购、生产制造到分销配送的各个环节，确保药品在整个供应链中保持适宜的温度，以维护其质量和疗效。然而，冷链物流也面临着诸多经济挑战，需要采取一系列解决方案来优化成本和提高效率。

1.冷链物流的经济挑战

（1）高昂的基础设施投资：冷链物流需要专用的冷藏设备和运输工具，如冷藏车、冷藏库等，这些设备的购置和维护成本较高。此外，为了确保药品在运输过程中的温度控制，还需要安装温度监控系统和报警装置，进一步增加了投资成本。

（2）能源消耗与运营成本：冷链物流的能源消耗主要集中在制冷设备和运输工具上。由于需要持续保持低温环境，能源消耗量较大，导致运营成本高昂。同时，冷链物流还需要更多的维护和管理人员，进一步增加了人力成本。

（3）供应链复杂性与协调难度：冷链物流涉及多个供应链参与者和环节，包括供应商、生产商、分销商和最终客户。由于各环节之间的信息不对称和协调难度大，容易导致供应链中断或延误，增加经济损失。

（4）法规遵从与质量控制：药品冷链物流需要严格遵守国家相关法律法规和行业标准，确保药品在运输过程中的质量和安全。这要求企业投入更多资源用于合规性检查和质量控制，增加了运营成本。

2.冷链物流的解决方案

（1）技术创新与设备升级：通过采用先进的制冷技术和设备，如高效节能的冷藏车、智能温度监控系统等，降低能源消耗和运营成本。同时，利用物联网、大数据等信息技术，提高冷链物流的智能化水平，实现远程监控和实时调度。

（2）优化供应链结构与协作机制：通过整合供应链资源，建立稳定的合作伙伴关系，实现信息共享和协同作业。这有助于减少供应链中断和延误的风险，提高整体运营效率。同时，通过优化运输路线和配送计划，降低物流成本。

（3）政策引导与资金支持：政府可以出台相关政策，鼓励冷链物流行业的发展和创新。例如，提供税收优惠、资金补贴等政策支持，降低企业运营成本。此外，政府还可以加强行业监管和标准化建设，推动冷链物流行业的健康发展。

（4）强化质量控制与合规性管理：建立严格的质量控制体系和合规性管理机制，确保药品在冷链物流过程中的质量和安全。通过加强员工培训、完善操作规程等措施，提高员工的质量意识和合规性意识。同时，加强与监管机构的沟通和合作，及时了解政策法规的变化和要求。

冷链物流在药物经济学与药厂生产运营的供应链管理中扮演着重要角色。面对经济挑战，企业需要采取一系列解决方案来优化成本和提高效率。通过技术创新、供应链优化、政策引导和质量控制等措施，企业可以构建高效、安全、可持续的冷链物流体系，为药品的生产和销售提供有力保障。

三、供应链风险管理

（一）自然灾害、政治动荡等外部风险的经济影响评估

自然灾害和政治动荡等外部风险构成了不可忽视的威胁。这些风险事件具有突发性和不可预测性，一旦发生，往往会对供应链的稳定性、成本和效率产生深远影响。因此，对自然灾害和政治动荡等外部风险的经济影响进行评估，对于制定有效的风险管理策略至关重要。

1. 自然灾害的经济影响评估

自然灾害，如地震、洪水、飓风等，对供应链的直接影响主要体现在原材料供应中断、生产设施受损、物流运输受阻等方面。这些影响会进一步传导至生产成本、交货延迟、市场份额下降等经济层面。

（1）原材料供应中断：自然灾害可能导致原材料供应商的生产中断或运输受阻，进而影响药厂的原材料供应。这种中断不仅会导致生产成本上升（因为需要寻找替代供应商或支付更高的紧急采购费用），还可能因为原材料短缺而影响生产进度和产品质量。

（2）生产设施受损：自然灾害可能直接破坏药厂的生产设施，包括厂房、生产线和关键设备。修复或重建这些设施需要时间和资金，从而导致生产中断和成本增加。此外，生产设施的受损还可能影响药品的质量和安全性，进而对药厂的声誉和市场地位造成负面影响。

（3）物流运输受阻：自然灾害可能破坏交通基础设施，如道路、桥梁和港口，导致物流运输受阻。这不仅会增加运输成本（因为需要寻找替代运输路线或支付

更高的紧急运输费用），还可能因为运输延迟而影响药品的及时交付和市场供应。

2. 政治动荡的经济影响评估

政治动荡，如政权更迭、战争冲突、贸易制裁等，对供应链的影响主要体现在政策不确定性、贸易壁垒增加、汇率波动等方面。

（1）政策不确定性：地缘政治或政治动荡可能导致政府政策的不确定性和频繁变动，进而影响供应链的稳定性。例如，政府可能突然改变进口政策、税收政策或环保政策，导致药厂的进口成本增加、生产成本上升或市场准入受限。

（2）贸易壁垒增加：政治动荡可能导致贸易壁垒的增加，如关税提高、进口限制或贸易禁令等。这些壁垒会增加药厂的进口成本和市场准入难度，进而影响其国际市场的竞争力和盈利能力。

（3）汇率波动：政治动荡往往伴随着汇率的大幅波动，这会影响药厂的国际采购和销售成本。汇率升值可能导致进口成本增加，而汇率贬值则可能影响出口收入和盈利能力。

针对自然灾害和政治动荡等外部风险的经济影响评估，药厂需要采取一系列风险管理措施来降低潜在损失。这些措施包括建立风险预警系统、制定应急预案、多元化供应链布局、加强供应商管理等。通过综合评估外部风险的经济影响并采取相应的风险管理策略，药厂可以确保供应链的稳定性、降低成本并提高运营效率。

（二）供应链弹性建设：多元化供应商策略与应急计划

构建供应链的弹性是确保药品持续供应、降低风险影响的关键策略。供应链弹性指的是供应链在面对内外部干扰时，能够快速恢复并维持正常运营的能力。其中，多元化供应商策略与应急计划是提升供应链弹性的两大核心要素。

1. 多元化供应商策略

多元化供应商策略是指药厂在采购原材料、中间件或成品时，不依赖于单一供应商，而是与多个供应商建立合作关系，以确保供应链的多样性和稳定性。这一策略的经济意义在于以下几个方面。

（1）降低供应中断风险：当某一供应商因自然灾害、政治动荡、经营不善等原因无法供货时，药厂可以迅速转向其他供应商，避免供应中断导致的生产停滞。

（2）增强议价能力：与多个供应商合作，药厂可以在采购过程中拥有更多的选择权，从而通过谈判降低采购成本，提高经济效益。

（3）促进技术创新：多元化的供应商群体往往拥有不同的技术背景和创新能

力，药厂可以从中学习和借鉴，推动自身产品的技术创新和升级。

实施多元化供应商策略时，药厂需要对供应商进行严格的筛选和评估，确保其产品质量、生产能力、信誉度等方面符合要求。同时，建立长期的合作关系和沟通机制，以促进双方的信息共享和协同作业。

2. 应急计划

应急计划是指在供应链面临突发事件时，药厂能够迅速启动的一系列应对措施，以减轻风险影响并恢复供应链的正常运营。应急计划应涵盖以下方面。

（1）风险预警与监测：建立风险预警系统，实时监测供应链中的潜在风险，包括自然灾害、政治动荡、市场波动等，以便及时采取预防措施。

（2）库存管理与调配：在关键原材料和成品上保持适量的安全库存，以应对供应中断或需求激增的情况。同时，建立库存调配机制，确保在紧急情况下能够快速调配库存资源。

（3）替代方案与备选供应商：提前识别并评估潜在的替代方案和备选供应商，以确保在主要供应商出现问题时，能够迅速切换至替代方案或备选供应商。

（4）沟通与协作：建立跨部门的沟通协作机制，确保在紧急情况下能够快速响应并协调各方资源。同时，与供应商、分销商等合作伙伴建立紧密的合作关系，共同应对风险挑战。

多元化供应商策略与应急计划是构建供应链弹性的关键措施。通过实施这些策略，药厂可以增强供应链的稳定性和抗风险能力，确保药品的持续供应和经济效益的最大化。在药物经济学与药厂生产运营的实践中，这些策略具有重要的指导意义和应用价值。

（三）供应链金融：缓解资金流动压力的创新模式

供应链金融作为一种创新的资金管理模式，正逐渐成为缓解药厂资金流动压力、优化供应链资源配置的重要手段。供应链金融通过整合供应链上下游的金融资源，为药厂及其合作伙伴提供定制化的金融服务，旨在提升整个供应链的运作效率和资金利用效率。

1. 供应链金融的核心价值

供应链金融的核心价值在于其能够解决药厂及其供应链上下游企业在资金流转上的痛点。对于药厂而言，原材料采购、生产制造、库存管理、分销配送等各个环节都需要大量的资金支持。而传统的融资方式往往存在融资成本高、融资效率低、融资门槛高等问题，难以满足药厂多样化的资金需求。供应链金融则通过创新性的金融产品和服务，如应收账款融资、存货融资、预付款融资等，为药厂及其供应链上下游企业提供更加便捷、低成本的融资渠道。

2. 供应链金融的创新模式

（1）应收账款融资：药厂将应收账款质押给金融机构，以获取短期资金支持。这种融资方式不仅能够帮助药厂快速回收资金，还能够降低其应收账款管理成本。同时，金融机构通过监控应收账款的回收情况，能够有效控制风险。

（2）存货融资：药厂将库存药品质押给金融机构，以获取融资支持。这种融资方式适用于库存周转较慢、资金需求较大的情况。金融机构通过对库存药品的价值评估和管理，确保贷款的安全性。

（3）预付款融资：供应链下游企业通过提供押金和利用供应链中核心企业的信用，向金融机构申请专项贷款，用于向核心企业（如药厂）进货。这种融资方式能够解决下游企业资金短缺的问题，同时促进供应链上下游企业的协同合作。

3. 供应链金融的实践应用

在药物经济学与药厂生产运营的实践中，供应链金融已经取得了显著成效。例如，一些药厂通过与金融机构合作，建立了应收账款质押融资平台，实现了应收账款的快速变现和资金的高效利用。同时，一些金融机构还推出了针对药厂的存货融资产品，帮助药厂解决库存积压和资金占用问题。此外，预付款融资也在供应链上下游企业中得到了广泛应用，促进了供应链的协同发展和资金流的顺畅运行。

供应链金融作为缓解药厂资金流动压力的创新模式，在药物经济学与药厂生产运营的供应链风险管理中发挥着重要作用。通过整合供应链上下游的金融资源，为药厂及其合作伙伴提供定制化的金融服务，供应链金融不仅提升了整个供应链的运作效率和资金利用效率，还为药厂的可持续发展提供了有力支持。

第五章　药物经济学在药品定价与市场准入中的作用

第一节　基于价值的定价方法探讨

一、价值定价的概念

（一）价值定价的定义与重要性

价值定价是一种基于药物为患者和社会带来的整体价值来确定其价格的策略。它超越了传统定价方法，如成本加成或市场竞争定价，而更加聚焦于药物的实际治疗效果、安全性以及改善患者生活质量的能力。价值定价的核心在于，药品的价格应当与其所提供的医疗价值相匹配，确保患者能够以合理的成本获得最有效的治疗。

这一定价策略的重要性不言而喻。首先，它有助于优化医疗资源的配置。在医疗资源有限的情况下，通过价值定价，可以确保那些能够显著提高患者生活质量、降低长期医疗成本的药物获得更多的资源支持，从而更有效地服务于广大患者。其次，价值定价能够激励制药行业进行创新。当药品的价格与其价值挂钩时，制药公司更有动力投入研发，以开发出更多具有显著临床效益的新药，推动医药科技的进步。最后，价值定价还有助于提高医疗体系的公平性。通过确保药物价格与其价值相符，可以减少不必要的医疗支出，使更多患者能够负担得起高质量的治疗，从而缩小医疗服务的差距，提升整个社会的健康水平。

（二）价值定价与传统定价方法的区别

传统定价方法通常侧重于药品的生产成本、市场需求或竞争对手的定价策略。例如，成本加成法是在药品生产成本的基础上加上一定的利润率来确定价格；市场竞争定价则是根据市场上同类产品的价格水平来设定价格。这些方法虽然简单易行，但往往忽略了药品的实际医疗价值，导致价格与药物效果之间可能存在不匹配的情况。

相比之下，价值定价则更加全面和深入地考虑了药品的各个方面。它不仅考虑了药品的生产成本，还综合评估了药品的临床效果、安全性、患者的生活质量改善程度以及长期医疗成本的影响。因此，价值定价能够更准确地反映药品的真实价值，为患者和医疗机构提供更合理的价格参考。此外，价值定价还鼓励制药公司不断创新，提高药物的疗效和安全性，以获取更高的市场价值。

价值定价作为一种新兴的定价策略，在药物经济学领域具有重要的地位和作用。它不仅能够优化医疗资源配置，激励制药行业创新，还能提高医疗体系的公平性，为患者带来更好的治疗效果和更低的医疗成本。

二、药物经济学在价值定价中的应用

在药物经济学领域，价值定价不仅是一个理论概念，更是实践中的核心策略。它要求药物的定价必须与其为患者和社会带来的实际价值相匹配。这一过程离不开药物经济学的深入分析，特别是成本 – 效果分析（CEA）、成本 – 效益分析（CBA）和成本 – 效用分析（CUA）等工具的应用。

（一）药物经济学如何确定药物的价值

药物经济学通过一系列量化分析，评估药物在预防、诊断和治疗疾病中的效果、效益和效用，从而确定其价值。这涉及对药物直接成本（如研发、生产、分销等）和间接成本（如患者因病导致的生产力损失、照顾者成本等）的全面考量，以及药物对患者健康状况、生活质量和社会经济影响的深入分析。

（二）成本 – 效果分析在定价中的应用

成本 – 效果分析（CEA）关注单位健康效果的成本，即每获得一个健康单位（如生命年、质量调整生命年 QALY 等）所需的成本。

在价值定价策略中，CEA 的应用主要体现在以下几个方面。

1. 成本效率比较　通过 CEA，决策者可以清晰地看到不同药物或治疗方案在获得相同健康效果时的成本差异。这有助于他们识别出那些能够以更低成本实现相同健康效果的药物或方案，从而在定价时给予更多的考虑。

2. 预算影响分析　CEA 还可以用于评估不同药物或治疗方案对医疗预算的影响。通过比较不同方案的总成本，决策者可以更好地规划医疗资源，确保有限的资源能够用于那些最具成本效率的治疗。

3. 政策制定与调整　CEA 的结果还可以为政府和相关机构提供科学依据，用于制定或调整药物定价政策、医保支付标准等。这有助于确保药物定价的公平性和合理性，促进医疗资源的优化配置。

4. 促进创新　CEA 的应用还可以激励制药行业进行创新。当药物能够以更低的成本实现更好的健康效果时，它们在市场上将更具竞争力。这有助于推动制药公司不断研发新药，提高药物的疗效和安全性。

在价值定价中，CEA 帮助决策者判断不同药物或治疗方案在相同健康效果下的成本效率。如果一种药物能以更低的成本实现相同的健康效果，那么它在价

值定价策略下将更具竞争力。

（三）成本－效用分析在定价中的应用

成本－效用分析（CUA）则结合了成本与健康效用（通常以 QALY 衡量）的考量。QALY 是一个结合了生存时间和生活质量的综合指标，能够更全面地反映药物对患者整体健康状况的改善。

在药物定价决策中，CUA 的应用主要体现在以下几个方面。

1. 价值比较　CUA 通过比较不同药物或治疗方案的每 QALY 成本，为决策者提供了直观的价值比较依据。这种比较方式有助于决策者识别出那些能够以较低成本提供更多 QALY 的药物或方案，从而在定价时给予更多的考虑。

2. 优先级设定　在医疗资源有限的情况下，CUA 还可以帮助决策者设定不同药物或治疗方案的优先级。通过比较不同方案的每 QALY 成本，决策者可以更加科学、合理地分配医疗资源，确保有限的资源能够用于那些最具成本效率的治疗。

3. 政策制定与调整　CUA 的结果还可以为政府和相关机构提供科学依据，用于制定或调整药物定价政策、医保支付标准等。这有助于确保药物定价的公平性和合理性，促进医疗资源的优化配置。

4. 激励创新　CUA 的应用还可以激励制药行业进行创新。当药物能够以更低的成本实现更高的 QALY 时，它们在市场上将更具竞争力。这有助于推动制药公司不断研发新药，提高药物的疗效和安全性，从而满足患者日益增长的健康需求。

在价值定价中，CUA 通过比较不同药物或治疗方案的每 QALY 成本，为决策者提供了直观的价值比较依据。那些能以较低成本提供更多 QALY 的药物，在价值定价策略下将更具吸引力。

（四）成本－效益分析在定价中的应用

成本－效益分析（CBA）进一步考虑了药物带来的货币化效益，如减少的医疗费用、提高的生产力等。

在药物定价决策中，CBA 的应用主要体现在以下几个方面。

1. 经济可行性评估　CBA 通过计算药物的净效益（总效益减去总成本），为决策者提供了直观的经济可行性评估。当药物的净效益为正时，表明其在经济上具有可行性，能够为医疗体系带来净收益。这有助于决策者更科学地制定药物定价策略，确保药物的价格与其经济价值相匹配。

2. 资源优化配置　CBA 还可以帮助决策者优化医疗资源的配置。通过比较不同药物或治疗方案的净效益，决策者可以更加精准地分配医疗资源，确保有限的资源能够用于那些最具经济效率的治疗。这有助于提升医疗体系的整体效率，降低医疗成本，提高医疗服务的质量。

3. 政策制定与调整　CBA 的结果还可以为政府和相关机构提供科学依据，用于制定或调整药物定价政策、医保支付标准等。通过 CBA，政府可以更加全面地了解药物的经济价值，从而制定更加合理、公平的政策，促进医疗资源的可持续利用。

4. 创新与竞争　CBA 的应用还可以激励制药行业进行创新。当药物能够以更低的成本实现更高的经济效益时，它们在市场上将更具竞争力。这有助于推动制药公司不断研发新药，提高药物的疗效和安全性，从而满足患者日益增长的健康需求。

在价值定价中，CBA 通过将药物的成本与其带来的净经济效益进行比较，为决策者提供了更全面的经济视角。当药物的净效益（总效益减去总成本）为正时，表明其在经济上具有可行性，有助于提升医疗体系的整体效率。

药物经济学在价值定价中的应用，通过成本－效果分析、成本－效益分析和成本－效用分析等工具，为药物定价提供了科学依据。这些分析不仅考虑了药物的直接成本，还深入评估了其健康效果、经济效益和整体价值，为决策者提供了全面、客观的信息，有助于实现医疗资源的优化配置和患者利益的最大化。

三、实际案例解析

（一）成功采用价值定价的药品案例

案例一：某新型抗肿瘤药物的价值定价实践

近年来，随着生物技术的飞速发展，新型抗肿瘤药物不断涌现，为癌症患者带来了新的治疗希望。其中，某新型抗肿瘤药物以其卓越的疗效和独特的作用机制，成为市场上的明星产品。然而，该药物的研发成本高昂，如何制定合理的价格策略，既保证企业的研发投入得到回报，又确保患者能够负担得起，成为企业面临的一大挑战。

在此背景下，该企业采用了价值定价策略。他们首先通过临床试验和真实世界研究，充分验证了药物的疗效和安全性，并据此计算出了药物每增加一个生命年（LY）或质量调整生命年（QALY）的成本。同时，他们还考虑了患者的间接成本，如因病导致的生产力损失、照顾者成本等，以及药物对患者生活质量的改善程度。通过综合评估，该企业为药物设定了一个既能反映其经济价值，又能被患者和医保机构接受的价格。

该价值定价策略的实施取得了显著成效。一方面，药物的高疗效和合理的价格使其在市场上获得了广泛的认可，销售额持续增长；另一方面，由于药物能够显著提高患者的生活质量和生存期，也赢得了患者和家属的高度评价。此外，该药物还成功进入了多个国家的医保目录，进一步扩大了其市场覆盖面。

案例二：某慢性病治疗药物的价值定价探索

慢性病治疗药物的市场需求巨大，但往往面临着价格竞争激烈、患者负担重等问题。某企业针对一种常见的慢性病，研发了一种新型治疗药物，该药物具有疗效确切、副作用小等优点。然而，在定价过程中，企业发现市场上同类药物的价格普遍较低，且竞争激烈。为了确保药物的可持续发展和患者的可及性，该企业决定采用价值定价策略。

他们首先通过市场调研和患者访谈，了解了患者对药物疗效、安全性和价格的期望。同时，他们还收集了同类药物的市场价格、销量和患者满意度等数据，以便进行横向比较。在此基础上，该企业利用药物经济学模型，计算出了药物每增加一个 QALY 的成本，并据此设定了价格。

该价值定价策略的实施取得了良好的市场反响。一方面，药物的高性价比使其在市场上脱颖而出，吸引了大量患者的关注和购买；另一方面，由于药物能够显著改善患者的生活质量，也赢得了医生和医保机构的认可。此外，该企业还通过与医保机构合作，推出了分期付款、医保报销等优惠政策，进一步降低了患者的经济负担。

（二）价值定价面临的挑战与解决方案

1. 挑战一：数据收集与处理的复杂性

价值定价需要收集和处理大量的数据，包括药物的疗效、安全性、成本、患者的生活质量等。然而，这些数据往往分散在不同的机构和个人手中，收集起来难度较大。此外，数据的处理和分析也需要专业的知识和技能，这对于一些企业来说是一个不小的挑战。

解决方案

（1）加强与医疗机构、科研机构、医保机构等的合作，建立数据共享机制，提高数据收集的效率和质量。

（2）引入专业的数据分析和处理工具，如药物经济学模型、数据挖掘技术等，提高数据处理和分析的准确性和效率。

2. 挑战二：价格敏感性与患者接受度

价值定价往往意味着较高的价格水平，这对于一些经济条件较差的患者来说可能是一个难以承受的负担。此外，由于市场上同类药物的价格竞争激烈，价格过高可能会导致患者流失和市场份额下降。

解决方案

（1）通过与医保机构合作，推出医保报销、分期付款等优惠政策，降低患者的经济负担。

（2）加强患者教育和沟通，提高患者对药物疗效、安全性和价值的认识，增强患者的接受度和忠诚度。

（3）开展市场调研和患者访谈，了解患者的需求和期望，根据市场反馈调整价格策略。

3. 挑战三：政策环境与监管要求

不同国家和地区的政策环境和监管要求存在差异，这对于跨国企业来说是一个需要重点关注的问题。一些国家可能对药物价格实行严格的管制，而另一些国家则可能更加注重市场竞争和价格自由化。

解决方案

（1）深入了解不同国家和地区的政策环境和监管要求，制定符合当地法律法规的定价策略。

（2）加强与当地政府和监管机构的沟通和合作，争取政策支持和监管认可。

（3）建立完善的合规体系，确保定价策略的合法性和合规性。

价值定价在药品定价中具有重要的应用价值，但也面临着诸多挑战。通过加强数据收集与处理、优化价格策略、加强患者教育和沟通、了解政策环境与监管要求等措施，可以克服这些挑战，实现价值定价的可持续发展。

四、政策环境与监管要求

（一）国内外基于价值定价的政策导向

在药物经济学研究与实践领域，政策环境与监管要求对于推动基于价值定价（VBP）的实施起着至关重要的作用。国内外政策导向的差异，不仅反映了各国在医疗卫生领域的价值取向和优先事项，也影响了药物定价机制的形成和发展。

1. 国内政策导向

近年来，我国政府在医疗卫生领域不断推进改革，旨在提高医疗服务的可及性、质量和效率。在药物定价方面，政府强调了基于价值定价的重要性，鼓励企业根据药物的疗效、安全性和成本效益比来制定合理的价格。为了促进 VBP 的实施，政府出台了一系列政策措施，包括建立药物经济学评价体系、完善医保支付机制、推动药品集中采购等。这些措施旨在通过科学评估药物的经济价值，为医保机构和企业提供定价参考，从而保障患者的用药权益，促进医疗资源的合理配置。

2. 国外政策导向

在国外，基于价值定价的政策导向同样受到广泛关注。许多发达国家已经建立了相对完善的药物经济学评价体系和医保支付机制，以支持 VBP 的实施。例如，欧洲一些国家通过设立药物经济学委员会或类似机构，对药物的疗效、安全性和成本效益进行独立评估，为政府决策提供科学依据。同时，这些国家还通过医保支付方式改革，鼓励医疗机构和医生使用性价比高的药物，降低医疗成本，提高医疗服务质量。

（二）监管机构对价值定价的审查与评估

监管机构在推动基于价值定价的过程中扮演着重要角色。他们负责对药物进行审查与评估，确保药物的定价符合价值定价的原则和要求。

1. 监管机构对价值定价的审查内容

监管机构在审查药物时，主要关注以下几个方面：药物的疗效是否确切、安全性是否可靠、成本效益比是否合理等。他们通常会利用药物经济学模型和方法，对药物的疗效、安全性和成本进行量化评估，以确定药物的定价是否合理。

2. 监管机构对价值定价的评估流程

监管机构的评估流程通常包括以下几个步骤：首先，由企业提交药物的相关数据和信息，包括临床试验结果、成本数据等；其次，监管机构组织专家对提交的数据进行审查和评估，形成初步意见；最后，监管机构根据评估结果，决定是否批准药物的上市和定价。

政策环境与监管要求对基于价值定价的实施起着至关重要的作用。国内外政策导向的差异反映了各国在医疗卫生领域的价值取向和优先事项，而监管机构对价值定价的审查与评估则确保了药物的定价符合价值定价的原则和要求。

第二节　药物经济学证据在定价决策中的应用

药物经济学证据是通过药物经济学研究获得的数据和信息，用于评估药物治疗方案的经济性。它在医疗决策中发挥着重要作用，能够促进医疗资源的合理分配和提高医疗服务的性价比，为医疗决策提供科学依据。

一、药物经济学证据在定价决策中的角色

在药品定价的复杂决策过程中，药物经济学证据扮演着至关重要的角色。它不仅为药品价格的合理性提供了科学依据，还在价格谈判与医保支付标准的制定中发挥着不可替代的作用。

（一）如何利用药物经济学证据确定药品的合理价格

药物经济学证据通过评估药品的成本与效益，为确定药品的合理价格提供了有力支持。首先，研究者会收集并分析药品的研发成本、生产成本以及市场推广费用等直接成本。同时，还会考虑因药品使用而减少的疾病治疗费用、患者生活

质量改善等间接效益。通过对比不同药品的成本效益比，药物经济学研究能够揭示出哪些药品具有更高的性价比，从而为药品定价提供科学的参考。

在实际操作中，药物经济学研究通常会采用成本 – 效果分析（CEA）、成本 – 效用分析（CUA）等方法，将药品的临床效果转化为可量化的经济指标。这些指标能够直观地反映出药品在不同治疗方案中的经济优势，为决策者提供直观的定价依据。

（二）药物经济学证据在价格谈判与医保支付标准制定中的作用

在药品价格谈判中，药物经济学证据同样发挥着重要作用。通过展示药品的成本 – 效益分析结果，谈判双方能够更清晰地了解药品的实际价值，从而达成更加合理的价格协议。这不仅有助于保障药品生产者的合理利润，还能确保患者能以合理的价格获得必要的药品治疗。

此外，在医保支付标准的制定过程中，药物经济学证据也是不可或缺的。医保部门会参考药物经济学研究的结果，结合本国的医保政策和经济发展水平，制定出合理的医保支付标准。这些标准能够确保医保资金的有效利用，同时保障患者的用药权益。

随着药物经济学研究的不断深入和发展，相信未来药品定价将更加科学、合理，更好地服务于广大患者和医疗事业。

二、实践中的挑战与应对

在药物经济学研究与实践的广阔领域中，尽管其对于优化医疗资源分配、提升医疗决策效率具有不可估量的价值，但实际操作过程中却面临着诸多挑战。主要体现在数据收集与处理的复杂性，以及不同利益相关者之间的利益协调两大核心难题，需要针对这两个挑战制订相应的应对策略。

（一）数据收集与处理的复杂性

药物经济学研究的基础在于高质量的数据，然而，数据的获取与处理往往是一项复杂而艰巨的任务。一方面，数据的来源多种多样，包括但不限于临床试验数据、医疗记录、患者自我报告、市场调研等。这些数据不仅格式各异，而且可能存在缺失、错误或不一致性，给数据整合与分析带来了巨大挑战。另一方面，数据隐私与安全问题也不容忽视。在收集和处理涉及个人健康信息的敏感数据时，必须严格遵守相关法律法规，确保数据的保密性和安全性。

应对这一挑战，可以采取以下策略：首先，建立统一的数据标准和格式，促进不同来源数据的无缝对接。其次，利用先进的数据清洗和预处理技术，有效识别和纠正数据中的错误和异常值。同时，加强数据隐私保护意识，采用加密技术、匿名化处理等手段，确保数据在收集、存储、传输和使用过程中的安全性。

（二）不同利益相关者之间的利益协调

药物经济学研究涉及政府、医疗机构、药品生产企业、患者及保险公司等多个利益相关者。这些主体在药物经济学研究中扮演着不同角色，拥有不同的利益诉求。例如，政府关注医疗资源的合理配置和医疗费用的控制；医疗机构追求医疗服务的效率和质量；药品生产企业则希望其研发的新药能够获得合理的市场回报；患者则关心治疗的效果和费用负担；而保险公司则关注赔付风险的控制。

协调这些利益相关者的利益，需要采取多元化的策略。首先，建立透明的沟通机制，促进各方对研究目的、方法和结果的共同理解。其次，通过政策引导和激励机制，平衡各方利益，如为新药研发提供税收优惠、设立专项基金支持等。同时，加强患者参与，提升其在药物经济学研究中的话语权和影响力，确保研究结果更加贴近患者的实际需求。

药物经济学研究与实践在数据收集与处理、利益相关者利益协调等方面面临着复杂挑战。通过采取科学的数据处理策略、建立透明的沟通机制和多元化的利益协调机制，可以有效应对这些挑战，推动药物经济学研究与实践的深入发展。

三、案例研究

（一）特定药品定价决策中药物经济学证据的应用实例

在医药行业的定价决策过程中，药物经济学证据扮演着至关重要的角色。以下是一个具体实例，展示了如何运用药物经济学证据来指导特定药品的定价决策。

- **实例背景**

某制药公司研发了一款新型抗高血压药物，该药物在临床试验中表现出显著的降压效果，且副作用较小。随着新药研发成本的不断攀升，公司面临着如何为这款新药定价的难题。为了制定出科学合理的定价策略，公司决定引入药物经济学评价，以全面评估新药的经济性。

- **药物经济学评价过程**

（1）成本分析：首先，公司对新药的生产成本进行了详细核算，包括研发成本、生产成本、市场推广费用等。同时，还考虑了新药上市后的维护成本和潜在的法律风险成本。

（2）效果分析：通过收集和分析临床试验数据，公司对新药的降压效果、安全性、患者满意度等进行了全面评估。这些数据为新药的价值评估提供了重要依据。

（3）成本－效果分析：在成本分析的基础上，公司进一步进行了成本－效果分析，将新药的成本与其降压效果、患者生活质量改善等效益进行了对比。通过计算增量成本－效果比（ICER），公司得出了新药相对于市场上其他抗高血压药物的经济性优势。

（4）政策环境分析：公司还考虑了不同国家和地区的药品定价政策、医疗保障制度等因素，以确保新药定价策略能够适应当地的市场环境。

• **定价决策制定**

基于药物经济学评价结果，公司制定了以下定价策略。

（1）市场细分定价：针对不同市场细分，公司采取了差异化的定价策略。在发达国家市场，由于医疗保障制度较为完善，患者对药品价格的敏感度相对较低，公司采取了较高的定价策略。而在发展中国家市场，由于患者支付能力有限，公司采取了较低的定价策略，以提高新药的可及性。

（2）竞争定价：在竞争激烈的市场中，公司根据新药相对于竞争对手的疗效和安全性优势，制定了具有竞争力的定价策略。同时，公司还通过提供附加服务（如患者教育、用药指导等）来增强新药的市场竞争力。

（3）政策适应定价：针对不同国家和地区的药品定价政策，公司灵活调整定价策略。例如，在实行政府定价或国际援助定价的国家，公司积极与政府谈判，争取合理的定价空间。

• **实施效果与反馈**

新药上市后，公司密切监控市场反应和销售数据，定期评估定价策略的效果。通过患者满意度调查、医生反馈等渠道，公司不断收集市场反馈，并根据实际情况对定价策略进行调整和优化。

药物经济学证据在特定药品定价决策中发挥着重要作用。通过全面评估新药的成本和效果，公司能够制定出科学合理的定价策略，平衡各方利益，实现新药的市场成功。同时，公司还需要密切关注市场动态和政策变化，灵活调整定价策略，以适应不断变化的市场环境。

（二）药物经济学证据如何影响医保政策的制定

药物经济学评价是基于综合价值原则，从基本性、创新性、公平性、预算性、竞争性5个层面，考评申报药品与对照药品在临床效果、副作用和药物综合费用等方面存在的差异。这种评价为医保政策制定提供了关键的数据支持，帮助决策者确定哪些药品具有更高的临床价值和性价比，从而选择最适合纳入医保目录的药品。

1. 药物经济学证据对医保政策制定的影响

（1）确定药品纳入医保的标准：药物经济学评价证据是医保专家组判断是否

推荐申报药品入选医保目录以及确定入选药品价格建议的重要参考依据。通过对比创新药品与参照品的增量健康产出与增量成本的差异，可以找到新进药品具有"效价比"的价格基准。

（2）优化医保资源配置：利用药物经济学对多种临床干预方案进行评价，不仅能确定最适合的方案，还能节约医疗资源，提高医疗资源配置效率。通过科学的评价，医保部门能够更有效地使用有限的医保基金，促进参保人最大的健康状况改善。

（3）推动医药创新：药物经济学评价有助于指导临床合理用药，制定科学合理的药品价格，以及促进制药企业创新研发。对创新药的评价和纳入，不仅短期内提高了医保基金的使用效率，长期来看也有助于推动医药产业的创新和发展。

（4）支持医保谈判：在医保谈判中，药物经济学证据为谈判双方提供了科学的依据。通过对比不同药品的成本－效果比，谈判者可以更准确地评估药品的价值，从而制定出合理的谈判策略。例如，在近年来的国家医保谈判中，多款创新药品凭借显著的成本－效果比成功纳入医保目录，为患者带来了福音。

（5）影响医保支付标准的制定：药物经济学评价还影响医保支付标准的制定。对于独家药品，通过准入谈判确定支付标准；对于非独家产品，则通过准入竞价或国家带量采购来确定支付标准。这种以药物经济学证据为基础的支付标准制定方式，有助于确保医保基金的可持续性和公平性。

2. 实例分析

（1）案例背景：湿性年龄相关性黄斑变性（wAMD）的抗VEGF药物治疗。

• 疾病特征与治疗需求

湿性年龄相关性黄斑变性（wAMD）是导致老年人失明的主要原因之一，病理表现为视网膜下异常血管增生（脉络膜新生血管）。传统治疗（如激光光凝术）仅能延缓视力恶化，而抗血管内皮生长因子（抗VEGF）药物（如雷珠单抗、阿柏西普）可通过玻璃体注射直接抑制血管增生，显著改善患者视力。然而，抗VEGF药物需长期规律注射（前3个月每月1次，之后每2~3个月1次），单次治疗费用高达3000~8000元（依药物种类和地区差异），患者经济负担沉重。

• 药物经济学评价设计与关键参数：研究目标与对照选择

目标：评估抗VEGF药物（以阿柏西普为例）相比传统激光治疗的长期成本效果。

对照选择：激光治疗（单次费用约 1000 元，但需每 6 个月重复治疗，且无法逆转视力损伤）。

- **模型构建与健康状态划分**：采用马尔可夫模型模拟患者 10 年病程，定义以下健康状态。

    状态 1：视力较好（最佳矫正视力 ≥ 20/40，效用值 0.85）

    状态 2：视力中度损伤（20/40 > BCVA ≥ 20/200，效用值 0.62）

    状态 3：视力严重损伤（BCVA < 20/200 或失明，效用值 0.35）

    状态 4：死亡（吸收态）

- **核心数据来源与假设**

    临床效果数据：基于 CATT 临床试验，阿柏西普组患者 5 年内视力维持或改善的比例为 68%，而激光治疗组仅为 22%。

    效用值：基于 EQ–5D 量表在 wAMD 患者中的验证研究（如 Brown et al., 2013），按视力等级赋值。

    成本参数（以人民币计）

    ➢ 直接医疗成本

    　　阿柏西普单次注射费用：6000 元（含药物及操作费）

    　　激光治疗单次费用：1000 元

    　　并发症处理（如玻璃体积血）：年均 8000 元

    ➢ 间接成本

    　　视力损伤导致的护理费用：中度损伤 2000 元 / 年

    　　重度损伤 5000 元 / 年

    　　生产力损失（适用于未退休患者）：按当地平均工资折算

（2）成本 – 效果分析（CEA）计算过程

- **累计成本与 QALY 计算**

    阿柏西普组

    ➢ 注射频率：前 3 个月每月 1 次，之后每 2 个月 1 次，10 年累计注射次数 =3+（9×12/2）=57 次

    ➢ 直接医疗成本 =57×6000+ 并发症成本（发生率 5%）×8000×10= 342000+40000=382000 元

    ➢ QALY=Σ（各状态停留年数 × 效用值）=（5 年 ×0.85）+（3 年 × 0.62）+（2 年 ×0.35）=7.21 QALYs

    激光治疗组

    ➢ 治疗频率：每 6 个月 1 次，10 年累计 20 次

> 直接医疗成本 =20×1000+ 并发症成本（发生率 30%）×8000×10=20000+240000=260000 元
> QALY=（2 年 ×0.85）+（5 年 ×0.62）+（3 年 ×0.35）=5.95 QALYs

- **增量成本 – 效果比（ICER）计算**

  增量成本 =382000–260000=122000 元

  增量 QALY=7.21–5.95=1.26 QALYs

  ICER=122000/1.26≈96825 元 /QALY

- **敏感性分析**

  单因素敏感性分析

  > 若阿柏西普价格下降 20%（单次 4800 元），ICER 降至 73200 元 /QALY；
  > 若视力改善率低于预期（60%vs.68%），ICER 升至 118000 元 /QALY。

  概率敏感性分析：蒙特卡罗模拟显示，在支付意愿阈值为 120000 元 /QALY 时，阿柏西普具有成本效益的概率为 78%。

（3）医保谈判策略与政策落地

- **药物经济学证据的谈判应用**

  价格压降依据：基于 ICER（96825 元 /QALY）接近中国部分地区阈值（100000~150000 元 /QALY），谈判中要求企业将单支价格从 6000 元降至 3500 元（降幅 41.7%），使 ICER 降至 55000 元 /QALY，显著低于阈值。

  风险共担机制：约定若实际治疗中患者年均注射次数 < 8 次（企业预期为 10 次），医保按实际使用量结算，避免过度医疗造成的基金浪费。

- **患者准入与使用管理**

  适应证限制：仅覆盖确诊为 wAMD 且基线视力 ≤ 20/80 的患者，排除早期轻度病例（因其成本 – 效果比不显著）。

  治疗规范：要求注射必须在二级以上医院眼科完成，并建立随访数据库监测视力变化和并发症。

- **政策实施效果**

  患者负担变化：价格谈判后，患者年自付费用从 72000 元（按 60% 报销比例）降至 16800 元，用药可及性提升 3 倍。

  卫生系统效益：10 年内预计减少因失明导致的护理支出 12 亿元，间接生产力损失挽回 8 亿元。

（4）实践启示

精准模型校准： wAMD 的视力效用值需基于东亚人群特异性数据调整（原数据多来自欧美研究），避免高估健康收益。

动态价格管理： 医保部门可与企业约定价格调整条款，例如当累计治疗患者超 10 万人时触发二次谈判，进一步降低单价。

真实世界数据验证： 通过医保报销后收集的真实注射频率和视力结局数据，修正模型假设，提升未来评价的准确性。

药物经济学证据在医保政策制定中发挥着不可或缺的作用。它不仅为医保部门提供了科学的决策依据，还优化了医保资源配置、推动了医药创新、支持了医保谈判以及影响了医保支付标准的制定。因此，在医保政策制定过程中，应充分利用药物经济学证据，确保医保政策的科学性和合理性。

第三节 医保目录与市场准入的经济评价标准

一、医保目录的准入标准

医保目录的准入标准是确保药品能够进入医疗保险报销范围的关键条件。这些标准涵盖了多个方面，首先，药品必须是临床必需、安全有效的。这意味着药品必须经过长期的临床试验和广泛使用，证明其疗效确切且安全性可靠。其次，药品的费用必须适宜，即其价格应与基本医疗保险基金的支付能力相适应，确保参保人员能够负担得起。此外，药品还需由物价部门制定收费标准，并由定点医疗机构为参保人员提供，以确保药品价格的合理性和透明度。

（一）医保目录的构成与更新机制

医保目录主要由基本医疗保险药品目录、诊疗项目目录和医疗服务设施标准三部分构成。其中，基本医疗保险药品目录是医保支付药品费用的主要依据，分为甲类和乙类，甲类药品通常是疗效确切、价格较高的特殊药品，报销比例较高；乙类药品则是常规用药，报销比例相对较低。医保目录的更新机制通常由国家医疗保障行政部门负责，他们会根据医疗技术发展、药品市场价格变动以及医保基金承受能力等因素，对医保目录进行适时调整。这种调整旨在确保医保目录能够紧跟医疗技术进步的步伐，满足参保人员日益增长的医疗需求。

（二）经济评价标准在医保目录准入中的重要性

经济评价标准在医保目录准入中发挥着至关重要的作用。随着医药卫生体制改革的深入推进，医保基金的压力日益增大，如何使有限的医保资金为参保人员提供更多的医疗保障成为一个亟待解决的问题。药物经济学评价作为一种科学的方法，能够系统地分析药品的成本和收益，为医保部门提供科学的决策依据。通过药物经济学评价，医保部门可以准确地了解不同药品的成本－效果比，从而选择性价比更高的药品纳入医保目录。这不仅有助于减轻参保人员的药品费用负担，还能提高医保基金的使用效率，实现医疗资源的优化配置。

因此，在医保目录准入过程中，经济评价标准不可或缺。它不仅为医保部门提供了科学的决策工具，还推动了医药产业的创新和发展。随着药物经济学研究的不断深入和实践经验的不断积累，经济评价标准在医保目录准入中的作用将会越来越重要。

二、市场准入的经济评价框架

在市场准入评价中，药物经济学扮演着至关重要的角色，它不仅关注药物的成本效益，还深入探讨了药物如何在实际医疗环境中实现价值最大化。以下是对市场准入经济评价框架的详细探讨，包括药物经济学在市场准入评价中的应用，以及安全性、有效性与经济性评价的综合考量。

（一）药物经济学在市场准入评价中的应用

药物经济学通过量化分析药物的成本、效果和效益，为市场准入决策提供了科学依据。在市场准入阶段，药物经济学评价通常包括成本－效益分析（CBA）、成本－效果分析（CEA）和成本－效用分析（CUA）等方法。这些方法能够全面评估药物在不同情境下的经济性能，帮助决策者确定药物是否值得纳入医保目录或进行价格调整。

具体来说，CBA通过比较药物的总成本与总效益（通常以货币形式表示）来评估其经济可行性。CEA则关注药物每增加一个单位效果所需的成本，即成本－效果比，它有助于识别性价比最高的药物。而CUA则进一步考虑了患者的健康改善程度，如质量调整生命年（QALY），从而更全面地评估药物的经济价值。

（二）安全性、有效性与经济性评价的综合考量

在市场准入评价中，仅仅考虑药物的经济性是不够的。安全性、有效性和经济性三者必须综合考量，以确保药物在实际应用中既能满足患者的健康需求，又能实现医疗资源的合理配置。

安全性是药物评价的首要标准。任何药物在上市前都必须经过严格的安全性评估，包括临床试验和长期观察。只有确保药物在正常使用条件下不会对患者造成严重的健康损害，才能考虑其市场准入。

有效性是药物评价的核心。药物必须能够显著改善患者的健康状况或延缓疾

病进展。这需要通过临床试验来验证药物的疗效，并确定其适用的患者群体和最佳用药方案。

经济性则是药物评价的重要补充。在资源有限的医疗环境中，如何合理配置医疗资源，确保患者获得性价比最高的治疗，是药物经济学评价的核心任务。通过经济性评价，可以识别出那些既能显著改善患者健康状况，又能节约医疗成本的药物，从而实现医疗资源的优化配置。

市场准入的经济评价框架需要综合考虑药物的安全性、有效性和经济性。只有在这三个方面都表现出色的药物，才有可能获得市场准入资格，为患者带来更好的治疗效果和更高的生活质量。

三、创新药品的市场准入策略

在药物经济学研究与实践的广阔领域中，创新药品的市场准入策略是一个至关重要的环节。随着医疗科技的飞速发展，越来越多的创新药品涌现出来，它们不仅为疾病治疗提供了新的选择，也对市场准入策略提出了新的挑战。以下是对创新药品市场准入策略及其面临的挑战，以及药物经济学在创新药品谈判中应用的详细探讨。

（一）创新药品面临的市场准入挑战

创新药品在推向市场的过程中，面临着多重挑战。首先，由于研发周期长、成本高，创新药品的定价往往较高，这在一定程度上限制了其市场准入。其次，不同国家和地区的监管政策差异较大，创新药品需要满足不同市场的法规要求，这无疑增加了其市场准入的复杂性。此外，创新药品的市场接受度也是一个重要考量因素。患者、医生和医疗机构对新药的认知和接受程度，直接影响到创新药品的市场占有率。

在市场竞争方面，创新药品还面临着来自传统药物和仿制药的竞争压力。传统药物虽然疗效可能稍逊，但价格更为亲民，且已有大量临床数据支持其安全性。而仿制药则以其低廉的价格和相似的疗效，在市场上占据了一席之地。这些因素都对创新药品的市场准入构成了严峻挑战。

（二）药物经济学在创新药品谈判中的应用

面对这些挑战，药物经济学在创新药品谈判中发挥着越来越重要的作用。药物经济学通过量化分析，评估创新药品的成本效益、成本效果和成本效用，为谈判双方提供了科学的决策依据。

在谈判过程中，药物经济学可以帮助确定创新药品的合理定价区间。通过对比新药与传统药物或仿制药的成本效益比，可以评估新药是否具有更高的性价比。同时，药物经济学还可以分析新药在不同患者群体中的疗效差异，为制定个性化的治疗方案提供依据。

此外，药物经济学还可以用于评估创新药品对医疗体系的整体影响。通过模拟分析新药在不同医疗场景下的应用效果，可以预测其对医疗资源分配、患者健康改善和医疗成本节约等方面的潜在贡献。这些信息对于制定合理的医保政策和药品采购策略具有重要意义。

创新药品的市场准入策略需要综合考虑多方面因素，而药物经济学在其中扮演着至关重要的角色。通过科学的药物经济学分析，可以为创新药品的市场准入提供有力的支持，促进新药更快、更好地服务于广大患者。

四、案例研究

（一）特定国家或地区医保目录准入的经济评价实例

1. 背景介绍

中国的医保目录是保障广大参保人群用药需求的重要工具。近年来，随着医药技术的快速发展和人民群众健康需求的不断提升，医保目录的调整和优化成为一个重要的议题。为了更好地满足参保人的用药需求，国家医疗保障局每年都会对医保目录进行调整，通过谈判竞价等方式将新药、好药纳入目录，确保"好钢用在刀刃上"。

2. 经济评价方法与标准

在中国，医保目录准入的经济评价主要采用成本－效果分析（CEA）等方法。其中，最常用的指标是增量成本－效果比（ICER），即新药与老药之间的成本之差与效果之差的比值。此外，还会考虑人均 GDP 水平，以确定新药是否值得推荐并纳入医保报销目录。

具体来说，如果新药的 ICER 值小于 1 个人均 GDP，则认为值得推荐并纳入医保；如果在 1~3 个人均 GDP 之间，也是可以接受的；如果超过 3 个人均 GDP，则不建议纳入报销目录。这一标准旨在平衡医保基金的承受能力和参保人的用药需求。

3. 实例分析

以 2024 年新版医保目录的调整为例，此次调整共新增了 91 种药品，涉及肿瘤、慢性病、罕见病等多个领域。这些新增药品普遍具有临床价值大、创新程度高、价格合理等特点。通过谈判竞价，这些药品的平均降价幅度达到了 63%，极大地减轻了患者的用药负担。

（1）肿瘤用药领域：新增了 26 种药物，如用于晚期宫颈癌的免疫治疗药物卡度尼利单抗注射液、用于治疗乳腺癌的抗体偶联药物德曲妥珠单抗（T-DXd）

等。这些新药为肿瘤患者提供了更多的治疗选择，提高了治疗效果。

（2）慢性病用药领域：新增了 15 种慢性病用药，如用于治疗成人 2 型糖尿病的全球首个胰岛素周制剂依柯胰岛素注射液。这些新药进一步满足了慢性病患者的长期用药需求。

（3）罕见病用药领域：新增了 15 种罕见病用药，如用于治疗阵发性睡眠性血红蛋白尿症的盐酸伊普可泮胶囊等。这些药物为罕见病患者提供了治疗机会，减轻了患者家庭的经济负担。

在经济评价方面，这些新增药品的纳入不仅提高了参保人的用药保障水平，还通过谈判降价减轻了医保基金的支付压力。据预计，新版医保目录落地实施后，将为患者减负超过 500 亿元。

4. 结论与启示

中国医保目录准入的经济评价实践表明，通过科学的评价方法和合理的标准设定，可以有效地平衡医保基金的承受能力和参保人的用药需求。同时，通过谈判竞价等方式将新药、好药纳入目录，可以进一步提高参保人的用药保障水平，减轻患者的用药负担。

此外，这一实践还启示我们，医保目录的调整和优化需要综合考虑多个因素，包括药品的临床价值、创新程度、价格合理性以及医保基金的承受能力等。只有这样，才能确保医保目录的科学性和合理性，更好地满足广大参保人员的用药需求。

中国医保目录准入的经济评价实践为我们提供了一个有益的参考和借鉴，有助于推动全球医保制度的完善和发展。

（二）创新药品市场准入的经济评价案例分析

1. 背景介绍

随着全球医药科技的快速发展，越来越多的创新药品涌现出来，为治疗各种疾病提供了新的选择。然而，这些创新药品的市场准入却面临着诸多挑战，包括高昂的研发成本、复杂的审批流程、激烈的市场竞争以及各国不同的医保政策等。

2. 案例概述

本案例将围绕一种假想的创新药品"XYZ"（代表一种具有突破性的新型治疗方法）进行分析。该药品在临床试验中表现出显著的疗效，能够显著提高患者的生活质量和存活率。然而，由于其高昂的研发成本和生产成本，该药品的市场定价也相对较高。

3. 经济评价方法与标准

（1）成本 – 效益分析：评估 XYZ 药品的成本与其带来的健康效益之间的关系。这通常涉及比较使用该药品与不使用该药品时的医疗费用、患者生活质量改善程度以及存活率等指标。

（2）成本－效果分析：类似于成本－效益分析，但更注重于量化健康效益，如每增加一个生命年（QALY）所需的成本。

（3）预算影响分析：评估 XYZ 药品纳入医保目录后，对医保基金的预算影响。这包括计算该药品的年度使用量、总费用以及相对于其他替代治疗方案的费用差异。

（4）医保支付能力分析：考虑医保基金的支付能力和可持续性，以及该药品对医保基金长期预算的影响。

4. 经济评价过程与结果

（1）成本－效益分析：研究发现，尽管 XYZ 药品的初始治疗成本较高，但由于其能够显著减少患者的后续医疗费用（如住院费、手术费等），并显著提高患者的生活质量，因此从长期来看，该药品的成本效益是显著的。

（2）成本－效果分析：通过量化健康效益，发现 XYZ 药品每增加一个生命年的成本远低于社会普遍接受的阈值，表明该药品具有很高的成本效果。

（3）预算影响分析：考虑到医保基金的支付能力和可持续性，研究发现，虽然 XYZ 药品的纳入会增加医保基金的短期支出，但由于其显著的疗效和成本效益，从长远来看，该药品的纳入对医保基金的预算影响是可控的。

（4）医保支付能力分析：综合考虑医保基金的支付能力和 XYZ 药品的成本－效益，认为该药品的纳入是合理的，且不会对医保基金的长期可持续性造成负面影响。

5. 结论与建议

基于以上经济评价，可以得出以下结论。

XYZ 药品虽然初始治疗成本较高，但具有显著的疗效和成本效益，对改善患者的生活质量和存活率具有重要意义。

从医保基金的支付能力和可持续性来看，XYZ 药品的纳入是合理的，且不会对医保基金的长期预算造成负面影响。

因此，建议相关部门在综合考虑各方面因素的基础上，将 XYZ 药品纳入医保目录，以更好地满足患者的用药需求并减轻其经济负担。同时，也建议加强医保基金的监管和管理，确保其可持续性和公平性。

6. 启示

本案例的分析过程表明，创新药品的市场准入需要综合考虑多个方面的因素，包括药品的疗效、成本－效益、医保基金的支付能力和可持续性等。通过科学的经济评价方法和合理的标准设定，可以确保创新药品的市场准入既满足患者的用药需求，又符合医保基金的支付能力和可持续性要求。同时，也需要加强医保政策的制定和执行力度，以确保创新药品能够及时、公平地惠及广大患者。

五、未来趋势与策略建议

（一）药物经济学在医保目录与市场准入中的发展趋势

随着全球医疗体系的不断发展和完善，药物经济学在医保目录制定与市场准入中的作用日益凸显。未来，这一领域将呈现出以下发展趋势。

1. 数据驱动的决策制定　随着大数据、人工智能等技术的快速发展，药物经济学将更多地依赖于高质量的数据来支持决策制定。这些数据将包括临床试验结果、患者健康数据、医疗资源使用情况等，为医保目录的制定和市场准入提供更加精准的依据。

2. 多维度评估体系的建立　未来的药物经济学评估将不再局限于单一的成本 - 效益分析，而是会综合考虑药品的安全性、有效性、患者生活质量、社会影响等多个维度。这种多维度的评估体系将更全面地反映药品的价值，为医保目录的制定提供更加科学的依据。

3. 医保支付方式的创新　随着医疗改革的深入，医保支付方式也将不断创新。未来，药物经济学将更多地参与到医保支付方式的改革中，如按病种付费、按人头付费等新型支付方式的制定和实施，以更好地控制医疗费用，提高医保资金的使用效率。

4. 国际合作与交流的加强　随着全球化的加速，药物经济学的国际合作与交流将进一步加强。各国将共同分享药物经济学的研究成果和实践经验，推动全球医疗体系的协同发展。

（二）对药企、医疗机构与政府的策略建议

针对上述发展趋势，对药企、医疗机构和政府提出以下策略建议。

1. 给药企的策略建议

（1）加强药物经济学研究，提高药品的性价比，以满足医保目录制定的要求。

（2）积极参与医保谈判，通过合理的定价策略和市场准入策略，争取更多的市场份额。

（3）加强与医疗机构和政府的合作，共同推动医疗体系的改革和发展。

2. 给医疗机构的策略建议

（1）提高医疗资源的利用效率，降低医疗成本，为医保目录的制定提供有力的支持。

（2）加强与药企的合作，共同开展药物经济学研究，为患者提供更加优质、高效的医疗服务。

（3）积极参与医保支付方式的改革，推动医疗体系的可持续发展。

3.给政府的策略建议

（1）完善医保目录制定和市场准入的法规体系，为药物经济学的应用提供有力的法律保障。

（2）加强医保支付方式的改革和创新，提高医保资金的使用效率。

（3）推动药物经济学的国际合作与交流，共同应对全球医疗体系的挑战。

药物经济学在医保目录与市场准入中的作用将越来越重要。未来，随着技术的不断进步和医疗体系的不断完善，药物经济学将发挥更加重要的作用，为医疗体系的可持续发展提供有力的支持。

第六章　药物经济学在临床合理用药中的实践

第一节　临床药物治疗方案的经济评价方法

在医疗保健领域，尤其是在药物治疗方案的选择上，经济评价方法已成为一项关键工具，用以平衡治疗效果与有限的医疗卫生资源之间的关系。

一、成本分析

经济评价方法的成本分析，主要包括直接成本、间接成本和隐性成本 3 个组成部分。

（一）直接成本（药品费、医疗设备费等）

直接成本是指可以直接归因于患者治疗的费用。这些包括但不限于药品费、医疗设备费、诊疗费、医护人员劳务费以及与治疗直接相关的任何其他费用。例如，在某种慢性疾病的治疗中，直接成本将包括定期检查的费用、维持治疗的药品费用以及可能需要的特殊设备费用。

对于药品费而言，分析不仅应考虑药品的采购价格，还应该包括储存、运输和管理成本。此外，对于需要特定设备或技术的治疗，医疗设备费成为重要的考量因素。这些设备可能是一次性的，如注射器，或者是耐用的，如透析机。

（二）间接成本（因病产生的生产力损失等）

与直接成本相对应的是间接成本，它通常不那么明显，但同样重要。间接成本主要包括因疾病导致的生产力损失。这包括由于患者患病或接受治疗而不能工作所造成的收入损失，以及因照顾患者而造成的家庭成员的生产力损失。

例如，一个需要频繁住院治疗的慢性病患者可能会因为治疗和恢复而长时间缺勤，这不仅影响患者的个人收入，也可能对社会整体的生产力造成负面影响。此外，家庭成员可能也需要请假来照顾患者，从而产生额外的生产力损失。

（三）隐性成本（疼痛、不适等质量调整生命年，QALY）

隐性成本是最容易被忽视的，但对患者的生活质量和治疗的整体经济影响具有重要意义。隐性成本主要包括疼痛、不适以及治疗带来的不便等非货币损失。

这些因素通常通过质量调整生命年（QALY）来量化。

QALY 是一种衡量健康状况和生存期限的综合指标，它反映了治疗对患者生活质量的影响。一个治疗方案可能在延长生命方面表现优异，但如果伴随着严重的副作用或降低了患者的生活质量，则其隐性成本会相应增加。通过将这些非货币损失转化为可量化的指标，决策者可以更全面地评估治疗方案的经济影响。

成本分析是一个多维度的过程，需要综合考虑直接成本、间接成本和隐性成本。这不仅有助于决策者在不同的治疗方案之间作出更为合理的资源配置决策，而且也有助于最大化患者的利益和整个社会的福利。在实践中，进行细致入微的成本分析是确保药物经济学研究可靠性和实用性的重要步骤。

二、效果分析

效果分析是与成本分析同等重要的环节，它关注的是治疗方案在临床和患者生活质量方面的效果。效果分析使我们能够从治疗带来的收益角度进行评估，从而与治疗成本进行比较。

（一）治愈率、缓解率等临床指标

治愈率和缓解率是衡量药物治疗效果最直接的指标。治愈率指的是治疗后完全消除疾病或症状的比例，而缓解率则是指治疗能使病情或症状得到一定程度减轻的比例。这些指标通常通过临床试验获得，并且是评估新药疗效或比较不同治疗方案的基本标准。

然而，仅仅依靠治愈率和缓解率并不能全面反映治疗的效果。例如，两种药物可能具有相似的治愈率，但在改善患者生活质量方面可能存在显著差异。因此，除了这些硬性临床指标外，还需要考虑其他方面的治疗效果。

（二）生活质量改善

生活质量的改善是效果分析中越来越受到重视的一个方面。药物治疗不仅能改善生理指标，还能通过减轻症状、减少副作用等方式提升患者的生活质量。评估生活质量的常用工具具有 EQ-5D、SF-36 等问卷，它们能够从不同维度（如身体功能、心理状态、社会活动能力等）对患者的生活质量进行量化评估。

将生活质量的改善纳入药物经济学的评估中，使得我们能够更加全面地了解治疗方案给患者带来的益处。特别是对于一些慢性疾病，患者的生活质量往往成为选择治疗方案时的一个重要因素。

（三）不良反应发生率及处理成本

任何药物都可能产生不良反应，而这些不良反应不仅会对患者的生活质量产生负面影响，还会带来额外的处理成本。因此，评估一种药物或治疗方案的经济效益时，必须考虑其不良反应的发生率以及相应的处理成本。

不良反应的处理成本可能包括额外的医疗费用（如治疗不良反应所需的药物、检查等费用）、因不良反应导致的住院费用以及由于不良反应引起的生产力损失等。此外，某些不良反应可能还会影响患者的长期健康状态，进而影响其长期的生活质量和工作能力。

在进行药物经济学评价时，需要综合考虑治疗方案在治愈率、缓解率、生活质量改善以及不良反应发生率等方面的综合表现。这种全面的评估，有助于更好地理解不同治疗方案的经济效益，从而为临床决策提供有力的支持。在实践中，这可能意味着选择一个虽然初始成本较高，但能显著提高治愈率和生活质量，同时减少不良反应及其相关处理成本的治疗方案。

三、成本 – 效果分析

在医疗决策过程中，成本 – 效果分析（CEA）是一种关键的经济评价工具，它帮助决策者评估和比较不同临床药物治疗方案的经济性。CEA 的核心是量化比较不同治疗方案在成本与效果之间的关系，特别是在资源有限的情况下，选择最有效的治疗方案变得尤为重要。本节将详细探讨 CEA 在临床药物治疗方案中的应用，重点关注增量成本 – 效果比（ICER）的计算与解读，以及成本与效果的精确测量。

（一）比较不同治疗方案的增量成本 – 效果比

增量成本 – 效果比（ICER）是 CEA 中的一个核心概念，用于衡量相对于标准治疗或对照组，新治疗方案每增加一个单位的效果所需额外的成本。ICER 的计算公式为：

ICER= △成本 / △效果

其中，△成本是新治疗方案与对照方案之间的成本差异，而△效果是两者之间在治疗效果上的差异。ICER 提供了一个直观的指标，用以评估新增成本所带来的额外健康收益。

在临床药物治疗方案的背景下，ICER 的计算和解读需要考虑以下几个关键点。

1.成本的全面考量　包括直接医疗成本、直接非医疗成本（例如，患者的交通费用）以及间接成本（例如，因病误工导致的生产力损失）。精确地量化这些成本是进行有效 CEA 的基础。

2.效果的多维度评估　治疗效果的评估不应仅限于传统的临床指标（如治愈率、缓解率），还应包括对患者生活质量的影响等。在可能的情况下，应尽可能地采用患者自我报告结局指标（patient-reported Outcomes，PROs）来补充传统的临床终点数据。

3.处理不确定性　在 CEA 中，无论是成本还是效果的估计都存在一定的不确定性。因此，进行敏感性分析以评估不同变量（如药品价格、治疗效果的估计）的变化对 ICER 值的影响是至关重要的。这有助于确定模型中最为敏感的参数，并评估其对决策的影响。

4.考虑伦理和社会因素 虽然 ICER 提供了一个量化成本效益的有用指标，但在实际的医疗决策中，还需要考虑诸如公平性、患者偏好等非量化因素。这些因素对于确保医疗资源的公正分配和提升患者满意度至关重要。

（二）成本与效果的精确测量

进行 CEA 时，成本和效果的精确测量是确保分析结果可靠性和有效性的重要前提。这要求研究人员不仅要具备深厚的专业知识，而且要能够灵活运用各种数据收集和分析方法。

1.成本测量

（1）数据来源：介绍如何从不同的来源（如医院账单、医疗保险数据、文献回顾等）收集成本数据。

（2）成本估算方法：描述不同的成本估算技术，包括自上而下（top-down）和自下而上（bottom-up）的方法，并讨论它们的优缺点。

2.效果测量

（1）临床效果指标：详细讨论如何选择和测量与治疗目标最为相关的临床效果指标，如生存时间的延长、病症严重程度的降低等。

（2）患者报告的效果（PROs）：强调在效果测量中纳入患者主观感受的重要性，如疼痛减轻的程度、日常生活能力的改善等，并介绍如何通过标准化的问卷和评估工具来收集这些数据。

3.综合考虑成本与效果

（1）多准则决策分析（MCDA）：介绍如何使用 MCDA 等方法，将多个不同的效果指标综合起来，形成一个全面的评估框架。

（2）案例研究：通过具体的案例研究，展示如何在实际的医疗决策中应用 CEA 的结果，包括如何权衡不同治疗方案的成本与效果，以及如何考虑超出传统成本－效果分析范围之外的因素。

通过对成本和效果进行精确测量，并利用 ICER 等工具进行综合评估，CEA 为医疗决策提供了坚实的数据支持。这不仅有助于优化医疗资源的配置，还能够促进更加合理和高效的临床治疗决策。

四、成本－效用分析

成本－效用分析（cost-utility analysis，CUA）是药物经济学中的一种重要方法，它不仅关注药物治疗的成本，还着重考虑了患者对治疗后健康状况的偏好和生活质量的改善。这一方法的核心在于通过量化患者的健康结果，来全面评估不同药物治疗方案的经济性。

（一）考虑患者偏好和生活质量调整

在成本－效用分析中，患者的偏好和对生活质量的满意度是至关重要的。药物经济学的目标是寻找那些既能有效控制疾病，又能最大限度提升患者生活质量的治疗方案。为此，CUA 不仅计算直接医疗成本，如药物费用、检查费用等，还考虑了间接成本，如因疾病导致的生产力损失，以及隐性成本，如患者因疾病而遭受的生活质量下降。

生活质量通常通过特定的量表来评估，这些量表能够量化患者在不同健康状态下的生活体验。例如，EQ-5D、SF-6D 等普适性量表，以及针对特定疾病的量表，如 FACT-C、QLQ-C30 等，都可以用来获取患者的健康效用值。这些效用值反映了患者在特定健康状态下的生活质量相对于完全健康状态的比例。

（二）使用质量调整生命年作为综合效用指标

质量调整生命年（quality-adjusted life year，QALY）是成本－效用分析中最常用的综合效用指标。它将生命长度与生活质量相结合，提供了一个全面的健康结果衡量标准。QALY 的计算公式是：生命长度乘以生活质量的调整因子。这个调整因子通常是一个介于 0 到 1 之间的数值，反映了特定健康状态相对于完全健康状态的质量差异。

在药物经济学研究中，QALY 被用来比较不同药物治疗方案的效果。通过计算每增加一个 QALY 所需的增量成本－效果比（incremental cost-effectiveness ratio，ICER），研究者可以评估哪种方案在提升患者健康方面最具成本效益。这种方法特别适用于慢性病的治疗方案评估，因为它不仅考虑了生存时间的延长，还重视了生存质量的改善。

成本－效用分析通过考虑患者偏好和生活质量调整，并使用 QALY 作为综合效用指标，为临床药物治疗方案的经济评价提供了全面而深入的视角。

五、成本－效益分析

成本－效益分析（CBA）一种重要的经济评价工具，它通过将所有与治疗方案相关的成本和收益货币化，来评估不同治疗方案的经济效益。CBA 的独特之处在于它能够将治疗带来的健康收益和其他非货币收益转换为货币价值，从而可以直接与治疗成本进行比较。这种方法为决策者提供了直观的经济视角，有助于他们在资源有限的情况下作出最优决策。

（一）货币化所有成本和收益

在进行 CBA 时，首先需要全面识别与特定临床药物治疗方案相关的所有成本和收益。成本的识别和量化相对直接，包括直接医疗成本（如药品费、检查费、医护人员的劳务费等）、直接非医疗成本（如患者或家属因就医产生的交通费、住宿费等）以及间接成本（如因病产生的生产力损失）。然而，将收益，特别是健康收益转换为货币价值，是一个更为复杂的过程。

健康收益的货币化可以通过多种方法实现，其中包括人力资本法、支付意愿法等。人力资本法通过计算因健康改善而增加的生产力或者因死亡避免而节省的生产力损失来估算健康收益的货币价值。支付意愿法则是通过调查或市场分析来确定人们为了获得某种健康收益愿意支付的金额。

（二）计算净收益或成本效益比

一旦所有的成本和收益都被货币化，就可以通过计算净收益或成本效益比来评估治疗方案的经济吸引力。净收益是总收益减去总成本的差额，表示实施某一治疗方案相对于不实施所能带来的额外经济收益。如果净收益为正，则表明该治疗方案从经济角度看是值得的。

成本效益比则是指总收益与总成本的比率，它提供了一种衡量每一单位成本所带来的收益的方法。成本效益比越高，说明治疗方案的经济效益越好。决策者可以利用这个比率来比较不同的治疗方案，从而选择最具有成本效益的方案。

值得注意的是，CBA 在应用于临床药物治疗方案时，需要特别注意数据的质量和来源的可靠性。此外，由于健康收益的货币化涉及许多主观判断和假设，进行 CBA 时必须谨慎，确保分析的透明度和可重复性。

总之，成本 – 效益分析为评估临床药物治疗方案提供了一个全面的经济视角。通过货币化所有相关的成本和收益，并计算净收益或成本效益比，CBA 能够帮助决策者在众多的治疗方案中选择最具有经济效益的方案。然而，进行高质量的 CBA 需要深入的经济学知识、准确的数据以及对分析过程中潜在不确定性和偏差的充分认识。

六、敏感性分析

在药物经济学研究中，敏感性分析是一种关键的分析工具，它旨在评估模型中关键参数的不确定性对最终决策结果的影响。对于临床药物治疗方案的经济评价而言，敏感性分析尤为重要，因为它能够帮助决策者理解在数据不确定性存在的情况下，哪些因素可能对治疗方案的选择产生决定性影响。

（一）测试不确定性对决策的影响

在临床药物诊疗方案的经济评价过程中，敏感性分析首先关注的是模型中各参数的不确定性如何影响最终的治疗方案选择。这通常涉及对成本、效用、疾病进展概率等关键参数的变动进行模拟，以观察这些变动如何改变成本效益比或增量成本 – 效果比（ICER）。通过敏感性分析，研究人员可以识别出对决策结果最为敏感的参数，即那些即使在小幅度变动下也能显著改变治疗方案经济性的因素。

例如，在评估一种新型抗癌药物的经济性时，敏感性分析可能会发现药物成本或患者生存时间的估计对最终决策具有高度的敏感性。这意味着，如果这些参数的实际值与模型中的估计值存在较大偏差，那么治疗方案的经济性评估结果也可能发生显著变化。

（二）单向和多向敏感性分析

敏感性分析通常分为单向敏感性分析和多向敏感性分析两种类型。单向敏感性分析是指每次只改变一个参数的值，而其他参数保持不变，以此来观察该参数变动对决策结果的影响。这种方法有助于快速识别出单个参数的不确定性对治疗方案选择的重要性。

相比之下，多向敏感性分析则更为复杂，它同时考虑多个参数的变动，以模拟更贴近现实世界的复杂情况。在多向敏感性分析中，研究人员可能会根据参数的分布特征（如正态分布、对数正态分布等）进行随机抽样，生成多个参数组合，并计算每个组合下的治疗方案经济性。这种方法能够更全面地评估不确定性对决策结果的联合影响，但计算量和复杂度也相应增加。

通过敏感性分析，临床药物诊疗方案的经济评价不仅能够更加稳健地应对数据不确定性，还能够为决策者提供更加全面、深入的洞见，帮助他们在不同治疗方案之间做出更加明智的选择。因此，敏感性分析在药物经济学研究中占据着举足轻重的地位。

第二节　促进合理用药的药物经济学干预措施

一、处方审核与反馈

在药物经济学研究与实践的广阔领域中，处方审核与反馈机制是促进合理用药的重要一环。这一环节不仅关乎患者的健康与安全，也直接影响到医疗资源的有效利用和医疗成本的控制。

（一）审核处方的适宜性、安全性、经济性

处方审核的核心在于对处方的适宜性、安全性和经济性进行全面而细致的评估。首先，适宜性审核主要关注处方药物是否符合患者的临床诊断，药物的适应证、用法用量是否与指南或标准相符。这要求审核人员具备扎实的药学知识和对最新临床指南的深入了解。其次，安全性审核则侧重于评估处方药物是否存在潜在的相互作用、过敏反应或不良反应风险，特别是针对特殊人群（如孕妇、儿

童、老年人及肝肾功能不全者）的用药安全。最后，经济性审核则着重考虑处方药物的成本效益比，包括药物的直接成本、治疗周期内的总费用以及可能的替代药物选择，以确保在保障疗效的同时，尽可能降低患者的经济负担。

（二）提供处方反馈以优化药物选择和剂量

处方反馈机制是处方审核流程中的重要组成部分。一旦审核发现处方存在不适宜、不安全或经济性不佳的情况，审核人员需及时与开具处方的医生进行沟通，提供详细的反馈报告和改进建议。这包括但不限于调整药物种类、优化给药方案、减少不必要的联合用药或替换为性价比更高的药物等。此外，针对特定患者群体，如慢性病患者或需要长期治疗的患者，反馈还应包括个性化的剂量调整和用药指导，以确保治疗效果的最大化，同时减少药物不良反应的风险。

通过处方审核与反馈机制的有效实施，不仅可以提升药物治疗的安全性和有效性，还能在保障患者健康的同时，实现医疗资源的合理配置和医疗成本的有效控制。这一机制对于推动合理用药、提高医疗服务质量具有重要意义。

二、药物治疗指南的制定

药物治疗指南作为临床决策的重要依据，对于促进合理用药、提高医疗资源利用效率具有不可替代的作用。在药物经济学研究与实践的框架下，药物治疗指南的制定应当充分考虑药物经济学证据，以确保推荐意见的科学性、合理性和经济性。

（一）基于药物经济学证据制定推荐意见

在制定药物治疗指南的过程中，药物经济学证据扮演着至关重要的角色。这要求指南制定者不仅要关注药物的疗效和安全性，还要深入分析药物的成本效益比，包括药物的直接成本、间接成本以及长期治疗成本等。通过系统回顾和分析现有的药物经济学研究，包括成本 – 效益分析、成本 – 效果分析和成本 – 效用分析等，指南制定者可以更加全面地评估不同治疗方案的经济性，从而制定出既符合临床需求又具备经济合理性的推荐意见。

在具体操作层面，指南制定者可以邀请药物经济学家、临床医生、患者代表等多方利益相关者共同参与，通过专家会议、德尔菲法或系统评价等方法，确保推荐意见的全面性和科学性。同时，指南制定者还应关注药物经济学证据的时效性和地域性，及时更新指南内容，以适应不断变化的医疗环境和患者需求。

（二）指南推广与教育

药物治疗指南的制定只是第一步，其有效实施还依赖于广泛的推广和教育。指南推广旨在确保临床医生、药师、护士等医疗团队成员能够充分了解并遵循指南推荐意见，从而提高药物治疗的规范性和合理性。这可以通过多种途径实现，如举办学术会议、培训班、研讨会等，以及利用网络平台、专业期刊等媒介进行宣传和推广。

在指南教育方面，应注重提升医疗团队成员对药物经济学原理和方法的理解和应用能力。通过开设药物经济学课程、组织专题讲座、分享案例分析等形式，帮助医疗团队成员掌握如何运用药物经济学证据进行临床决策，从而在日常诊疗过程中更加自觉地遵循指南推荐意见，实现合理用药的目标。

总之，药物治疗指南的制定和推广教育是促进合理用药、提高医疗资源利用效率的重要手段。通过基于药物经济学证据制定推荐意见，并加强指南的推广和教育，可以推动医疗团队成员更加科学地运用药物治疗，为患者提供更加安全、有效、经济的医疗服务。

三、药物利用评价

药物利用评价（drug utilization evaluation，DUE）是药物经济学研究与实践中的一项关键活动，旨在通过系统、科学地监测和评估药物使用的合理性，为制定改进措施提供数据支持，从而优化药物资源分配，提升患者治疗效果，并降低不必要的医疗成本。

（一）监测和评估药物使用的合理性

DUE 的第一步是建立全面的药物使用监测系统。这一系统应涵盖药物的处方、分发、使用及患者反馈等多个环节，确保数据的准确性和完整性。监测内容不仅包括药物的种类、剂量、频率等基本信息，还应关注药物使用的适应证、禁忌证、相互作用以及患者的用药依从性等方面。

在评估药物使用的合理性时，需结合临床指南、专家共识、药物说明书以及最新的药物经济学研究成果，对药物使用的经济性、有效性和安全性进行综合考量。这要求评价者具备扎实的药学知识、临床经验和药物经济学分析能力，能够准确识别药物使用中的不合理现象，如过度使用、滥用、误用或用药不足等。

此外，DUE 还应关注特殊人群的药物使用情况，如老年人、儿童、孕妇及肝肾功能不全者等，确保药物使用的安全性和有效性。

（二）利用结果来制定改进措施

基于 DUE 的监测和评估结果，可以针对性地制定改进措施，以优化药物使用。这些措施可能包括以下几个方面。

1.调整处方策略　根据评估结果，对不合理处方进行干预，如调整药物种类、剂量或给药途径，确保药物使用的经济性和有效性。

2.加强患者教育　提高患者对药物使用的认识和理解，增强用药依从性，减少因用药不当导致的健康问题。

3. 完善药事管理制度　建立健全的药事管理制度，如处方审核制度、药物不良反应监测制度等，确保药物使用的安全性和规范性。

4. 推广合理用药知识　通过培训、讲座、宣传册等方式，向医疗团队成员和公众普及合理用药知识，提升药物使用的整体水平。

DUE 是一个持续的过程，需要定期回顾和更新评估结果，根据新的临床证据和药物经济学研究成果，不断调整和改进药物使用策略，以实现合理用药的目标。通过 DUE 的实施，可以推动药物经济学研究与实践的深入发展，为提升医疗服务质量和效率提供有力支持。

四、药物经济学教育与培训

在药物经济学研究与实践的广阔领域中，药物经济学教育与培训扮演着至关重要的角色。它不仅有助于提升医疗专业人士的专业素养，还能促进合理用药，优化医疗资源配置，降低医疗成本。

（一）对医生、药师进行药物经济学知识培训

药物经济学教育与培训的首要任务是向医生、药师等医疗专业人士传授药物经济学的基本理论和知识。这包括药物的成本–效益分析、成本–效果分析、成本–效用分析等核心概念和方法。通过系统的课程设计和生动的教学案例，使医疗专业人士能够深入理解药物经济学在药物选择、治疗方案设计以及医疗资源分配中的重要性。

在培训过程中，应注重理论与实践相结合。通过案例分析、模拟决策等互动环节，让医疗专业人士在真实或模拟的医疗环境中，运用所学的药物经济学知识，进行药物选择和治疗方案设计的实践。这种培训方式有助于提升医疗专业人士的药物经济学应用能力，使其在日常工作中能够更加科学、合理地作出医疗决策。

（二）提高其在药物选择和治疗方案设计中的应用能力

药物经济学教育与培训的最终目标是提升医疗专业人士在药物选择和治疗方案设计中的应用能力。这要求医疗专业人士在掌握药物经济学知识的基础上，能够熟练运用这些知识进行临床决策。

为了实现这一目标，培训过程中应强调药物经济学在临床实践中的应用。通过讲解药物经济学在药物选择、治疗方案设计以及医疗资源分配中的具体应用案例，让医疗专业人士了解如何在实际工作中运用药物经济学知识。同时，还可以邀请具有丰富实践经验的专家举办讲座或工作坊，分享他们在药物经济学应用中的经验和教训，为医疗专业人士提供宝贵的实践指导。

此外，为了巩固培训成果，还可以设置定期的考核和评估机制。通过考核和

评估，了解医疗专业人士在药物经济学知识掌握和应用方面的水平，以便及时调整培训策略，确保培训效果。

综上所述，药物经济学教育与培训是促进合理用药、优化医疗资源配置、降低医疗成本的重要途径。通过系统的培训和实践，可以提升医疗专业人士的药物经济学应用能力，为药物经济学研究与实践的深入发展奠定坚实的基础。

五、激励机制与政策支持

在推动合理用药的过程中，激励机制与政策支持是不可或缺的关键要素。通过设计合理的医保支付方式和提供经济激励，可以有效引导医疗机构和医务人员优化药物使用，提高医疗资源的利用效率，同时减轻患者的经济负担。

（一）设计合理的医保支付方式

医保支付方式是影响医疗机构和医务人员用药行为的重要因素之一。为了促进合理用药，需要设计一套既能保障患者权益，又能有效激励医疗机构和医务人员优化用药行为的医保支付体系。

具体而言，可以探索按病种付费、按人头付费、总额预付等多种支付方式，并根据不同疾病的特点和治疗需求，制定相应的支付标准和考核机制。同时，还可以引入药品质量评价体系，将药品的质量、疗效、安全性等因素纳入医保支付范畴，从而鼓励医疗机构和医务人员优先选用性价比高的药品。

此外，针对特殊疾病和特殊人群，如慢性病、罕见病、老年人等，可以制定更为灵活的医保支付政策，以满足其特殊的用药需求。

（二）提供经济激励以鼓励合理用药

经济激励是促进合理用药的重要手段之一。通过设立奖励机制，可以激发医疗机构和医务人员优化用药行为的积极性。

例如，可以设立合理用药奖励基金，对在合理用药方面表现突出的医疗机构和医务人员进行表彰和奖励。同时，还可以将合理用药指标纳入医疗机构和医务人员的绩效考核体系，与薪酬、晋升等挂钩，从而增强其合理用药的责任感和使命感。

此外，对于患者而言，也可以通过提供药品价格补贴、设立药品救助基金等方式，减轻其经济负担，提高其用药依从性。这些经济激励措施有助于形成政府、医疗机构、医务人员和患者共同推动合理用药的良好氛围。

设计合理的医保支付方式和提供经济激励是促进合理用药的重要手段。通过构建完善的激励机制与政策支持体系，可以有效引导医疗机构和医务人员优化用药行为，提高医疗资源的利用效率，为患者提供更加安全、有效、经济的医疗服务。

第三节　药物经济学在临床指南制定中的体现

一、证据等级的确定

在临床指南制定中，证据等级的确定是确保指南建议科学性和可靠性的基础。药物经济学证据作为其中的一部分，其等级评定同样遵循严格的科学方法。

（一）系统评价和 Meta 分析的应用

系统评价和 Meta 分析是药物经济学研究中常用的方法，它们通过全面检索、筛选、评估和分析相关文献，提供关于某一特定药物或治疗方案成本效果的综合性证据。在临床指南制定中，系统评价和 Meta 分析的应用能够显著提升证据的质量和可信度。

系统评价通过严格的方法学框架，确保纳入研究的同质性和可比性，从而得出更为可靠的结论。Meta 分析则进一步通过统计学方法，合并多个研究结果，提高估计的精确度和泛化能力。在药物经济学领域，系统评价和 Meta 分析常用于评估不同药物治疗方案的成本效果、成本效用或成本效益，为临床指南提供强有力的证据支持。

（二）经济学证据与其他类型证据的整合

在临床指南制定中，经济学证据并非孤立存在，而是需要与其他类型证据（如临床试验证据、流行病学证据、患者偏好证据等）进行整合。这一过程涉及多学科专家的协作，以确保指南建议的全面性和平衡性。

整合经济学证据时，需考虑其与其他证据的相关性、一致性和互补性。例如，临床试验证据可能主要关注药物的疗效和安全性，而经济学证据则补充了关于成本效果的信息。通过综合考量这些因素，临床指南能够制定出既符合临床需求又具备经济合理性的治疗建议。

此外，整合证据时还需注意证据的时效性和地域性。随着医疗技术的不断进步和医疗环境的变化，药物经济学证据可能随时间而发生变化。因此，临床指南制定者需定期更新证据，以确保指南建议的时效性和适用性。同时，不同国家和地区之间的医疗资源、医疗成本和患者偏好存在差异，因此在整合证据时还需考虑这些地域性因素。

药物经济学在临床指南制定中的体现不仅体现在证据等级的确定上，还涉及系统评价和 Meta 分析的应用以及经济学证据与其他类型证据的整合。这些工作共同为临床指南提供了科学、全面、经济的治疗建议，为患者护理的优化提供了有力支持。

二、成本效果阈值的设定

在临床指南的制定过程中，成本效果阈值（cost-effectiveness threshold，CET）扮演着至关重要的角色。它不仅帮助决策者判断哪些治疗方案具有经济性，还能指导资源的合理分配，确保有限的医疗资源能够带来最大的健康产出。

（一）决定何种程度的成本效果可以接受

成本效果阈值的设定，本质上是对药物治疗项目经济性的衡量标准。这一标准的设定，通常依赖于对增量成本 – 效果比（ICER）的评估。ICER 表示每增加一个单位的健康产出所需额外支付的成本。当 ICER 低于某个特定的阈值时，该治疗方案被认为是具有经济性的。例如，英国在其技术评估方法学指南中，给出了一个明确的阈值范围（£20000~£30000/QALY）。而在中国，常采用世界卫生组织（WHO）的推荐意见，将 ICER 与人均 GDP 进行比较，通常认为 ICER 低于 1 倍人均 GDP 时，增加的成本完全值得；在 1 倍至 3 倍人均 GDP 之间时，增加的成本可以接受；超过 3 倍人均 GDP 时，则被认为是不经济的。

然而，不同国家或地区由于经济状况、文化背景以及卫生系统特点的差异，对成本效果阈值的设定也会有所不同。因此，在实际应用中，需要综合考虑各种因素，确保阈值的设定既符合实际情况，又能反映公众的健康需求和支付意愿。

（二）考虑不同地区或国家的经济状况和卫生系统特点

在制定成本效果阈值时，必须充分考虑不同地区或国家的经济状况和卫生系统特点。例如，中低收入国家由于预算有限，可能更倾向于选择机会成本法来设定阈值，以在预算限制范围内实现健康利益的最大化。而像美国这样的发达国家，由于其预算灵活性较高，可能会选择先例法来测算 ICER 阈值。此外，不同国家对于健康产出的衡量标准也可能存在差异，如英国采用 QALY 作为健康产出的衡量指标，而其他国家则可能采用其他指标。因此，在设定成本效果阈值时，必须充分考虑这些因素，以确保阈值的合理性和适用性。

三、推荐意见的形成

在临床指南的制定过程中，推荐意见的形成是一个综合考量多方面因素的关键环节，尤其是在药物经济学评价的背景下，这一过程更加复杂且细致。它不仅要求全面分析临床证据，还需深入评估治疗方案的经济性，以确保最终推荐意见的科学性、合理性和可行性。

（一）结合临床效果和经济评价结果

在形成推荐意见时，首先需要将临床效果评价与经济评价结果紧密结合。临床效果评价主要关注药物治疗的安全性和有效性，通过临床试验、Meta 分析等手段获取数据，评估药物对特定疾病或症状的治疗作用。而经济评价则侧重于成本－效益分析，包括成本最小化分析、成本－效果分析、成本－效用分析等，以确定药物治疗方案的经济合理性。

在实际操作中，临床指南制定小组会组织多学科专家团队，包括临床医生、药师、流行病学家、经济学家等，共同对临床效果和经济评价结果进行解读和讨论。他们会综合考虑治疗方案的临床获益、安全性、患者偏好、长期影响以及成本效益比等因素，形成初步推荐意见。这一过程要求专家团队具备深厚的专业知识、严谨的科学态度以及良好的沟通协调能力，以确保推荐意见的全面性和准确性。

（二）明确推荐强度并提供实施建议

在初步推荐意见的基础上，指南制定小组会进一步明确推荐强度，并提供具体的实施建议。推荐强度通常分为强推荐、弱推荐或不推荐等几种类型，这取决于临床证据的质量和一致性、经济评价的结果以及潜在的健康影响等因素。

对于强推荐的治疗方案，指南会明确指出其作为首选或一线治疗方案的地位，并强调其临床和经济上的双重优势。对于弱推荐的治疗方案，指南则会说明其在某些特定情况下或作为备选方案的适用性，并提醒临床医生和患者在选择时需权衡利弊。对于不推荐的治疗方案，指南会明确指出其临床效果不佳、安全性问题或成本效益比不合理等原因，以避免不必要的医疗资源浪费。

此外，指南还会提供详细的实施建议，包括治疗方案的具体用药方法、剂量调整原则、监测指标以及潜在不良反应的处理措施等。这些建议旨在帮助临床医生和患者更好地理解和遵循推荐意见，确保药物治疗的安全性和有效性。同时，指南还会强调患者参与和沟通的重要性，鼓励临床医生在治疗过程中充分尊重患者的知情权和选择权，共同制定个性化的治疗方案。

四、利益相关者的参与

在临床指南的制定过程中，利益相关者的广泛参与是确保指南质量、实用性和可接受性的关键。药物经济学作为连接临床实践与经济学原理的桥梁，其研究与实践成果的融入更需要利益相关者的深入交流与合作。

（一）利益相关者包括临床医生、经济学家、患者代表等

在临床指南的制定团队中，临床医生是不可或缺的核心力量。他们凭借丰富的临床经验和专业知识，能够为指南提供基于实践的临床证据和治疗建议。同时，经济学家则运用其深厚的经济学理论功底和数据分析技能，对治疗方案进行成本－效益分析，确保指南在经济上的合理性和可持续性。

然而，指南的制定不仅仅局限于专业人士的参与。患者代表的声音同样重

要。他们能够从患者的角度出发，提出对治疗方案的实际需求和期望，帮助指南更好地反映患者的真实意愿和偏好。患者代表的参与还能够增强指南的透明度和公信力，使其更加易于被患者和公众接受。

此外，政策制定者、药品监管机构、医疗保险机构等也是指南制定过程中的重要利益相关者。他们能够从政策、法规、市场等角度为指南提供有益的参考和建议，确保指南的合规性和可操作性。

（二）多方参与确保指南的实用性和可接受性

多方利益相关者的参与能够确保临床指南在制定过程中充分考虑各方面的需求和利益，从而增强其实用性和可接受性。通过临床医生、经济学家、患者代表等多方共同参与，指南能够更全面地反映临床实践的复杂性和多样性，为不同情境下的治疗决策提供科学依据。

同时，多方参与还能够促进指南的推广和实施。指南的制定不仅仅是撰写一份文档，更重要的是将其转化为实际的临床实践。通过利益相关者的广泛参与和深入交流，指南能够更好地融入临床实践，成为医生和患者共同遵循的规范。

此外，多方参与还能够增强指南的灵活性和适应性。随着医疗技术的不断进步和临床实践的不断发展，指南需要不断更新和完善。利益相关者的持续参与能够为指南的更新提供源源不断的动力和支持，确保其始终与临床实践保持同步。

利益相关者的广泛参与是临床指南制定过程中不可或缺的一环。通过多方共同参与和深入交流，指南能够更全面地反映临床实践的复杂性和多样性，为不同情境下的治疗决策提供科学依据，同时增强其实用性和可接受性。

五、持续的监测与更新

在临床指南的制定过程中，持续的监测与更新是确保其时效性和科学性的重要环节。特别是在药物经济学领域，随着医疗技术的不断进步、新药的涌现以及医疗成本的动态变化，指南必须保持高度的敏感性和灵活性，以及时纳入最新的科学证据和经济信息。

（一）定期审查新的临床数据和经济信息

为了确保指南的准确性和可靠性，必须建立一套完善的机制，用于定期审查新的临床数据和经济信息。这包括关注国际权威医学期刊发表的研究论文、参加专业学术会议以获取最新研究成果、与药品研发企业和医疗保险机构保持密切沟通等。通过这些渠道，可以及时了解最新的临床试验结果、药物经济学评价报告以及相关政策法规的变化。

在审查过程中，需要重点关注以下几个方面：一是新药或新治疗方法的临床效果和安全性数据；二是这些药物或方法相对于现有治疗方案的成本效益比；三是相关政策法规对药物使用、报销范围等方面的影响。这些信息将为指南的更新提供有力的数据支持。

（二）及时更新指南以反映最新的科学证据

在获取到新的临床数据和经济信息后，必须及时对指南进行更新，以反映最新的科学证据。这包括修订治疗方案、调整推荐强度、更新成本－效益分析等方面的内容。更新的过程需要遵循科学、严谨的原则，确保所纳入的信息经过充分的验证和评估。

同时，更新指南还需要考虑利益相关者的意见和需求。例如，临床医生可能对新的治疗方案持保守态度，需要充分了解其安全性和有效性后再做推荐；患者和公众可能更关注治疗方案的性价比和长期效果。因此，在更新指南时，需要广泛征求利益相关者的意见和建议，确保指南的实用性和可接受性。

此外，为了保持指南的时效性和权威性，还需要建立一套有效的传播机制，将更新后的指南及时传达给临床医生、患者和公众。这可以通过官方网站、专业期刊、学术会议等多种渠道进行宣传和推广，确保最新的科学证据能够迅速应用于临床实践。

持续的监测与更新是确保药物经济学在临床指南制定中有效体现的关键环节。通过定期审查新的临床数据和经济信息，并及时更新指南以反映最新的科学证据，可以确保指南的时效性和科学性，为临床决策提供有力的支持。

第七章　药物经济学研究的前沿方法与技术

第一节　大数据在药物经济学研究中的应用前景

一、大数据的概念和重要性

（一）大数据的定义与特征

大数据是指那些无法在一定时间范围内用常规软件工具进行捕捉、管理和处理的数据集合。其特征主要包括以下几个方面。

1. 数据量大（volume）　大数据的起始计量单位通常是 PB（1024TB）、EB 甚至更高，数据量极其庞大。

2. 数据多样性（variety）　数据来源于多个领域，包括网络日志、社交媒体、传感器、企业系统等，数据类型包括文本、图像、视频、音频等，构成大数据的丰富多样性。

3. 价值密度低（value）　在海量数据中，有价值的信息往往占比较低，需要有效的数据挖掘和分析技术。

4. 处理速度快（velocity）　数据的生成和处理速度非常快，需要高效的数据处理系统来实时或近乎实时地响应。

此外，大数据还可能具备真实性（veracity）、变异性（variability）和可视性（visualization）等特征，这些特性使得大数据的处理和分析更加复杂和具有挑战性。

（二）大数据在医疗健康领域的重要性

大数据在医疗健康领域的应用日益广泛，深刻改变了医疗保健的理解和交付方式。其重要性主要体现在以下几个方面。

1. 精准医疗　通过大数据技术，医疗机构能够进行更加精准的疾病预测与诊断。例如，利用机器学习算法，系统可以自动检测异常心电图，分析患者用药情况，并为医生提供药物组合建议。

2. 个性化医疗管理　通过分析患者的病史和风险因素，医疗机构可以为每位患者提供量身定制的治疗方案，有效预防早期疾病发展。

3. 医疗资源管理　数据分析可以帮助医疗机构动态调整资源分配，预测医疗需求，评估医疗服务质量，最终降低整体运营成本。

4.药物研发 数据分析有助于评估药物的疗效和安全性，缩短临床试验周期，降低研发成本。通过分析海量基因组和临床数据，研究人员能够发现新的治疗方法。

5.公共卫生 大数据技术可用于追踪传染病的传播路径、预测疾病暴发点，并为制定公共卫生策略提供支持。

（三）大数据应用于药物经济学研究的必要性

大数据应用于药物经济学研究的必要性主要体现在以下几个方面。

1.提高研究精确度 药物经济学研究需要评估药物治疗的经济价值，这通常涉及成本与产出的计算。大数据提供了丰富的数据源，包括患者的临床数据、医疗费用数据等，这些数据有助于更精确地计算成本和产出，提高研究的精确度。

2.支持决策制定 药物经济学的研究结果可以帮助医生选择最合适的治疗方案，保险公司制定报销政策，政府机构进行药品定价和医疗资源配置。大数据的应用可以提供更全面、准确的信息支持，使得这些决策更加科学、合理。

3.推动学科发展 随着大数据和人工智能技术的发展，药物经济学有望通过更精细化的数据分析和模型构建，提高研究的精确度和普遍性。大数据的应用将推动药物经济学在方法学上的创新和发展，使其更好地服务于医疗决策和资源配置。

大数据在药物经济学研究中的应用具有重要的理论和实践意义，它将为药物经济学的发展提供新的动力和支持。

二、大数据收集与处理技术

药物经济学研究与实践中的大数据收集与处理技术日益成为关键领域，不仅有助于揭示药物的成本效益，还能指导医疗卫生资源的合理配置。以下是该节内容的详细阐述。

（一）数据来源概述

1.临床试验

临床试验是药物经济学研究数据的重要来源之一。这些数据包括药物的疗效、安全性、剂量反应关系等关键信息。在临床Ⅱ期、Ⅲ期和Ⅳ期试验中，药物经济学评价被广泛运用，通过增量成本－效果分析（ICEA）和长期Markov模型等方法，计算每增加一个临床效果所需的成本，并预测终身的临床和经济结果。临床试验数据不仅提供了药物的基本信息，还为后续的定价、补偿和预算影响分析提供了重要依据。

2. 电子病历

电子病历（EMR）是医疗信息化发展的产物，它包含了患者就诊的详细记录，包括诊断、治疗、检查结果、用药情况等。这些数据为药物经济学研究提供了丰富的真实世界证据。通过分析电子病历，可以评估药物在实际临床环境中的效果、安全性和成本效益。此外，电子病历还有助于发现不同治疗方案之间的差异，为优化临床路径和制定合理用药政策提供依据。

3. 医疗保险数据库

医疗保险数据库包含了大量患者的医疗报销记录和费用信息。这些数据对于评估药物的经济性具有重要意义。通过分析医疗保险数据库，可以了解药物在不同疾病状态下的使用频率、费用分布以及患者的预后情况。同时，这些数据还可以用于比较不同药物或治疗方案的成本效果，为制定药品报销目录和补偿政策提供科学依据。

（二）数据清洗与标准化流程

1. 数据清洗

数据清洗是大数据处理过程中的关键步骤，其目的是识别和纠正数据中的错误、重复和缺失值等问题。数据清洗包括以下几个步骤。

（1）数据分析：对原始数据进行初步分析，了解数据的整体情况和存在的问题。

（2）定义清洗策略：根据数据的特性和研究需求，制定数据清洗的策略和规则。

（3）搜寻并确定错误实例：通过技术手段和人工检查相结合的方式，找出数据中的错误实例。

（4）纠正错误：对发现的错误进行纠正，包括修改错误值、删除重复记录等。

（5）标准化：将数据转换为统一的格式和标准，以便后续的分析和处理。

2. 数据标准化

数据标准化是确保数据一致性和可比性的重要手段。在药物经济学研究中，数据标准化包括以下几个方面。

（1）变量命名和定义：确保不同数据源中的变量具有一致的命名和定义。

（2）数据格式转换：将不同格式的数据转换为统一的格式，如将文本数据转换为数值数据。

（3）缺失值处理：对缺失值进行填充或删除，以确保数据的完整性。

（4）异常值处理：对异常值进行识别和处理，以避免对研究结果产生干扰。

（三）隐私保护与伦理考量

1. 隐私保护

在大数据收集和处理过程中，隐私保护是至关重要的。药物经济学研究涉及大量患者的个人信息和医疗数据，必须严格遵守相关法律法规和伦理规范，确保患者的隐私权益不受侵犯。具体来说，可以采取以下措施来保护患者隐私：

（1）匿名化处理：在数据收集和处理过程中，对患者的个人信息进行匿名化处理，以确保无法追溯到具体个人。

（2）访问控制：对数据的访问权限进行严格限制，只有经过授权的研究人员才能访问相关数据。

（3）数据加密：对敏感数据进行加密处理，以防止数据在传输和存储过程中被泄露。

2. 伦理考量

药物经济学研究不仅涉及技术层面的问题，还涉及伦理层面的考量。在研究过程中，必须确保研究对象的知情同意和隐私保护，同时遵循科学研究的基本伦理原则。具体来说，可以采取以下措施来确保研究的伦理性。

（1）知情同意：在研究开始前，向研究对象充分说明研究目的、方法和可能的风险，并征得其知情同意。

（2）隐私保护：如前所述，采取一系列措施来保护患者的隐私权益。

（3）研究透明：将研究过程、方法和结果公开透明地呈现给同行和社会公众，接受监督和评价。

（4）避免利益冲突：确保研究人员在研究过程中不受任何利益冲突的干扰，以保证研究结果的客观性和公正性。

通过以上内容的详细阐述，可以看出大数据收集与处理技术在药物经济学研究与实践中的重要性。通过合理利用这些技术，不仅可以提高研究的效率和准确性，还能为医疗卫生决策提供科学、客观的依据。

三、大数据分析方法在药物经济学中的应用

（一）描述性分析

在药物经济学领域，大数据分析首先通过描述性分析揭示了药物使用的宏观特征和成本结构。这一步骤涉及收集和处理海量的医疗数据，包括但不限于电子病历、处方记录、医疗保险赔付数据等。利用高级统计软件和数据库管理系统，研究人员能够描绘出特定药物或药物类别的使用频率、持续时间、患者群体特征（如年龄、性别、共存疾病）以及地域分布。

进一步地，成本分布分析不仅关注药物本身的直接成本，还涵盖治疗过程中的间接成本，如住院费用、丧失工作日的成本等。通过聚类分析和分布拟合技术，可以识别成本异常高的患者群体或治疗方案，为后续的成本控制策略提供数据支持。此外，时间序列分析可用于评估政策变化或新药上市对药物使用量和成本趋势的影响。

（二）预测性分析

预测性分析是大数据在药物经济学中的高级应用，它利用机器学习算法，如随机森林、支持向量机、深度学习网络等，从历史数据中学习并预测未来的事件或结果。在疾病进展预测方面，通过分析患者的基因信息、生物标志物水平、历史医疗记录等，可以建立预测模型，识别出高风险患者群体，从而提前干预，延缓疾病进程，减少长期治疗成本。

药物疗效预测则侧重于个性化医疗，通过分析患者的个体差异（如基因变异、代谢速率）与药物反应之间的关系，为每位患者定制最佳治疗方案。这种预测不仅提高了治疗效果，还避免了不必要的药物使用，优化了资源配置。为了实现这一目标，集成学习方法、深度学习等复杂模型被广泛应用，以捕捉数据中的非线性关系和交互效应。

（三）优化决策分析

基于描述性和预测性分析的结果，优化决策分析旨在平衡治疗效果、安全性和成本，为政策制定者、医疗机构和患者提供科学决策依据。成本 – 效益分析（CBA）通过比较不同治疗方案的总成本与预期健康产出（常用质量调整生命年 QALY 衡量），评估其经济效率。结合敏感性分析和概率分析，可以进一步量化不确定性，提高决策的稳健性。

风险 – 收益评估则综合考虑药物治疗可能带来的益处与潜在风险，采用多准则决策分析（MCDA）等方法，将定量（如生存率、不良反应率）和定性（如患者偏好、社会影响）因素纳入考量，帮助决策者在不同治疗方案间做出最优选择。随着人工智能和自然语言处理技术的进步，这些分析过程正变得更加自动化和智能化，能够快速处理复杂数据，生成易于理解的报告，促进临床决策的科学性和透明度。

大数据分析方法在药物经济学中的应用，不仅深化了我们对药物使用、成本及疗效的理解，还为优化医疗资源分配、推动个性化医疗发展提供了强有力的支持。随着技术的不断进步和数据资源的日益丰富，这一领域的研究和实践将展现出更加广阔的前景。

四、案例分析

（一）大数据应用的案例展示

案例一：真实世界证据在药物经济学评价中的应用

近年来，随着大数据技术的飞速发展，真实世界证据（real-world evidence，RWE）在药物经济学评价中扮演着越来越重要的角色。以某新型抗肿瘤药物为例，该药物在上市前经过了严格的临床试验，但上市后其长期疗效、安全性以及在不同患者群体中的表现仍需进一步评估。为此，研究人员利用大数据平台，整合了多家医院的电子病历数据、医疗保险赔付数据以及患者随访数据，构建了该药物的真实世界研究数据库。

通过大数据分析，研究人员发现该药物在真实世界中的疗效与临床试验结果基本一致，但某些特定患者群体（如老年患者或存在多种共存疾病的患者）中的不良反应发生率较高。这一发现为临床医生和政策制定者提供了重要的参考信息，有助于他们更准确地把握该药物的适用人群和潜在风险。

案例二：基于大数据的成本－效益分析

另一个案例是关于某种慢性病治疗药物的成本－效益分析。研究人员利用大数据平台，收集了该药物在不同医疗机构、不同患者群体中的使用数据，以及与之相关的医疗成本、患者生活质量等数据。通过构建成本－效益分析模型，研究人员对该药物在不同治疗方案下的经济效率进行了评估。

分析结果显示，虽然该药物的直接成本较高，但由于其能够显著提高患者的生活质量并减少并发症的发生，因此从长期来看，其总成本效益比是较高的。这一发现为政策制定者和医疗机构提供了有力的证据，支持他们将该药物纳入医保目录或推荐给患者使用。

（二）案例中的数据处理方法、分析结果及其对决策的影响

1. 数据处理方法

在两个案例中，研究人员都采用了大数据平台进行数据整合和处理。他们首先利用数据库管理系统对原始数据进行清洗和标准化，以确保数据的质量和一致性。然后，利用数据挖掘和机器学习算法对数据进行深入分析，提取出有用的信息和模式。最后，通过构建模型对数据进行解释和预测。

2. 分析结果

两个案例的分析结果都显示了大数据在药物经济学研究中的巨大潜力。在案例一中，大数据分析帮助研究人员发现了药物在不同患者群体中的疗效和安全性差异，为临床决策提供了重要依据。在案例二中，大数据分析则揭示了药物在不

同治疗方案下的成本效益比，为政策制定者和医疗机构提供了有力的经济证据。

3. 对决策的影响

这些分析结果对临床决策、政策制定以及药物研发等方面都产生了深远影响。在临床决策方面，医生可以根据大数据分析的结果为患者制定更加个性化的治疗方案。在政策制定方面，政府和相关机构可以根据大数据分析的结果制定更加科学合理的医保政策和药物政策。在药物研发方面，大数据分析可以帮助研究人员更快地识别潜在的药物靶点和治疗方案，加速新药的研发进程。

大数据在药物经济学研究中发挥着越来越重要的作用。通过整合和分析海量数据，研究人员可以更加深入地了解药物的临床表现、经济效率以及在不同患者群体中的适用性，从而为临床决策、政策制定以及药物研发提供更加准确和有力的证据支持。

五、挑战与机遇

在药物经济学研究领域，随着大数据、人工智能等前沿技术的不断发展，虽然为药物经济评价提供了前所未有的机遇，但同时也面临着诸多挑战。

（一）数据质量与完整性问题

挑战： 数据是药物经济学研究的基础，然而，在实际操作中，数据质量与完整性问题一直是制约研究准确性的关键因素。数据质量问题包括但不限于数据录入错误、缺失值、异常值、数据不一致性等。此外，由于不同数据来源的差异性，数据的整合与标准化也面临挑战，可能导致数据在合并时出现偏差。数据的不完整性则可能导致分析结果存在偏差，甚至得出错误的结论。

机遇： 随着数据清洗、数据校验等技术的发展以及数据治理体系的完善，数据质量与完整性问题正在逐步得到解决。同时，大数据技术的广泛应用，使得研究人员能够获取到更加丰富、多元的数据，从而在一定程度上弥补数据不完整带来的问题。此外，通过机器学习等方法，可以对数据进行智能填充和预测，提高数据的完整性和准确性。

（二）跨机构数据共享障碍

挑战： 跨机构数据共享是药物经济学研究中的另一个重要挑战。由于不同机构之间的数据标准、数据格式、数据权限等存在差异，导致数据共享难度较大。此外，数据隐私和安全问题也是制约跨机构数据共享的关键因素。

机遇： 随着数据共享平台和数据交换协议的不断完善，跨机构数据共享正在逐步成为可能。例如，通过建立统一的数据标准和数据格式，可以实现不同机构之间的数据互操作性。同时，通过数据脱敏、数据加密等技术手段，可以在保护数据隐私和安全的前提下，实现数据的共享和交换。此外，区块链等分布式账本技术的应用，也为跨机构数据共享提供了新的解决方案。

（三）技术更新与人才培养需求

挑战： 随着大数据、人工智能等技术的快速发展，药物经济学研究方法和技术也在不断更新和迭代。然而，这些新技术的应用对研究人员的专业素养和技术能力提出了更高的要求。目前，市场上缺乏既懂药物经济学又懂大数据技术的复合型人才，这在一定程度上制约了新技术在药物经济学研究中的应用。

机遇： 面对技术更新的挑战，可以通过加强人才培养和引进来解决。一方面，高校和科研机构可以加强药物经济学与大数据、人工智能等领域的交叉学科教育，培养具有跨学科知识和技能的复合型人才。另一方面，企业和研究机构可以通过引进外部人才、开展内部培训等方式，提升研究人员的专业素养和技术能力。同时，通过建立跨学科的合作团队，可以实现不同领域之间的知识共享和技术交流，推动药物经济学研究的创新和发展。

（四）未来发展趋势：实时数据分析、个性化医疗经济评估

随着物联网、移动医疗等技术的快速发展，实时数据分析在药物经济学研究中的应用将越来越广泛。通过实时监测患者的生理指标、用药情况等信息，可以实现对药物疗效和安全性的实时评估，为临床决策提供及时、准确的数据支持。同时，随着精准医疗和个性化医疗的发展，个性化医疗经济评估将成为未来药物经济学研究的重要方向。通过结合患者的基因信息、临床特征等信息，可以为患者制定个性化的治疗方案，并对其进行经济评估，以优化资源配置和提高治疗效果。

然而，实时数据分析和个性化医疗经济评估也面临着诸多挑战，如数据实时性、数据准确性、数据隐私等问题。因此，在推动这些新技术应用的过程中，需要充分考虑这些问题，并采取相应的措施加以解决。

药物经济学研究在面临挑战的同时，也孕育着巨大的机遇。通过加强数据质量管理、推动跨机构数据共享、加强人才培养和技术更新以及探索实时数据分析和个性化医疗经济评估等新技术应用，可以推动药物经济学研究的不断创新和发展。

第二节　人工智能技术助力药物经济学模型构建

一、人工智能的概念与影响

（一）人工智能（AI）的定义与分类

1.定义　人工智能（artificial intelligence，AI）是指由计算机系统所表现出的

智能行为，它模拟、延伸和扩展了人的智能。AI 技术通过学习和推理，能够完成复杂的任务，如图像识别、语音识别、自然语言处理等，甚至在某些方面超越了人类的智能水平。

2.**分类**　AI 技术可以根据其功能和实现方式分为多个类别，主要包括：

（1）弱人工智能（narrow AI）：专注于特定任务或领域的人工智能，如图像识别、语音识别等。这类 AI 系统通常只能处理特定类型的问题，无法像人类一样进行广泛的思考和决策。

（2）强人工智能（general AI）：具有与人类相似的智能水平，能够执行任何智力任务的人工智能。目前，强人工智能仍处于理论研究和实验阶段，尚未实现广泛应用。

（3）超级智能（superintelligence）：在智力上远超人类的人工智能，能够解决人类无法解决的问题。超级智能的实现还面临诸多技术和伦理挑战，目前仍处于科幻和理论探讨阶段。

在药物经济学研究中，主要关注的是弱人工智能技术在模型构建和优化方面的应用。

（二）AI 技术在医疗健康领域的广泛应用

AI 技术在医疗健康领域的应用日益广泛，涵盖了诊断、治疗、预防、健康管理等多个方面。以下是一些典型应用。

1.**辅助诊断**　AI 技术可以通过分析医学影像资料（如 X 光片、CT 扫描等）来辅助医生进行疾病诊断。例如，深度学习算法可以识别肿瘤、病变等异常特征，提高诊断的准确性和效率。

2.**个性化治疗**　基于患者的基因信息、临床特征等数据，AI 技术可以为患者制定个性化的治疗方案。这有助于优化治疗效果，减少不必要的药物使用，降低医疗成本。

3.**药物研发**　AI 技术可以加速药物研发过程，通过模拟药物与生物体的相互作用，预测药物的疗效和安全性。这有助于缩短药物研发周期，降低研发成本。

4.**健康管理**　AI 技术可以实时监测患者的生理指标，如心率、血压等，及时发现异常情况并提醒患者就医。此外，AI 技术还可以根据患者的健康数据提供个性化的健康建议，帮助患者改善生活方式，预防疾病发生。

在药物经济学研究中，AI 技术的应用有助于更准确地评估药物的成本效益，为政策制定者和医疗机构提供科学依据。

（三）AI 技术对药物经济学模型构建的潜在影响

AI 技术对药物经济学模型构建的潜在影响主要体现在以下几个方面。

1. 提高模型精度　AI 技术可以通过分析大量数据，发现数据之间的复杂关系，从而构建更加精确的药物经济学模型。这有助于更准确地预测药物的成本效益，为决策提供更加可靠的支持。

2. 优化模型结构　AI 技术可以根据数据特征自动选择最优的模型结构，避免人为选择模型结构带来的主观性和不确定性。这有助于提高模型的泛化能力，使其在不同情境下都能保持较好的预测性能。

3. 加速模型构建过程　AI 技术可以自动化处理数据预处理、特征选择、模型训练等繁琐步骤，从而大大缩短模型构建的时间。这有助于研究人员更快地获得研究结果，为政策制定和临床实践提供及时支持。

4. 推动模型创新　AI 技术的不断发展为药物经济学模型的创新提供了新的思路和方法。例如，通过结合深度学习、强化学习等先进技术，可以构建更加复杂、更加智能的药物经济学模型，以应对日益复杂的医疗环境和经济挑战。

AI 技术在药物经济学模型构建中的应用具有广阔的前景和巨大的潜力。随着技术的不断进步和应用的深入拓展，AI 技术将为药物经济学研究提供更加有力、更加智能的支持。

二、人工智能技术在药物经济学模型中的应用

在药物经济学研究中，人工智能（AI）技术正逐渐展现出其强大的潜力，通过改进模型构建、提高预测精度和优化决策过程，为药物经济评价提供了新的视角和方法。以下是 AI 技术在药物经济学模型中的几个关键应用。

（一）机器学习：算法选择、模型训练与验证

1. 算法选择

机器学习算法是 AI 技术中的基础，它们能够从大量数据中学习并自动提取特征，以预测或分类新的数据点。在药物经济学模型中，常用的机器学习算法包括逻辑回归、支持向量机、决策树、随机森林和梯度提升机等。选择哪种算法取决于数据的性质、模型的复杂性和预测目标。

2. 模型训练与验证

一旦选择了合适的算法，就需要使用历史数据进行模型训练。这个过程涉及将数据集分为训练集和验证集（或测试集），以便在训练过程中调整模型参数，并在验证集上评估模型的性能。交叉验证是一种常用的技术，它通过将数据集分成多个子集并轮流用作训练和验证集，来提高模型的泛化能力。

在药物经济学中，机器学习模型可以用于预测药物的成本效益、患者的治疗反应或疾病进展等。通过不断优化模型参数和特征选择，可以提高预测的准确性和可靠性。

（二）深度学习：神经网络在药物效果预测中的应用

深度学习是机器学习的一个分支，它使用深层神经网络来模拟人脑的学习过程。在药物经济学中，深度学习模型可以用于预测药物的效果、安全性以及患者对不同治疗方案的反应。

1. 神经网络结构 深度学习模型，如卷积神经网络（CNN）和循环神经网络（RNN），可以处理高维数据和非线性关系。在药物效果预测中，这些模型可以从大量的生物标志物、基因表达数据、临床特征等中提取有用的信息，并生成准确的预测结果。

2. 训练与优化 深度学习模型的训练需要大量的数据和计算资源。在训练过程中，通过反向传播算法调整网络权重，以最小化预测误差。此外，正则化技术（如 dropout、权重衰减）和早停策略等被用于防止过拟合，提高模型的泛化能力。

（三）自然语言处理：从文献中提取药物经济学信息

自然语言处理（NLP）是 AI 技术中用于理解和生成人类语言的一个分支。在药物经济学研究中，NLP 技术可以从大量的医学文献、临床试验报告和政策文件中提取有用的信息，如药物成本、治疗效果、不良反应等。

1. 信息抽取 NLP 技术，如命名实体识别（NER）和关系抽取，可以自动识别文本中的关键信息，并将其结构化存储。这有助于研究人员快速获取所需的数据，减少手动提取的时间和成本。

2. 文本分析与挖掘 NLP 技术还可以用于文本分析和挖掘，以发现潜在的趋势、关联和模式。例如，通过情感分析技术，可以评估公众对某种药物或治疗方案的看法和态度，为政策制定者提供有价值的参考。

（四）强化学习：优化药物使用策略与成本控制

强化学习是一种机器学习范式，其中智能体通过与环境互动来学习最佳行为策略。在药物经济学中，强化学习模型可以用于优化药物使用策略，以最大化治疗效果并最小化成本。

1. 策略优化 强化学习模型通过试错法来学习最佳策略。在药物经济学中，这可以涉及调整药物剂量、治疗频率或选择替代药物等决策。通过模拟不同的治疗场景和成本结构，强化学习模型可以找到最优的药物使用策略，以实现成本效益最大化。

2. 实时决策支持　强化学习模型还可以提供实时的决策支持。例如，在临床试验中，模型可以根据患者的实时生理数据和治疗效果来调整治疗方案，以提高治疗成功率并降低不良事件的风险。

AI 技术在药物经济学模型中的应用为研究人员提供了强大的工具和方法，以改进模型构建、提高预测精度和优化决策过程。随着技术的不断进步和应用场景的拓展，AI 技术将在药物经济学研究中发挥越来越重要的作用。

三、人工智能模型的构建与优化

在药物经济学研究中，利用人工智能（AI）技术构建和优化模型是提高预测准确性、指导决策制定和提升资源利用效率的关键步骤。以下详细阐述了 AI 模型构建与优化过程中的关键环节，包括数据预处理与特征工程、模型选择与参数调优以及解释性增强。

（一）数据预处理与特征工程

1. 数据预处理　数据预处理是 AI 模型构建的首要步骤，旨在提高数据质量，确保模型训练的有效性和准确性。这包括数据清洗（如处理缺失值、异常值和重复数据）、数据转换（如标准化、归一化）和数据集成（如合并多个数据源的信息）。在药物经济学中，数据预处理尤为重要，因为医疗数据往往包含大量噪声和不确定性，需要精心处理以确保模型能够准确捕捉药物成本效益的关键特征。

2. 特征工程　特征工程是构建高效 AI 模型的关键环节，涉及从原始数据中提取、选择和创建对模型预测性能有显著影响的特征。在药物经济学模型中，特征可能包括患者的年龄、性别、疾病严重程度、既往病史、药物剂量、治疗周期、成本效益比等。通过特征选择（识别最相关特征）、特征提取（从原始数据中生成新特征）和特征构造（结合多个特征形成复合特征），可以显著提升模型的预测能力和鲁棒性。

（二）模型选择与参数调优

1. 模型选择　选择合适的 AI 模型是构建高效预测系统的关键。在药物经济学中，常用的模型包括线性回归、逻辑回归、决策树、随机森林、梯度提升机、支持向量机和神经网络等。模型的选择应基于数据的性质（如线性关系、非线性关系、分类问题或回归问题）、模型的解释性需求以及计算资源的可用性。

2. 参数调优　参数调优是通过调整模型的内部参数来优化其性能的过程。这通常涉及网格搜索、随机搜索或贝叶斯优化等策略，以在参数空间中寻找最佳配置。在药物经济学模型中，参数调优对于提高预测精度、减少过拟合和增强模型的泛化能力至关重要。

（三）解释性增强：提高模型结果的透明度与可理解性

1. 解释性需求 尽管 AI 模型在预测性能方面表现出色，但其"黑箱"特性往往限制了其在药物经济学研究中的应用。为了提高模型的透明度和可理解性，需要采用解释性增强技术。这有助于决策者理解模型预测背后的逻辑，从而更加信任并采纳模型结果。

2. 解释性增强技术 解释性增强技术包括全局解释（如特征重要性评分、部分依赖图）和局部解释（如 LIME、SHAP）。全局解释提供了对整个模型行为的全面理解，而局部解释则专注于特定预测或数据点的解释。此外，可视化技术（如热力图、散点图）也是提高模型解释性的有效手段。通过结合这些技术，可以显著提升 AI 模型在药物经济学研究中的可解释性和可信度。

AI 模型的构建与优化是药物经济学研究中的核心环节。通过精心的数据预处理与特征工程、合理的模型选择与参数调优以及有效的解释性增强技术，可以构建出高效、准确且易于理解的 AI 模型，为药物经济评价提供有力支持。

四、实践案例

在药物经济学领域，人工智能（AI）技术的应用正逐步展现其巨大的潜力，通过改进模型构建流程、提升预测精度及增强决策支持能力，为药物研发、定价、报销政策制定等多个环节带来了革新。以下将分享两个利用 AI 技术改进药物经济学模型的实践案例，并深入分析其中的技术细节、模型性能提升及其对决策支持的具体作用。

（一）分享利用 AI 技术改进药物经济学模型的实例

案例一：基于深度学习的癌症治疗方案成本效益预测

在本案例中，研究人员利用深度学习技术构建了一个预测模型，旨在评估不同癌症治疗方案的成本效益。该模型整合了患者的临床特征（如年龄、性别、肿瘤分期、基因突变状态等）、治疗方案的具体信息（如药物种类、剂量、治疗周期等）以及历史成本数据。通过深度神经网络（DNN）的强大学习能力，模型能够捕捉到复杂的非线性关系，并准确预测不同治疗方案在特定患者群体中的成本效益。

案例二：结合自然语言处理与机器学习的药物经济学信息提取

另一个案例聚焦于利用自然语言处理（NLP）与机器学习技术，从海量的医学文献、临床试验报告及政策文件中自动提取药物经济学相关信息。研究人员开发了一个端到端的 NLP 系统，该系统能够识别并提取关键信息，如药物成本、治疗效果、不良反应发生率等。随后，这些信息被用于训练机器学习模型，以预测新药上市后的市场潜力、成本效益及潜在的社会经济影响。

（二）分析案例中的技术细节、模型性能提升及其对决策支持的作用

1. 技术细节分析

（1）深度学习模型架构：在案例一中，研究人员采用了深度神经网络（DNN）作为核心架构，通过多层隐藏层来捕捉数据中的非线性关系。此外，还引入了正则化技术（如 dropout）和早停策略来防止过拟合，确保模型的泛化能力。

（2）NLP 与机器学习结合：在案例二中，NLP 系统首先利用命名实体识别（NER）和关系抽取技术来识别文本中的关键信息。随后，这些信息被输入到机器学习模型中，如随机森林或梯度提升机，以进行进一步的分类或回归任务。

2. 模型性能提升

（1）预测精度提高：在两个案例中，AI 模型的预测精度均显著优于传统方法。深度学习模型在案例一中准确预测了不同治疗方案的成本效益，而 NLP 与机器学习结合的系统在案例二中成功提取了关键药物经济学信息，为后续的预测提供了坚实基础。

（2）处理复杂数据：AI 模型在处理高维数据、非线性关系及缺失值等复杂情况时表现出色，有效克服了传统方法在数据预处理和特征选择方面的局限性。

3. 对决策支持的作用

（1）优化资源配置：通过准确预测不同治疗方案的成本效益，决策者可以更加科学地分配医疗资源，确保有限的资源得到最大化利用。

（2）加速新药研发：NLP 系统能够自动提取药物经济学信息，为新药研发提供快速、全面的数据支持，有助于缩短研发周期并降低失败风险。

（3）制定合理定价策略：基于 AI 模型的预测结果，制药企业可以更加精准地评估新药的市场潜力及成本效益，从而制定合理的定价策略。

AI 技术在药物经济学模型构建中的应用不仅提升了模型的预测精度和处理复杂数据的能力，还为决策者提供了更加科学、全面的数据支持，有助于优化资源配置、加速新药研发及制定合理定价策略。这些实践案例充分展示了 AI 技术在药物经济学研究中的广阔前景和巨大潜力。

五、面临的挑战与应对策略

在利用人工智能技术（AI）构建药物经济学模型的过程中，尽管取得了诸多进展，但仍面临着一系列挑战。这些挑战不仅关乎技术层面，还涉及法规、伦理及跨学科合作等多个方面。以下将详细阐述这些挑战及其应对策略。

（一）数据偏差与过拟合问题

1.挑战描述

数据偏差是 AI 模型构建中的常见问题，它可能导致模型在特定数据集上表现良好，但在实际应用中却效果不佳。过拟合则是模型在训练数据上表现得过于复杂，以至于无法泛化到新的、未见过的数据。在药物经济学研究中，这些问题尤为突出，因为医疗数据往往具有高度的异质性、不完整性和不确定性。

2.应对策略

（1）数据预处理与增强：在模型训练前，对数据进行彻底的清洗、转换和增强，以减少偏差并提高数据的代表性。这包括处理缺失值、异常值、数据不平衡等问题。

（2）正则化与模型简化：通过引入正则化项（如 L1、L2 正则化）或使用更简单的模型结构（如线性回归、决策树等），来限制模型的复杂度，防止过拟合。

（3）交叉验证与独立测试集：采用交叉验证方法评估模型的泛化能力，并使用独立的测试集来验证模型的性能。这有助于识别并纠正模型在特定数据集上的过拟合问题。

（二）模型验证与外部性检验

1.挑战描述

模型验证是确保 AI 模型在实际应用中有效性和可靠性的关键步骤。然而，在药物经济学研究中，模型验证往往受到数据稀缺性、外部性检验困难等因素的限制。外部性检验是指模型在不同于训练数据的情境下的表现，这对于评估模型的泛化能力和鲁棒性至关重要。

2.应对策略

（1）多源数据融合与验证：整合来自不同来源、不同时间段的数据，以丰富验证集的内容，提高验证结果的可靠性。

（2）模拟实验与敏感性分析：通过模拟实验来评估模型在不同条件下的表现，并进行敏感性分析以识别影响模型性能的关键因素。

（3）真实世界数据验证：利用真实世界数据（如电子健康记录、医保数据等）对模型进行验证，以评估其在实际应用中的效果。

（三）法规遵从与伦理审查

1.挑战描述

在利用 AI 技术进行药物经济学研究时，必须严格遵守相关的法律法规和伦理规范。这包括数据隐私保护、知识产权管理、伦理审查等方面的要求。然而，随着 AI 技术的快速发展和应用的不断扩展，现有的法规体系可能无法完全覆盖所有新的应用场景和技术挑战。

2. 应对策略

（1）建立合规框架：制定详细的合规框架和操作规程，确保 AI 模型的开发、部署和使用符合相关法律法规和伦理规范的要求。

（2）加强伦理审查：在模型开发阶段就进行伦理审查，确保研究目的、数据收集和处理方法、模型应用等符合伦理原则。

（3）持续监测与更新：随着法规环境的变化和技术的发展，持续监测合规性并更新合规框架和操作规程。

（四）促进跨学科合作与知识共享

1. 挑战描述

药物经济学研究涉及多个学科领域的知识和技术，包括医学、经济学、统计学、计算机科学等。然而，不同学科之间的壁垒和沟通障碍可能导致知识共享和合作受阻，从而影响 AI 模型在药物经济学研究中的应用效果。

2. 应对策略

（1）建立跨学科团队：组建跨学科的研究团队，将不同领域的专家聚集在一起，共同解决药物经济学研究中的挑战。

（2）促进知识交流：通过举办学术会议、研讨会、工作坊等活动，促进不同学科之间的知识交流和合作。

（3）建立知识共享平台：建立在线知识共享平台或数据库，方便研究人员访问和共享相关数据、模型和研究成果。

利用人工智能技术构建药物经济学模型面临着数据偏差与过拟合问题、模型验证与外部性检验、法规遵从与伦理审查以及跨学科合作与知识共享等挑战。通过采取上述应对策略，可以逐步克服这些挑战，推动 AI 技术在药物经济学研究中的广泛应用和深入发展。

第八章　药物经济学研究的政策影响与社会价值

第一节　药物经济学对卫生政策制定的贡献

一、理论基础与框架构建

（一）整合多维度信息

1. 综合考量　药物经济学评价不仅仅关注药物或医疗服务的直接成本，还综合考虑了效果、效用、患者生活质量、社会影响等多维度信息，为政策制定提供了更为全面和深入的视角。

2. 跨学科融合　通过整合流行病学、临床医学、公共卫生、经济学等多个学科的知识和方法，药物经济学评价能够更准确地评估不同卫生政策的潜在影响。

（二）决策支持与优先级设定

1. 科学依据　药物经济学评价为卫生政策制定者提供了基于数据的科学决策支持，有助于在资源有限的情况下做出最优选择。

2. 优先级排序　通过比较不同备选方案的成本效果，药物经济学评价能够帮助政策制定者确定哪些药物或服务应该优先得到支持，从而优化资源配置，提高医疗服务效率。

（三）政策评估与调整

1. 预测与评估　在制定新的卫生政策或调整现有政策前，药物经济学评价可以预测政策的经济影响，包括成本节约、效益提升、社会福祉改善等方面，为政策评估提供重要依据。

2. 动态调整　随着医疗技术的进步、人口结构的变化以及社会经济条件的发展，药物经济学评价能够持续跟踪评估政策效果，为政策的适时调整和优化提供数据支持。

（四）促进国际合作与标准化

1. 国际比较　药物经济学评价方法和模型在国际间的广泛应用，为跨国卫生政策制定提供了共同的语言和标准，促进了国际间的交流与合作。

2. 标准制定　通过参与国际药物经济学研究网络、制定国际指南和标准，药物经济学评价有助于推动全球卫生政策的协同与一致，提高全球卫生治理水平。

药物经济学评价在卫生政策制定中发挥着至关重要的作用，不仅提供了科学依据和决策支持，还促进了资源的优化配置、政策的持续改进以及国际间的合作与交流。在本书的后续章节中，我们将进一步探讨药物经济学研究在政策制定、社会福利优化以及健康产业可持续发展等方面的具体应用和影响。

二、政策案例分析

在本节中，我们将通过分析国内外几个典型政策案例，具体阐述药物经济学研究在卫生政策制定过程中的应用和影响。这些案例包括药品定价政策、医保目录调整以及罕见病药物保障政策，它们分别代表了药物经济学在不同政策领域的实际应用。

（一）药品定价政策

1. 背景与挑战　药品定价一直是各国政府面临的重要挑战之一。过高的药品价格可能导致患者负担加重，影响医疗服务的可及性和公平性；而过低的药品价格则可能抑制制药企业的创新动力，影响药品的研发和生产。

2. 药物经济学应用　在药品定价政策制定过程中，药物经济学研究通过成本－效益分析、成本－效果分析等方法，评估不同药品的经济价值和社会效益。这些评估结果可以为政府制定合理的药品价格提供参考，确保药品价格既能反映其真实成本，又能体现其对社会健康的贡献。

3. 影响与效果　通过药物经济学研究，政府可以更加科学、合理地制定药品定价政策，平衡患者、制药企业和医保基金等多方利益，提高医疗服务的可及性和公平性。

（二）医保目录调整

1. 背景与挑战　医保目录的调整涉及医保基金的支出结构、患者的医疗费用负担以及医疗服务的提供等多个方面。如何确保医保目录的调整既符合医学进步的需求，又能够控制医保基金的支出，是各国政府面临的难题。

2. 药物经济学应用　在医保目录调整过程中，药物经济学研究通过比较不同药品的成本效果、成本效用等指标，为政府提供科学的决策依据。这些研究可以帮助政府识别哪些药品具有较高的性价比，应该被纳入医保目录；哪些药品虽然价格较高，但因其显著的疗效和患者需求，也应得到医保基金的支持。

3. 影响与效果　通过药物经济学研究，政府可以更加精准地调整医保目录，确保医保基金的支出更加合理、高效。同时，这也有助于提高患者的医疗保障水平，减轻患者的医疗费用负担。

（三）罕见病药物保障政策

1. 背景与挑战　罕见病患者人数较少，但治疗费用高昂，给个人、家庭和社会带来了巨大的经济负担。如何为罕见病患者提供有效的药物保障，是各国政府面临的重要挑战。

2. 药物经济学应用　在罕见病药物保障政策制定过程中，药物经济学研究通过评估罕见病药物的成本效果、患者生活质量改善等指标，为政府提供决策支持。这些研究可以帮助政府识别哪些罕见病药物具有较高的性价比和社会效益，应该得到政府的支持或补贴。

3. 影响与效果　通过药物经济学研究，政府可以更加有针对性地制定罕见病药物保障政策，提高罕见病患者的医疗保障水平。同时，这也有助于激励制药企业研发更多针对罕见病的创新药物，满足患者的治疗需求。

药物经济学研究在卫生政策制定过程中发挥着重要作用。通过深入分析国内外典型政策案例，我们可以看到药物经济学研究在药品定价政策、医保目录调整以及罕见病药物保障政策等方面的具体应用和影响。这些案例不仅展示了药物经济学研究的实践价值，也为未来卫生政策的制定提供了有益的参考和借鉴。

三、政策改进建议

在深入探讨了药物经济学对卫生政策制定的贡献后，本节将基于现有研究的不足，提出如何通过药物经济学研究进一步完善卫生政策的建议。这些建议旨在促进药物经济学研究的深入发展，加强其在卫生政策制定中的应用，从而更有效地提升公众健康水平和社会福利。

（一）加强跨学科合作与数据共享

1. 建议内容　鼓励药物经济学、流行病学、临床医学、公共卫生、经济学等多学科专家之间的紧密合作，共同开展跨学科研究。同时，建立数据共享机制，促进研究数据的开放和透明，以便更全面地评估药物的经济价值和社会效益。

2. 实施策略　政府和相关机构可以设立跨学科研究基金，支持多领域专家共同开展药物经济学研究。此外，建立统一的数据标准和共享平台，促进研究数据的互通互联，提高数据利用效率和准确性。

（二）提升研究质量和透明度

1. 建议内容　加强药物经济学研究的方法学培训，提高研究人员的专业素养和研究质量。同时，增加研究的透明度，包括研究设计、数据收集、分析方法、结果解释等各个环节，以便其他研究人员和决策者能够理解和验证研究结果。

2.**实施策略** 政府和相关机构可以组织定期的培训和研讨会,邀请国内外专家分享最新的研究方法和经验。此外,建立研究质量评估体系,对药物经济学研究进行定期审查和评估,确保研究结果的可靠性和有效性。

(三)强化政策制定与评估的参与度

1.**建议内容** 在政策制定和评估过程中,增加药物经济学专家的参与度,确保政策能够充分考虑药物的经济价值和社会效益。同时,建立反馈机制,及时收集政策实施过程中的问题和建议,以便对政策进行持续改进和优化。

2.**实施策略** 政府和相关机构可以设立专门的政策咨询委员会,邀请药物经济学专家参与政策制定和评估工作。此外,建立政策实施效果的监测和评估体系,定期收集和分析政策实施过程中的数据和信息,为政策的持续改进提供依据。

(四)推动国际合作与交流

1.**建议内容** 加强与国际药物经济学研究机构和专家的交流与合作,学习借鉴国际先进的研究方法和经验。同时,积极参与国际药物经济学研究网络和合作项目,共同推动全球卫生政策的协同与优化。

2.**实施策略** 政府和相关机构可以与国际组织、研究机构等建立合作关系,共同开展跨国药物经济学研究。此外,积极参与国际学术会议和研讨会,分享国内研究成果和经验,提高国际影响力。

通过加强跨学科合作与数据共享、提升研究质量和透明度、强化政策制定与评估的参与度以及推动国际合作与交流等建议的实施,可以进一步完善卫生政策制定中的药物经济学研究体系。这将有助于提升公众健康水平和社会福利,实现更加公平、高效和可持续的卫生系统发展。

第二节 社会福利与资源分配的优化作用

一、社会福利最大化

药物经济学通过其独特的方法论框架,即成本－效益分析、成本－效果分析和最小成本分析等,对药物的经济价值进行全面评估。这一过程不仅涉及直接医疗成本(如药品费用、治疗费用),还包括间接成本(如因病导致的生产力损失),从而提供了一个更为全面和长远的视角来审视药物的社会经济价值。

(一)评估药物的经济价值

药物经济学研究首先识别并量化药物在改善患者健康状况、延长生命年限或减少疾病负担方面的直接效益。同时，它还考虑药物使用对社会经济活动的正面影响，比如减少因病缺勤、提高劳动生产率等间接效益。这种综合评估有助于决策者识别出那些能够以较低成本实现较大健康收益的药物或治疗方案。

（二）确保医疗资源有效利用

在医疗资源有限的情况下，药物经济学研究为政策制定者提供了科学的决策支持。通过对不同药物或治疗方案的成本效益比较，政策可以优先投资于那些性价比最高的医疗干预措施，从而确保每一份医疗资源都能带来最大的社会健康收益。这不仅有助于缓解医疗系统的财政压力，还能提升整体医疗服务的效率和质量。

（三）平衡医疗成本与效果

药物经济学研究强调在控制医疗成本的同时，不牺牲治疗效果。它鼓励开发和使用高效低耗的医疗技术和服务模式，如基于价值的医疗服务支付体系，激励医疗机构和医生提供更高性价比的治疗方案。这种平衡策略对于维持医疗系统的可持续性至关重要，也是实现全民健康覆盖目标的关键。

（四）提升公众健康水平

通过优化药物和治疗方案的选择，药物经济学研究间接促进了公众健康水平的提升。它不仅帮助个体患者获得更有效、更经济的治疗，还通过影响公共卫生政策，推动整个社会的健康改善。例如，优先投资于预防性和早期干预措施，可以有效降低长期医疗支出，同时显著提高人口的健康水平和预期寿命。

药物经济学在卫生政策制定中的贡献，主要体现在通过科学评估药物的经济价值，指导有限医疗资源的合理分配，以实现社会福利的最大化。这一过程不仅体现了对个体患者利益的关怀，也彰显了对社会整体健康福祉的深远考量。

二、资源分配效率

在卫生资源有限的世界中，如何高效、公平地分配这些资源是各国政府和卫生系统面临的重大挑战。药物经济学作为一门应用经济学分支，为这一挑战提供了科学而实用的解决方案。它通过评估药物和治疗方案的成本效益，指导资源的合理配置，旨在减少浪费，提高医疗服务的可及性和公平性。以下将结合具体国家或地区的实践，分析资源分配优化的成功案例与挑战。

（一）资源分配效率的核心原则

1. 成本效益最大化　药物经济学研究通过成本－效益分析（CBA）、成本－

效果分析（CEA）等方法，比较不同药物或治疗方案的成本与效果，优先投资于那些能够以较低成本实现较大健康收益的项目。这不仅有助于节约有限的医疗资源，还能提高整体医疗服务的性价比。

2.**证据为基础的决策**　药物经济学研究强调基于高质量证据进行决策。这包括临床试验数据、流行病学研究、患者偏好调查等，确保资源分配决策的科学性和合理性。

3.**公平性与可及性**　药物经济学研究关注不同人群的健康需求和资源获取能力，通过政策调整确保医疗资源能够公平地分配给最需要的人群，提高医疗服务的可及性。

（二）成功案例

1.**英国 NICE 决策体系**　英国国家卫生与临床优化研究所（NICE）是药物经济学在资源分配方面的典范。NICE 通过系统评价和成本－效益分析，为英国 NHS（国家医疗服务体系）提供关于药物、治疗方法和医疗技术的推荐意见。这一体系有效平衡了医疗成本与健康收益，确保了医疗资源的合理分配，提高了医疗服务的效率和质量。

2.**澳大利亚 PBS 改革**　澳大利亚药品福利计划（PBS）通过药物经济学评估，将成本效益高的药物纳入报销范围，降低了患者负担，提高了药品的可及性。同时，PBS 还通过价格谈判和仿制药政策，控制了药品费用，为澳大利亚卫生系统节约了大量资源。

（三）面临的挑战

1.**数据可用性与质量**　药物经济学研究依赖于高质量的数据，包括成本数据、效果数据和患者偏好数据。然而，在许多国家和地区，这些数据可能并不完整或难以获取，限制了药物经济学研究的准确性和实用性。

2.**利益相关者的协调**　药物经济学研究往往涉及多方利益相关者，包括政府、医疗机构、制药企业、患者组织等。这些利益相关者之间可能存在利益冲突，导致决策过程复杂且耗时。

3.**政策实施与监管**　即使有了科学的药物经济学评估结果，政策实施和监管也可能面临挑战。例如，政策制定者可能因政治压力或经济利益而偏离科学决策，导致资源分配效率低下。

药物经济学在指导资源合理分配、提高医疗服务可及性和公平性方面发挥着重要作用。通过结合具体国家或地区的实践案例，我们可以看到药物经济学在资源分配优化方面的成功与挑战。未来，随着数据质量的提升、利益相关者的协调机制的完善以及政策实施与监管的加强，药物经济学将在促进全球卫生系统可持续发展方面发挥更加积极的作用。

三、长期影响评估

药物经济学研究在预测和评估卫生政策的长期社会经济效益方面，通过深入分析药物的成本、效果、安全性和可持续性，药物经济学为政策制定者提供了科学依据，可以制定出既能满足当前需求，又能兼顾未来发展的卫生政策。以下将详细阐述药物经济学研究在这一领域的作用。

（一）长期成本 – 效益分析

药物经济学研究通过构建长期成本效益模型，预测不同药物或治疗方案在未来一段时间内的成本效益。这种分析不仅考虑了直接医疗成本，如药品费用、治疗费用等，还涵盖了间接成本，如因病导致的生产力损失、家庭和社会照顾成本等。通过比较不同方案的长期成本效益，政策制定者可以优先投资于那些性价比高的药物或治疗方案，从而节约医疗资源，提高整体社会福利。

（二）健康影响评估

药物经济学研究还关注药物或治疗方案对患者健康状况的长期影响。通过收集和分析临床数据、流行病学研究等，药物经济学可以评估不同药物或治疗方案在改善患者生活质量、延长生命年限、减少旧病复发等方面的效果。这些评估结果有助于政策制定者了解不同方案对患者健康的长期影响，从而制定出更加科学合理的卫生政策。

（三）社会经济效益分析

除了直接的健康影响外，药物经济学研究还关注卫生政策的长期社会经济效益。这包括药物或治疗方案对劳动力市场、社会生产力、社会福利体系等方面的影响。通过构建社会经济效益模型，药物经济学可以预测不同政策方案在未来一段时间内对社会的整体贡献。这些预测结果有助于政策制定者了解政策的长期社会经济效益，从而制定出更加符合社会需求的卫生政策。

（四）政策可持续性分析

在卫生政策制定中，可持续性是一个不可忽视的问题。药物经济学研究通过评估不同政策方案的长期财务可持续性、社会接受度和政策适应性等方面，为政策制定者提供了关于政策可持续性的重要信息。这些信息有助于政策制定者了解政策的长期影响，从而制定出更加稳健和可持续的卫生政策。

（五）案例分析

为了更好地理解药物经济学研究在预测和评估卫生政策长期社会经济效益方面的作用，我们可以分析一些具体的案例。例如，某国政府通过药物经济学研究，发现某种新型药物在治疗某种罕见病方面具有显著的长期成本效益。基于这一研究结果，政府决定将该药物纳入国家医保目录，从而提高了该罕见病患者的医疗保障水平。这一案例充分展示了药物经济学研究在卫生政策制定中的重要作用。

药物经济学研究在预测和评估卫生政策的长期社会经济效益方面发挥着重要作用。通过深入分析药物的成本、效果、安全性和可持续性等方面，药物经济学为政策制定者提供了科学依据，以制定出更加科学合理、稳健可持续的卫生政策。这些政策不仅有助于提高患者的医疗保障水平，还能促进社会的整体福祉和可持续发展。

第三节　推动健康产业可持续发展的意义

一、创新药物研发激励

新药研发过程漫长且成本高昂，伴随着高风险，这往往成为制约创新的重要因素。药物经济学作为一门应用经济学分支，通过综合评估药物的成本效益、成本效果或成本效用，为卫生政策制定者、制药企业、医疗保险机构及患者提供了科学决策的依据，从而在激励创新药物研发方面发挥着不可替代的作用。

1. 影响新药研发投资决策

药物经济学评价通过量化分析新药的长期经济效益和社会价值，为制药企业的投资决策提供了重要参考。一方面，它帮助企业识别具有市场潜力的治疗领域，优先投资于那些能够满足未满足的医疗需求、预期能够带来显著健康改善的新药项目。另一方面，通过预测新药上市后可能面临的市场接受度、支付方意愿及潜在竞争态势，药物经济学评估能够协助企业制定合理的研发预算和市场策略，降低投资风险。

2. 促进高效、经济药物的研发

在资源有限的情况下，卫生系统需要确保每一笔医疗支出都能带来最大的健康产出。药物经济学通过比较不同治疗方案的成本效益，强调了高效、经济药物的重要性。这不仅促使制药企业在研发阶段就注重药物的性价比，通过优化分子设计、生产工艺等方式降低成本，还鼓励开发针对罕见病、慢性病等具有重大公共卫生意义但治疗成本高昂的新药。

3. 合理的定价与报销机制设计

为了激励创新，政策制定者需建立一套既鼓励新药研发又保障公众可负担性的定价与报销机制。药物经济学评估为此提供了科学依据，通过设定基于价值的定价策略，确保新药价格与其带来的健康收益相匹配。同时，通过谈判机制、风险共担协议等灵活手段，政府可以与制药企业共同分担新药研发的风险与成本，促进更多高效、经济的新药快速进入市场并获得报销，最终惠及广大患者。

4. 促进国际合作与知识共享

在全球化的背景下，药物经济学研究还促进了跨国合作，加速了新药研发成果的全球共享。通过参与国际药物经济学网络、共享研究数据和最佳实践，各国可以协同优化新药评价体系，共同应对新药研发的高成本挑战，推动全球健康产业的可持续发展。

药物经济学通过其独特的评估视角和方法论，不仅为新药研发提供了精准的市场导向和成本控制手段，还促进了政策制定者对创新药物研发激励机制的优化，为健康产业的长期繁荣奠定了坚实基础。

二、健康产业转型升级

健康产业的转型升级不仅是应对人口老龄化、慢性病负担加重等挑战的必然选择，也是提升医疗服务质量和效率、满足人民群众多元化健康需求的重要途径。药物经济学作为连接医疗成本与效果的桥梁，其在推动健康产业转型升级方面发挥着不可或缺的作用。

1. 引导产业向更高效方向发展

药物经济学研究通过全面评估药物及医疗服务的成本效益，为政策制定者和行业参与者提供了优化资源配置的科学依据。这促使健康产业在保障医疗服务质量的同时，更加注重效率的提升。例如，通过药物经济学分析，可以识别并推广那些具有高性价比的治疗方案，减少不必要的医疗开支，从而释放更多资源用于创新服务和技术的研发与推广。此外，药物经济学还鼓励采用先进的医疗信息技术，如电子健康记录、大数据分析等，以提高医疗服务的流程效率和决策准确性。

2. 促进产业智能化发展

随着人工智能、物联网等技术的快速发展，健康产业正逐步向智能化转型。药物经济学在这一过程中扮演着重要角色。通过智能算法和数据分析，药物经济学研究能够更精确地预测药物疗效、成本及患者需求，为个性化医疗方案的制定提供有力支持。同时，智能化的医疗管理系统能够实时监控医疗资源的使用情况，及时发现并解决资源浪费问题，进一步提升医疗服务的效率和质量。

3. 推动个性化医疗服务的普及

个性化医疗是现代医学发展的重要趋势，它强调根据患者的个体差异制定针对性的治疗方案。药物经济学研究通过深入分析不同患者群体的治疗需求和成本效益，为个性化医疗服务的推广提供了科学依据。例如，通过基因测序和生物标志物检测等手段，药物经济学可以评估特定药物在不同患者中的疗效和安全性，从而指导医生为患者选择最合适的药物和治疗路径。这不仅提高了治疗效果，还减少了不必要的药物费用和副作用，提升了患者的满意度和生活质量。

4. 促进医疗服务模式的创新

在药物经济学的指导下，健康产业不断探索新的医疗服务模式，以适应日益增长的医疗需求和不断变化的医疗环境。例如，远程医疗通过互联网技术实现了医疗资源的跨地域共享，为患者提供了更加便捷、高效的医疗服务。精准医疗则基于患者的基因信息、生活习惯等数据，为患者量身定制治疗方案，实现了医疗服务的个性化和精准化。这些药物经济学驱动的服务模式创新，不仅提高了医疗服务的可及性和质量，还促进了健康产业的转型升级和可持续发展。

药物经济学研究在推动健康产业向更高效、智能化、个性化方向发展方面发挥着重要作用。通过优化资源配置、促进技术创新和服务模式变革，药物经济学为健康产业的转型升级提供了有力的支撑和保障。

三、国际合作与标准建立

在全球化的今天，药物经济学研究不再局限于单一国家或地区，而是跨越国界，成为国际合作的重要领域。这种合作不仅促进了全球统一评价标准的建立，还推动了跨国医疗资源的流动，为健康产业的可持续发展注入了新的活力。

1. 国际合作的必要性

（1）建立全球统一评价标准：药物经济学研究的核心在于通过成本－效益分析，为药物和政策决策提供科学依据。然而，由于各国在医疗体系、经济发展水平、文化背景等方面的差异，药物经济学评价的方法和标准也各不相同。这导致了跨国药物研发和医疗资源流动的障碍。因此，通过国际合作，建立全球统一的评价标准，成为解决这一问题的关键。

（2）促进跨国医疗资源流动：随着全球化的深入，跨国医疗资源流动日益频繁。药物经济学研究为这种流动提供了科学的评估依据，有助于实现医疗资源的优化配置。国际合作则进一步促进了这种流动，使得更多优质的医疗资源能够跨越国界，惠及全球患者。

2. 国际合作的主要内容

（1）共同研究：各国药物经济学研究机构可以携手合作，共同开展研究项目，分享数据和经验，提高研究的准确性和可靠性。

（2）标准制定：通过国际合作，各国可以共同制定药物经济学评价标准和方法，确保评价结果的全球通用性和可比性。

（3）人才培养：国际合作还可以促进药物经济学领域的人才培养，通过交流和学习，提高各国研究人员的专业素养和创新能力。

3. 国际合作面临的挑战与机遇

（1）国际合作面临的挑战主要体现在以下几个方面。

①文化差异：各国在文化背景、价值观念等方面的差异可能导致在合作过程中的沟通和理解障碍。

②利益冲突：在跨国药物研发和医疗资源流动中，各国可能因利益分配问题而产生冲突。

③数据隐私：在合作过程中，如何确保数据的隐私和安全，避免泄漏敏感信息，是一个重要的问题。

（2）国际合作面临的机遇主要体现在以下几个方面。

①资源共享：国际合作可以促进各国在药物研发、医疗资源等方面的资源共享，提高资源利用效率。

②技术革新：通过国际合作，各国可以共同推动药物经济学研究的技术革新，提高评价的准确性和效率。

③政策协同：国际合作有助于各国在卫生政策上的协同一致，共同应对全球健康挑战。

国际合作在药物经济学研究中具有重要意义。它不仅促进了全球统一评价标准的建立，还推动了跨国医疗资源的流动，为健康产业的可持续发展提供了有力支持。同时，我们也应正视国际合作所面临的挑战，积极寻求解决方案，以充分发挥国际合作在推动健康产业发展中的积极作用。

第九章　药物经济学在药品监管中的应用与实践

第一节　药物经济学在新药注册审批中的应用

一、新药注册审批流程概述

新药注册审批是一个复杂且严谨的过程，旨在确保新药的安全性和有效性，从而保障公众健康。这一过程通常涉及多个环节和多方协作，包括新药研发、临床试验、注册申报和审批等多个阶段。

在新药研发阶段，科研人员需要进行大量的实验室研究和动物实验，以初步评估新药的安全性和有效性。完成工艺开发和安全性评价之后，进行 IND 申报，这一阶段的成果将作为后续临床试验的基础。

经药品审评中心默示许可后，新药进入临床试验阶段。临床试验通常分为I、II、III、IV期。I期临床试验主要评估新药在人体内的安全性、耐受性和药代动力学特征；II期临床试验则进一步评估新药的有效性，并确定最佳剂量和给药方案；III期临床试验是在更大范围内验证新药的有效性和安全性，并与现有药物进行比较；IV期临床试验则是新药上市后的监测，评估新药在实际应用中的长期效果和安全性。

完成临床试验后，制药企业需要向药品监管机构提交注册申报材料。这些材料通常包括新药研发报告、临床试验数据、质量控制资料、药物不良反应报告以及生产工艺和规程等内容的详细说明。申报材料需要真实、准确、完整且规范，以确保审批过程的顺利进行。

药品监管机构在收到注册申报材料后，将组织药学、医学和其他技术人员对申请注册的药品进行审评。审评过程中，监管机构将对新药的安全性、有效性和质量可控性进行全面评估，同时审查申请人的质量管理、风险防控和责任赔偿等能力。审评过程通常需要较长时间，以确保对新药的全面评估。

在通过药监局组织的药品注册现场核查和 GMP 现场检查之后，药品监管机构将颁发药品注册证书，允许新药上市销售。然而，如果新药存在安全隐患或有效性不足等问题，监管机构将拒绝颁发注册证书，并可能要求制药企业进行进一步的研究或改进。

新药注册审批流程是一个严格而复杂的过程，涉及多个环节和多方协作。通过这一流程，可以确保新药的安全性和有效性，从而保障公众健康。同时，新药注册审批流程也为制药企业提供了明确的指导和规范，有助于推动医药产业的创新和发展。

二、药物经济学在新药注册审批中的关键角色

（一）药物经济学对新药临床试验设计的指导

在新药研发与注册审批的广阔舞台上，药物经济学扮演着不可或缺的角色，尤其在指导新药临床试验设计上，其影响力尤为显著。药物经济学通过综合考虑药物的成本、效果、效用及安全性，为临床试验的设计提供了更为全面和深入的视角，确保新药在研发初期就能符合市场与监管的双重需求。

首先，药物经济学在新药临床试验设计中的作用体现在确定研究终点上。传统的临床试验往往侧重于证明药物的有效性，而药物经济学则强调从患者、社会及支付方的角度出发，评估新药所带来的健康改善与经济价值。这意味着在设计临床试验时，除了传统的生物学指标外，还需考虑如质量调整生命年（QALY）、残疾调整生命年（DALY）等经济学指标，以全面反映新药的综合效益。

其次，药物经济学有助于优化临床试验的规模与样本量。通过成本－效益分析，可以预估不同规模试验所需的经济投入与预期收益，从而在保证科学严谨性的前提下，合理控制研究成本，提高资源利用效率。此外，基于药物经济学的考量，临床试验的设计还可能包括对患者亚群的特定关注，如老年人、儿童或特定疾病患者，以确保新药能惠及更广泛的人群。

再者，药物经济学还促进了临床试验中药物经济学评价的融入。这包括但不限于成本－效果分析（CEA）、成本－效用分析（CUA）及成本－效益分析（CBA）等，这些评价不仅关注直接医疗成本，还涵盖间接成本（如生产力损失）、无形成本（如疼痛与不适）等，为决策者提供了更为全面的经济证据基础。

（二）成本－效益分析在新药注册中的应用

成本－效益分析（CBA）作为药物经济学的核心工具之一，在新药注册审批过程中发挥着至关重要的作用。它不仅帮助决策者理解新药相对于现有疗法的经济价值，还促进了资源的合理分配，确保有限的医疗资源能够产生最大的社会健康效益。

在新药注册阶段，成本－效益分析首先应用于评估新药的经济可行性。通过对新药研发、生产、市场推广及患者治疗等全生命周期的成本进行详细估算，并与预期的健康产出（如延长寿命、减少病痛等）进行比较，可以量化新药的社会净收益。这一过程对于确定新药的市场定位、定价策略及潜在市场接受度至关重要。

其次，成本－效益分析在新药与现有疗法的比较评价中扮演关键角色。通过

构建模型，模拟不同治疗方案下的成本与健康产出，决策者可以直观地看到新药相比传统疗法在成本效益上的优势或劣势。这种比较不仅限于直接医疗成本，还包括患者因疾病导致的生产力损失、社会照顾成本等多方面考量，从而确保新药注册决策的全面性和科学性。

此外，成本－效益分析还有助于预测新药对社会经济的影响。新药的成功上市往往能带动相关产业链的发展，创造就业机会，促进经济增长。同时，新药也可能带来医疗支出的重新分配，影响公共卫生预算的构成。通过成本－效益分析，可以预先评估这些潜在影响，为政府制定相关政策提供数据支持。

值得注意的是，成本－效益分析在新药注册中的应用并非孤立存在，而是与药物安全性、有效性评价紧密结合，共同构成新药审批的综合考量体系。在实践中，成本－效益分析的结果往往需要与其他临床证据、监管要求及社会经济因素相结合，通过多方协商与权衡，最终达成新药注册的决策。

综上所述，药物经济学在新药注册审批中，特别是在指导新药临床试验设计与成本－效益分析方面，发挥着举足轻重的作用。它不仅提升了新药研发的科学性与经济性，还促进了医疗资源的合理配置，为构建更加公平、高效、可持续的医疗卫生体系奠定了坚实基础。随着药物经济学理论与实践的不断深化，其在新药注册审批中的应用前景将更加广阔，为全球健康事业的发展贡献力量。

三、案例分析：新药注册审批中药物经济学的具体应用

（一）案例背景

某制药企业成功研发了一款针对 T790M 突变型晚期非小细胞肺癌（NSCLC）患者的第三代 EGFR 靶向抑制剂"NeoThera"。在完成Ⅲ期临床试验后，该企业计划申报该药物上市。NeoThera 与当前标准疗法（奥希替尼联合化疗）相比，在临床数据上表现出显著优势：中位无进展生存期延长至 11.2 个月（对照组为 8.5 个月），客观缓解率提升至 68%（对照组为 52%），且三级以上不良反应发生率降低至 18%（对照组为 27%）。这些积极的数据为 NeoThera 的上市申请提供了强有力的临床支持，同时，为了更全面地评估其市场潜力和社会经济效益，药物经济学评价显得尤为重要。

（二）药物经济学评价方法

为了全面评估 NeoThera 的经济性，我们采用了以下药物经济学评价方法。

1.研究设计　我们采用 Markov 模型构建了一个终身成本－效用分析框架，以模拟患者在不同健康状态下的转移概率和成本效益。

2.研究视角　本评价从国家医疗保障体系视角出发，旨在评估 NeoThera 纳入医保后对社会医疗支出的影响。

3. **对照组选择**　我们选择现行临床指南推荐的方案（奥希替尼联合化疗）作为对照组，以比较 NeoThera 与现有疗法的经济性差异。

4. **效果指标**　采用质量调整生命年（QALY）作为效果指标，以综合衡量患者的生存时间和生存质量。

5. **时间跨度**　考虑到癌症治疗的长期性，我们设定了一个 10 年的时间跨度，并采用 3% 的贴现率对成本和效果进行贴现。

（三）数据来源

为了确保评价的准确性和可靠性，我们采用了以下数据来源。

1. **临床数据**　纳入了 827 例患者的国际多中心试验数据，以全面反映 NeoThera 在不同人群中的疗效和安全性。

2. **成本参数**　药品价格基于医保谈判预估价（NeoThera 18500 元 / 月），医疗费用则参考国家癌症中心 2022 年诊疗成本数据库中的数据。

3. **效用值**　采用 EQ-5D 量表测量患者的健康状态，并根据患者的进展期和稳定期分别赋予 0.62 和 0.71 的效用值。

（四）核心分析结果

基于上述方法和数据，我们得出了以下核心分析结果。

1. **成本 – 效果分析**　NeoThera 的增量成本 – 效果比（ICER）为 236500 元 /QALY，低于我国常用的 3 倍人均 GDP 阈值（242000 元 /QALY），表明 NeoThera 相对于现有疗法具有经济性。

2. **预算影响分析**　在 5 年内，预计将有 6.8 万患者接受 NeoThera 治疗，总医疗支出将增加 142 亿元。其中，医保基金将承担 68% 的费用，这对医保基金的可持续性提出了挑战。

3. **敏感性分析**　我们对药品价格和生存获益进行了敏感性分析。结果显示，当药品价格波动 ±20% 时，ICER 仍保持在阈值范围内；即使生存获益降低 15%，NeoThera 仍具有成本效果优势。

（五）政策应用价值

NeoThera 的药物经济学评价结果对其上市审批、价格谈判和临床推广具有显著的政策应用价值：

1. **审评决策**　通过国家医保局的"创新药绿色通道"，NeoThera 可以加速审批流程，更快地进入市场满足患者需求。

2. **价格谈判**　基于经济性证据，企业与医保部门可以达成阶梯式价格协议，以平衡患者利益、企业回报和医保基金的可持续性。

3. **临床推广**　NeoThera 纳入《NCCN 临床实践指南（中国版）》优先推荐，

将有助于提高其在临床上的接受度和使用率。

（六）研究启示

本案例证实了药物经济学评价在创新药审评中的三大作用。

1. 价值发现　通过量化临床获益与医疗成本的关系，揭示了 NeoThera 相对于现有疗法的经济性优势。

2. 风险预警　敏感性分析识别了影响经济性的关键参数，如药品价格和生存获益，为政策制定者提供了风险预警信息。

3. 决策支持　为多方支付体系（如医保部门、企业和患者）提供了谈判依据，有助于达成各方满意的支付方案。

（七）局限性说明

尽管本案例的药物经济学评价取得了积极成果，但仍存在一些局限性。

1. 长期生存数据依赖外推模型　由于 NeoThera 上市时间较短，长期生存数据有限，我们不得不依赖外推模型进行预测，这可能影响结果的准确性。

2. 未包含伴随诊断成本　本评价未考虑 NeoThera 使用前所需的伴随诊断成本，这可能低估了患者的总医疗支出。

3. 真实世界依从性可能影响结果　临床试验中的数据与真实世界中的数据可能存在差异，患者的依从性、并发症等因素可能影响 NeoThera 的实际经济效果。因此，未来有必要开展真实世界研究以进一步验证本评价的结果。

注：本案例数据均为模拟，仅作参考示例，实际评价中应根据具体情况进行调整和完善。

第二节　药物经济学在日常 GMP 监管中的应用

一、日常 GMP 监管的重要性与挑战

在日常药品生产与质量管理中，药品生产质量管理规范（good manufacturing practice，简称 GMP）是确保药品质量、安全性和有效性的基石。然而，GMP 的实施并非孤立存在，它与成本、风险及药品可及性之间存在着复杂而微妙的联系。特别是在药物经济学的视角下，如何在保障药品质量的同时，合理控制成本，平衡风险，确保药品的可及性，成为 GMP 监管面临的重要挑战。

（一）GMP 监管的重要性与成本 – 风险 – 可及性的关联

GMP 监管的核心在于通过一系列严格的标准和程序，确保药品从原材料采购到销售使用的每一个环节都符合既定的质量要求。这一过程的严格把控，直

接关系到药品的最终质量和患者的用药安全。然而，GMP 的实施并非没有成本，其成本不仅包括直接的生产成本，如原材料、设备、人员培训等，还包括间接的管理成本、合规成本以及因对低风险环节的过度监管可能带来的社会成本。

从风险的角度来看，如果投入的成本过低，可能会导致 GMP 标准执行不力，增加质量风险。例如，原材料质量不达标、生产设备维护不足、人员培训不到位等，都可能影响药品的质量和安全。这些风险一旦转化为质量问题，不仅会对患者的健康造成潜在威胁，还可能引发法律纠纷，损害企业的声誉和利益。

然而，如果成本过高，或者对低风险环节的采用过度的 GMP 管理，同样会带来问题。过度的 GMP 管理可能导致资源浪费，增加生产成本，进而影响药品的可及性。特别是对于发展中国家和低收入人群，高昂的药品价格可能成为他们获取治疗的一大障碍。此外，过度监管还可能抑制创新，阻碍新药和新技术的发展。

（二）药物经济学在 GMP 监管中的应用与挑战

药物经济学为 GMP 监管提供了新的视角和方法，帮助监管机构、企业和学术界在成本、风险和可及性之间找到平衡点。具体而言，药物经济学可以通过以下方式在 GMP 监管中发挥作用。

1. 成本 – 效益分析　通过对不同 GMP 实施策略的成本效益进行分析，帮助企业评估不同质量控制措施的经济性，从而作出更加合理的决策。这有助于在确保药品质量的同时，合理控制成本，提高生产效率。

2. 风险评估与管理　药物经济学可以结合风险管理理论，对 GMP 实施过程中的潜在风险进行识别和量化。通过风险评估，企业可以更加精准地确定哪些环节需要投入更多的资源和精力，哪些环节可以适度监管，从而在保证质量的同时，降低风险和成本。

3. 政策制定与监管优化　药物经济学可以为监管机构提供决策支持，帮助制定更加科学合理的 GMP 监管政策。通过对不同 GMP 标准的经济性评价，监管机构可以优化资源配置，提高监管效率，同时确保药品的质量和安全性。此外，药物经济学还可以为跨国监管合作提供决策依据，促进全球药品质量的统一和提升。

4. 促进创新与可持续发展　药物经济学可以评估新药和新技术的经济性，为创新提供动力。通过合理控制 GMP 成本，企业可以将更多资源投入研发和创新中，推动新药和新技术的发展。同时，通过优化 GMP 监管策略，可以确保新药和新技术的可及性，促进医药行业的可持续发展。

GMP 监管在保障药品质量、确保药品安全性和提高药品有效性方面发挥着至关重要的作用。然而，在药物经济学的视角下，GMP 监管也面临着成本、风险和可及性之间的平衡挑战。通过药物经济学的应用与实践，可以帮助监管机构、企业和学术界在成本、风险和可及性之间找到平衡点，推动 GMP 监管的持续优化和创新，为公众提供更加安全、有效、可及的药品。

二、药物经济学在日常 GMP 监管中的作用

（一）成本－效益分析在 GMP 合规性评估中的应用

在日常 GMP 监管中，药物经济学提供了一种独特的视角，用以评估 GMP 合规性的经济合理性。GMP 作为确保药品质量、安全性和有效性的基石，其执行成本与企业经济效益、患者健康利益以及社会整体福祉密切相关。药物经济学通过成本－效益分析，为 GMP 合规性评估提供了一种量化工具，有助于监管机构、企业和患者等多方面在保障药品质量的同时，实现经济效益的最大化。

1. 成本－效益分析的基本原理

成本－效益分析是一种经济学方法，用于比较某一项目或政策的成本与预期收益。在 GMP 合规性评估中，成本－效益分析旨在量化 GMP 实施所需的成本与由此带来的质量提升、安全性增强以及患者健康改善等收益之间的关系。这种分析不仅关注直接成本（如原材料、设备、人员培训等），还考虑间接成本（如合规性检查、质量改进项目的投入等）以及潜在收益（如减少的质量问题、提高的患者满意度等）。

2. GMP 合规性的成本构成

GMP 合规性的成本包括多个方面。

直接成本： 涉及生产过程中的原材料采购、生产设备维护、人员培训和认证等费用。

间接成本： 包括质量体系的建立和维护、合规性检查与审计、不良事件处理以及因 GMP 不合规可能导致的法律纠纷和罚款等。

长期成本： 考虑 GMP 持续改进所需的持续投入，以及因技术更新或法规变化而引发的额外成本。

3. 收益评估与量化

GMP 合规性的收益同样具有多样性，包括但不限于：

质量提升： 通过严格的 GMP 管理，确保药品符合质量标准，减少质量缺陷和不良事件。

安全性增强： 提高药品生产过程中的安全性，降低生产事故和环境污染的风险。

患者健康改善： 高质量的药品有助于提升治疗效果，减少患者病痛，

提高患者生活质量。

品牌形象提升：良好的 GMP 合规性有助于提升企业的品牌形象和市场竞争力。

在量化收益时，药物经济学可以采用多种方法，如质量调整生命年（QALY）、疾病负担减轻指数等，以综合衡量 GMP 合规性对患者健康和社会福祉的影响。

4. 成本 – 效益分析的应用案例

以某制药企业为例，该企业在实施 GMP 改进项目后，虽然短期内面临成本上升的压力（如设备升级、人员培训等），但通过严格的 GMP 管理，显著降低了质量缺陷率，减少了不良事件，从而提高了患者满意度和市场份额。通过成本 – 效益分析，该企业发现 GMP 改进项目的长期收益远大于短期成本，为持续投入 GMP 管理提供了有力的经济支持。

（二）药物经济学对 GMP 持续改进的支持

药物经济学不仅在新药注册审批中发挥重要作用，还在 GMP 持续改进中发挥着不可或缺的作用。GMP 持续改进是一个持续的过程，旨在不断优化生产流程、提高生产效率、降低成本并提升药品质量。药物经济学通过提供经济评估方法和工具，为 GMP 持续改进提供了有力的支持。

1. 识别改进机会

药物经济学可以通过成本 – 效益分析等方法，识别 GMP 持续改进中的潜在机会。例如，通过比较不同生产流程的成本和效率，确定哪些环节存在改进空间，从而指导企业优化生产流程，降低成本。

2. 评估改进效果

在 GMP 持续改进过程中，药物经济学可以评估改进措施的效果。通过对比改进前后的成本、质量和患者健康等方面的变化，量化改进措施的经济性和社会效益，为持续改进提供科学依据。

3. 支持决策制定

药物经济学为 GMP 持续改进的决策制定提供了有力支持。通过综合考虑成本、收益和风险等因素，药物经济学可以帮助企业制定科学合理的 GMP 改进策略，确保改进措施的经济性和可行性。

4. 促进合规性与创新

药物经济学还有助于平衡 GMP 合规性与创新之间的关系。在追求 GMP 合规性的同时，企业需要不断探索新技术、新方法以提高生产效率和质量水平。药物经济学通过评估新技术和新方法的成本效益，为企业在合规性与创新之间找到平衡点提供了有力支持。

药物经济学在日常 GMP 监管中发挥着重要作用。通过成本－效益分析等方法，药物经济学为 GMP 合规性评估提供了量化工具，有助于监管机构、企业和患者等多方面在保障药品质量的同时实现经济效益的最大化。同时，药物经济学还支持 GMP 持续改进过程，通过识别改进机会、评估改进效果、支持决策制定以及促进合规性与创新等方面的努力，不断提升药品生产质量和效率水平。

三、实践探索：利用药物经济学优化 GMP 监管流程

案例分析：某制药企业 GMP 监管中的药物经济学应用

在药品监管领域，尤其是 GMP（生产质量管理规范）监管中，药物经济学的应用正逐渐成为提升监管效率、优化资源配置、确保药品质量与成本平衡的关键手段。以下将以某知名制药企业（以下简称"X 企业"）为例，详细探讨其在 GMP 监管中如何运用药物经济学原理，通过实践探索，实现了监管流程的优化，进一步强化了药品质量与成本之间的和谐共生。

1. 背景介绍

X 企业作为一家国际领先的制药公司，致力于研发、生产和销售多种治疗领域的高品质药品。面对日益严格的 GMP 监管要求以及全球市场对高质量、低成本药品的迫切需求，X 企业意识到传统 GMP 监管模式已难以满足当前行业发展的需求。因此，该企业决定引入药物经济学理念，对 GMP 监管流程进行全面优化，旨在提高监管效率，同时确保药品质量不受影响，成本控制得当。

2. 药物经济学在 GMP 监管中的应用策略

（1）成本－效益分析在 GMP 监管决策中的应用

X 企业首先利用成本－效益分析（CBA）工具，对 GMP 监管的各项活动进行了全面评估。通过比较不同监管措施的实施成本与预期收益，企业能够更科学地决定哪些监管环节需要强化，哪些环节可以适当简化，以达到成本与效益的最佳平衡。例如，对于高风险生产环节，X 企业增加了监管频次和深度，虽然短期内增加了监管成本，但长期来看，有效预防了质量事故的发生，降低了因质量问题导致的召回和赔偿成本，整体效益显著。

（2）质量成本模型构建与应用

为了更直观地展现质量与成本之间的关系，X 企业构建了质量成本模型。该模型将 GMP 监管相关的成本分为预防成本、鉴定成本、内部失败成本和外部失败成本四大类。通过分析各类成本占总成本的比例，企业能够识别出成本控制的

关键点，并采取针对性措施。例如，通过优化生产流程，减少不必要的检测步骤，降低了鉴定成本；同时，通过加强员工培训，增强质量意识，有效降低了内部和外部失败成本。

（3）风险管理与药物经济学结合

X 企业将风险管理与药物经济学紧密结合，建立了基于风险的 GMP 监管体系。通过对生产过程中的风险进行识别、评估和控制，企业能够更精准地分配监管资源，优先关注高风险区域，从而在保证药品质量的同时，实现了监管成本的有效控制。此外，企业还利用药物经济学原理，对不同风险等级的监管措施进行了成本 – 效益分析，确保了监管决策的科学性和经济性。

3. 具体实践

在某次 GMP 监管优化项目中，X 企业针对其生产线上的一款关键药品进行了深入的药物经济学分析。该项目旨在通过优化 GMP 监管流程，提高生产效率，同时确保药品质量不受影响。具体做法包括以下几个方面。

> **引入智能监控系统**：利用先进的物联网技术，实时监测生产过程中的关键参数，及时发现潜在质量问题，有效降低了内部失败成本。
>
> **实施分层审核制度**：根据生产环节的风险等级，实施不同层级的审核，既保证了高风险环节得到足够关注，又避免了低风险环节的过度监管，从而提高了监管效率，降低了监管成本。
>
> **开展员工培训与激励机制**：通过定期培训和绩效考核，提升员工的质量意识和操作技能，减少人为错误导致的质量问题，同时，通过设立质量奖励基金，激励员工积极参与质量改进活动，形成了良好的质量文化氛围。

4. 监管机构与制药企业的合作机制

在优化 GMP 监管流程的过程中，X 企业与监管机构建立了紧密的合作关系。双方定期召开联席会议，就 GMP 监管中的热点问题、新技术的应用以及监管政策的调整进行深入讨论。这种合作机制不仅促进了信息的共享与交流，还使得监管政策更加贴近企业实际需求，提高了监管的有效性和针对性。此外，双方还共同参与了多个 GMP 监管优化项目的实施，通过实践探索，不断总结经验教训，为未来的监管改革提供了宝贵参考。

5. 结论

X 企业通过引入药物经济学理念，对 GMP 监管流程进行了全面优化，不仅提高了监管效率，降低了监管成本，还有效保障了药品质量，实现了质量与成本之间的和谐共生。这一实践探索不仅为 X 企业自身带来了显著的经济效益和社会效益，也为整个制药行业提供了宝贵的经验和启示。未来，随着药物经济学在 GMP 监管中的广泛应用，我们有理由相信，药品监管将更加科学、高效，为患者提供更加安全、有效、经济的药品。

第三节　药物经济学在药品上市后监测与评价中的应用

一、药品上市后监测与评价的目的与方法

药品上市后监测与评价是确保药品安全、有效、经济使用的关键环节。这一过程不仅关注药品在临床实践中的长期安全性和有效性，还深入考察其经济性和社会影响。药物经济学作为一门应用学科，在这一阶段发挥着不可替代的作用，为药品的合理使用、市场定位及政策制定提供了科学依据。

（一）药品上市后监测与评价的目的

确保药品安全性： 药品上市后监测的首要目的是持续收集和分析药品在广泛患者群体中的安全性数据，包括不良反应的发生率、严重性和类型。这些数据对于及时发现和处理潜在风险至关重要，有助于保护患者免受药品不良事件的伤害。

评估药品有效性： 药品上市后的有效性评估有助于确认其在真实世界条件下的疗效，以及是否符合批准时的适应证和患者群体。通过长期跟踪患者的治疗效果和生活质量，可以更全面地理解药品的长期疗效，为临床决策提供重要参考。

优化药品经济性： 药物经济学评价将药品的成本与临床疗效相结合，旨在以最小的经济负担获得最佳的治疗效果。上市后监测与评价通过收集和分析药品使用过程中的成本数据，为制定合理的药品价格、优化医保支付政策提供依据，确保药品的经济可及性。

指导药品市场定位： 药品上市后监测与评价的结果对于药品的市场定位具有重要影响。通过了解药品在不同患者群体中的使用模式、疗效和安全性，企业可以更加精准地制定市场推广策略，满足特定患者群体的需求。

（二）药品上市后监测与评价的方法

药物安全性监测： 建立有效的监测系统，收集来自医疗机构、患者和

医疗专业人员的药品不良反应报告。利用统计学方法对数据进行分析，识别潜在的安全风险，及时采取措施保护患者安全。

药物有效性评估：通过临床试验、观察性研究或真实世界数据研究等方法，评估药品在实际使用中的疗效。采用生存分析、回归分析等统计方法，比较不同治疗方案的效果，为临床决策提供科学依据。

药物经济学评价：结合成本-效益分析、成本-效果分析、成本-效用分析等方法，对药品的经济性进行全面评估。考虑药品的直接成本、间接成本以及患者的生活质量改善情况，制定合理的药品价格策略，优化医保支付政策。

药物流行病学研究：利用流行病学原理和方法，研究药品的使用模式、用药人群的特征以及药品相关的健康经济数据。这些研究有助于了解药品的市场需求、竞争格局以及潜在的市场机会。

综合评估与决策支持：将安全性、有效性、经济性等多方面的监测与评价结果进行综合分析，为药品的继续使用、市场定位、政策调整等提供科学依据。利用决策分析、风险效益分析等工具，制定合理的药品监管和使用策略。

药品上市后监测与评价是一个涉及多方面因素的综合过程。药物经济学在这一阶段的应用，不仅有助于确保药品的安全性和有效性，还能优化其经济性，为合理用药、医保支付政策制定以及药品市场定位提供科学依据。

二、药物经济学在药品上市后监测与评价中的作用

药品上市后监测与评价是确保药品全生命周期安全、有效、经济使用的关键阶段。在这一阶段，药物经济学不仅为药品的安全性与有效性评估提供了全新的视角，还为药品的再评价提供了坚实的经济分析基础。以下将详细探讨成本-效益分析在药品安全性与有效性评估中的应用以及药物经济学对药品再评价的支持。

（一）成本-效益分析在药品安全性与有效性评估中的应用

成本-效益分析（CBA）是药物经济学中的一种核心方法，它通过比较不同治疗方案的成本与效益，为决策者提供是否采用某种药品或治疗策略的经济学依据。在药品上市后的监测与评价中，CBA 的应用主要体现在以下几个方面。

安全性与成本的综合考量：药品的安全性是首要考量因素，但安全性并非孤立存在，它与成本紧密相关。CBA 通过量化药品不良事件的经济成本，包括直接医疗成本、间接成本（如生产力损失）以及无形成

本（如疼痛与痛苦），使决策者能够更全面地评估药品的安全性。同时，CBA 还能揭示安全性改进措施的经济效益，如通过优化药品包装减少用药错误，或通过患者教育降低不良反应发生率，从而在保障安全的同时实现成本节约。

有效性与经济性的平衡： 药品的有效性评估往往关注其治疗效果，但治疗效果并非总是与经济性成正比。CBA 通过计算每单位健康产出（如生命年、质量调整生命年 QALY）的成本，帮助决策者识别最具成本效益的治疗方案。在上市后监测中，CBA 可用于评估药品在不同患者群体、不同治疗阶段的有效性变化，以及这些变化对成本效益的影响，从而指导临床实践和医保支付政策的调整。

长期监测的经济价值： 药品上市后，其长期安全性和有效性的监测至关重要。CBA 通过构建长期成本效益模型，预测药品在整个生命周期内的经济影响，包括持续治疗成本、潜在不良事件的处理成本以及长期健康改善带来的收益。这些预测为药品的持续监管、市场定位及未来研发方向提供了重要参考。

（二）药物经济学对药品再评价的支持

药品再评价是指对已上市药品的安全性、有效性、经济性进行重新评估的过程，旨在确保药品的持续安全性和有效性，同时优化其使用策略。药物经济学在药品再评价中发挥着不可或缺的作用。

经济证据的合成与分析： 药品再评价需要综合考虑多方面的证据，包括临床试验数据、上市后监测数据、真实世界研究数据等。药物经济学通过系统评价和经济建模，将这些数据转化为经济证据，为决策者提供关于药品成本效益的清晰图景。这些证据有助于识别药品在不同情境下的最优使用策略，以及是否需要调整药品的定价、报销政策或监管措施。

比较效果研究与经济分析： 在药品再评价中，比较效果研究（CER）与经济分析的结合至关重要。CER 通过对比不同药品或治疗策略的临床效果，为经济分析提供基础数据。药物经济学则在此基础上，进一步考虑成本因素，评估不同策略的成本效益。这种结合有助于决策者识别最具成本效益的治疗方案，优化资源配置，提高医疗服务的整体效率。

政策制定与调整的依据： 药品再评价的结果往往直接影响政策的制定与调整。药物经济学通过提供经济证据，支持决策者制定或调整药品的定价策略、医保支付政策、药品监管措施等。这些政策调整旨在确保药品的安全性和有效性，同时提高医疗服务的经济性和可持续性。例如，基于药物经济学的分析结果，决策者可能决定对具有显著成本效益的新药给予快速审批通道，或对经济性较差的药品进行价格调整或市场退出。

促进药品创新与合理使用： 药物经济学在药品再评价中的应用，不仅有助于识别现有药品的优化使用策略，还能为新药研发提供经济导向。通过评估新药相对于现有疗法的成本效益，药物经济学可以指导新药研发的方向，促进更具创新性、成本效益更高的药品问世。同时，通过经济分析，还可以引导临床医生和患者更加合理地选择和使用药品，减少不必要的医疗开支，提高医疗资源的利用效率。

药物经济学在药品上市后监测与评价中发挥着至关重要的作用。成本－效益分析为药品的安全性与有效性评估提供了全面的经济视角，而药物经济学对药品再评价的支持，则有助于确保药品的持续安全性和有效性，同时优化其经济性和社会影响。通过综合运用药物经济学的方法和技术，我们可以更加科学、全面地评估药品的价值，为药品监管、临床实践和医保支付政策的制定提供有力支持。

三、实践案例：药品上市后监测与评价中的药物经济学应用

案例分析：某药品上市后安全性与成本效益评估

1. 背景介绍

在药物研发与上市流程中，药品的安全性与成本效益评估是确保药物有效、安全且经济使用的关键环节。本案例将以某新上市的心血管疾病治疗药物（以下简称"新药"）为例，探讨药物经济学在药品上市后监测与评价中的具体应用，以及如何通过实践案例来优化和完善药品上市后监测与评价体系。

2. 新药概况

该新药是一种针对心血管疾病的新型治疗药物，旨在通过改善心肌功能、降低心血管事件风险来提高患者的生活质量。该新药在临床试验阶段已显示出显著的疗效和安全性，但在上市后，仍需进行长期的监测与评价，以确保其在更广泛的患者群体中同样表现良好。

3. 安全性评估

新药上市后的安全性评估主要通过以下几个方面进行。

上市后监测计划： 制定详细的上市后监测计划，包括监测目标、监测方法、数据收集与分析等。该计划旨在及时发现并评估新药在真实世

界使用中的潜在安全性问题。

不良反应报告系统：建立不良反应报告系统，鼓励医生、患者和药师等利益相关方报告新药在使用过程中出现的不良反应。同时，对报告的不良反应进行及时分析，评估其是否与新药相关，以及是否需要采取进一步措施。

长期安全性研究：开展长期安全性研究，通过跟踪新药使用患者的健康状况，评估新药在长期使用过程中的安全性。这些研究有助于发现新药可能存在的长期副作用或潜在风险。

4.成本效益评估

新药上市后的成本效益评估主要关注新药的经济性，即新药的使用是否能够为患者和社会带来经济效益。成本效益评估主要包括以下几个方面。

成本分析：计算新药的使用成本，包括药品价格、治疗费用、不良反应处理费用等。同时，考虑新药的使用对医疗资源消耗的影响，如住院率、急诊率等。

效益分析：评估新药的使用效益，包括患者健康状况的改善、生活质量的提升、工作能力的恢复等。这些效益可以通过问卷调查、生活质量量表等方式进行量化评估。

成本效益比：将新药的使用成本与效益进行比较，计算成本效益比。通过比较不同治疗方案的成本效益比，可以识别出最具成本效益的治疗方案。

5.基于新药上市后的安全性与成本效益评估实践，我们可以进一步完善和优化上市后监测与评价体系：

加强数据收集与分析能力：利用大数据、人工智能等技术手段，提高数据收集与分析的效率和准确性。通过实时监测和分析新药的使用数据，及时发现潜在的安全性问题，为决策提供支持。

建立多部门协作机制：加强药品监管机构、医疗机构、科研机构等利益相关方的沟通与协作，共同推动新药上市后监测与评价工作的顺利开展。通过跨部门合作，实现信息共享和资源整合，提高监测与评价工作的整体效能。

完善政策与法规：根据新药上市后监测与评价的实践经验和需求，完善相关政策与法规，为新药上市后监测与评价工作提供法律保障和政策支持。例如，制定新药上市后监测与评价的标准和流程，明确利益相关方的责任和义务等。

加强公众教育与宣传：通过媒体宣传、科普讲座等方式，提高公众对新药上市后监测与评价工作的认识和参与度。通过公众教育和宣传，增强公众对新药安全性和成本效益的关注和理解，促进新药在真实世界中的合理使用。

6. 结论

本案例以某新药上市后安全性与成本效益评估为例，探讨了药物经济学在上市后监测与评价中的具体应用。通过实践案例的分析，我们可以发现药物经济学在药品上市后监测与评价中发挥着重要作用，有助于确保新药的安全性和经济性。同时，通过完善和优化上市后监测与评价体系，我们可以进一步提高新药上市后监测与评价工作的质量和效率，为患者和社会带来更大的经济效益。

在未来的工作中，我们应继续深化药物经济学在上市后监测与评价中的应用，加强数据收集与分析能力，建立多部门协作机制，完善政策与法规，加强公众教育与宣传等方面的工作。通过这些努力，我们可以推动新药上市后监测与评价工作的不断发展和完善，为患者提供更加安全、有效且经济的治疗方案。

第四节　监管政策对医药产业的扶持与药物经济学的应用

一、医药产业政策背景与扶持方向

在探讨药物经济学在药品监管中的应用实践时，无法脱离当前医药产业的政策背景与扶持方向。近年来，随着全球医药产业的快速发展和健康需求的日益增长，中国政府高度重视医药产业的健康与可持续发展，制定并实施了一系列旨在提升药品质量、强化药品监管、促进医药创新的政策。这些政策不仅体现了对药品临床价值的强调，还注重药物的可及性，并致力于避免低水平重复建设，为医药产业的转型升级和高质量发展提供了有力支撑。

（一）药品管理法修订与监管强化

《中华人民共和国药品管理法》（以下简称《药品管理法》）作为我国药品监管的基本法律，经历了多次修订和完善，其核心理念逐步向保障公众健康、强调药品临床价值和提升药品质量方面倾斜。近年来，随着医药科技的飞速进步和新兴疗法的不断涌现，《药品管理法》的修订更加注重科学性和前瞻性，以适应医药产业的新变化。

新修订的《药品管理法》强调了药品的全生命周期管理，从研制、生产、经营到使用、上市后管理等各个环节都纳入了严格的监管范畴。特别是在药品生产环节，取消了GMP（生产质量管理规范）认证，但要求从事药品生产活动必须遵守药品生产质量管理规范，建立健全药品生产质量管理体系，保证药品生产全过程持续符合法定要求。这一变化标志着我国药品监管从认证管理向持续合规管理转变，更加注重企业的日常监管和风险管理。

（二）临床价值导向与药品创新

当前，我国医药产业政策明确提出了以临床价值为导向的药物创新理念。这一理念强调，药品的研发和生产应当以满足临床需求为核心，注重药物的疗效和安全性。为此，政府出台了一系列鼓励药物创新的政策措施，如加大对创新药、改良型新药的研发支持，优化临床试验管理，提高临床试验的审批效率，以及建立关联审评审批制度等。

在创新药研发方面，政府不仅提供了资金支持和税收优惠，还通过优先审评、附条件审批等机制，加快创新药的上市速度。这些措施极大地激发了医药企业的创新活力，推动了我国医药产业从仿制药为主向创新药为主的转型升级。

（三）药物可及性与公众健康

药物可及性是指患者能够以可承受的价格及时获得所需的药品。我国政府高度重视药物可及性问题，通过实施国家基本药物制度、完善医保政策、推动药品集中采购等措施，不断提高药品的可及性和可负担性。

特别是在医保政策方面，政府将更多救命救急的好药纳入医保目录，并通过谈判降价等方式降低药品价格，减轻了患者的经济负担。同时，政府还加强了对医保基金的监管和使用效率的提升，确保医保资金能够真正用于保障公众健康。

（四）避免低水平重复建设与产业升级

针对我国医药产业存在的低水平重复建设问题，政府出台了一系列政策措施进行引导和调控。一方面，通过优化产业结构、提高产业集中度等方式，推动医药产业向高端化、智能化、绿色化方向发展；另一方面，加强对医药企业的监管和执法力度，打击违法违规行为，维护公平竞争的市场环境。

此外，政府还鼓励医药企业加强国际合作与交流，引进国外先进技术和管理经验，提升我国医药产业的国际竞争力。这些措施的实施，有助于推动我国医药产业从粗放式发展向高质量创新转变。

当前医药产业政策背景与扶持方向体现了政府对药品临床价值的强调、药物可及性的关注以及避免低水平重复建设的决心。这些政策不仅为医药产业的健康发展提供了有力保障，也为药物经济学在药品监管中的应用实践提供了广阔的空间和机遇。在未来的发展中，政府将继续完善医药产业政策体系，加强药品监管力度，推动医药产业持续健康发展。

二、药物经济学在监管政策制定中的作用

在医药产业的监管政策制定框架内，药物经济学不仅为传统医药领域提供了决策支持，更在生物药产业，尤其是细胞与基因治疗（CGT）行业，包括 mRNA 疫苗与治疗、干细胞疗法等新兴领域，以及药品上市许可持有人（MAH）制度、生物药分段生产模式等方面，展现了其不可或缺的价值。以下将详细探讨药物经济学在这些特定领域内的应用及其对医药产业创新发展的支持。

（一）药物经济学对医药产业创新发展的支持

药物经济学不仅为监管政策制定提供了科学依据，还促进了医药产业的创新发展。这主要体现在以下几个方面。

鼓励研发创新：药物经济学通过评估新药的临床价值和成本效益，为新药研发提供了明确的市场导向。这有助于激发医药企业的研发创新活力，推动新药不断涌现，满足临床需求。

优化研发策略：药物经济学还可以通过对不同研发项目的成本效益进行比较，帮助企业优化研发策略。这有助于企业合理分配研发资源，提高研发效率，降低研发风险。

推动产业升级：随着药物经济学的不断发展，越来越多的医药企业开始注重药品的临床价值和成本效益，这推动了医药产业的转型升级。企业开始从传统的仿制药生产向创新药研发转型，从低水平重复建设向高质量发展转变。

促进国际合作：药物经济学作为国际通用的评估方法，有助于促进医药产业的国际合作与交流。通过与国际接轨，我国医药企业可以引进国外先进技术和管理经验，提升国际竞争力，推动医药产业走向世界。

（二）药物经济学对生物药产业的支持

CGT 行业的成本效益考量：在细胞与基因治疗领域，药物经济学通过评估高成本疗法相对于传统治疗的长期健康改善和成本节约潜力，为政策制定者提供了决策依据。例如，mRNA 疫苗和治疗在 COVID-19 疫情期间展现出的高效性和快速响应能力，其成本–效益分析对于全

球公共卫生政策的制定至关重要。同时，对于干细胞疗法等前沿技术，药物经济学分析能够帮助确定哪些治疗具有最高的临床价值和社会经济效益，从而指导研发投资和政策扶持。

促进生物药创新： 药物经济学评估能够识别生物药创新的价值点，如减少住院率、提高患者生活质量等，这些非直接医疗费用节省同样重要。通过量化这些效益，政策可以更加精准地支持那些能够带来显著健康改善的生物药研发，激励产业向更高质量、更高效率的创新方向迈进。

（三）MAH 制度下的药物经济学考量

MAH（药品上市许可持有人）制度允许药品研发机构或生产企业作为药品上市许可持有人，负责药品全生命周期的管理。在此制度下，药物经济学的作用体现在以下两个方面。

风险评估与资源优化： MAH 需对药品的安全性、有效性和经济性负责。药物经济学评估可为 MAH 提供全面的市场准入分析，包括成本效益、预算影响分析等，帮助 MAH 在资源有限的情况下作出最优决策，如市场定位、价格策略等。

促进国际合作与跨境监管： 随着 MAH 制度的国际化趋势，药物经济学成为连接国内外监管要求的重要桥梁。通过国际认可的药物经济学研究，MAH 可以更有效地推进药品在全球市场的注册与上市，加速生物药等创新产品的国际化进程。

（四）生物药分段生产与药物经济学

生物药分段生产模式，即将生物药的生产过程分解为不同阶段，在不同地点或不同企业间进行，旨在提高生产效率、降低成本并促进产业链的专业化分工。药物经济学在此模式中的应用包括以下两个方面。

成本－效益分析优化生产布局： 通过对不同生产阶段成本、质量、供应链稳定性等因素的综合考量，药物经济学分析可以帮助确定最优的生产布局策略，平衡成本效益与生产效率，促进生物药产业的可持续发展。

支持分段生产标准制定： 药物经济学评估结果能够为监管机构制定分段生产的质量标准和监管政策提供数据支持，确保分段生产模式下的生物药仍能满足安全性和有效性的高标准要求。

药物经济学在生物药产业，特别是 CGT 行业、MAH 制度实施、生物药分段生产等方面的应用，不仅提升了医药监管的科学性和效率，更为医药产业的创新发展提供了强有力的支撑。未来，随着生物技术的不断进步和医疗需求的持续增长，药物经济学将继续深化其在这些领域的应用，促进医药产业向更加高效、智能、个性化的方向发展。同时，加强国际合作，推动药物经济学评估方法的标准化和互认，将是提升我国医药产业国际竞争力、加速创新药物全球推广的关键路径。

三、实践探索：监管政策扶持下的药物经济学应用

在药物经济学的广阔应用领域中，监管政策对医药产业的扶持是一个尤为关键的环节。本节将通过深入分析一个具体地区的医药产业政策案例，探讨药物经济学在此过程中的实践应用及其对医药产业协同发展的影响。同时，我们将探索监管政策与医药产业协同发展的有效路径，旨在为政策制定者、医药企业和研究人员提供有价值的参考。

案例分析：某地区医药产业政策中的药物经济学考量

1. 背景介绍

某地区，作为医药产业的重要集聚地，近年来面临着产业升级和转型的巨大压力。为了促进医药产业的健康发展，该地区政府出台了一系列扶持政策，其中药物经济学成为政策制定的重要考量因素。

2. 政策内容

优化药品定价机制：该地区政府引入了药物经济学评估，对创新药品进行合理定价。通过成本－效益分析，政府确保了创新药品的价格既能反映其临床价值，又能被广大患者所接受。这一举措不仅提高了创新药品的市场可及性，还促进了医药企业的研发积极性。

支持 CGT 等新兴领域发展：针对细胞与基因治疗（CGT）等前沿领域，该地区政府通过药物经济学评估，识别出具有潜力的治疗方法和企业，给予专项扶持。例如，对于 mRNA 疫苗和治疗等创新产品，政府提供了研发资金、税收减免等优惠政策，加速了这些产品的上市进程。

推动 MAH 制度实施：在 MAH 制度下，该地区政府鼓励医药企业作为药品上市许可持有人，负责药品全生命周期的管理。通过药物经济学评估，政府引导 MAH 企业优化生产布局、提高生产效率，同时加强国际合作，推动创新药品的全球注册与上市。

促进生物药分段生产：针对生物药分段生产模式，该地区政府通过药

物经济学分析，确定了最优的生产布局策略。政府支持生物药企业在不同地点或不同企业间进行专业化分工，提高了生产效率，降低了生产成本，促进了生物药产业的可持续发展。

3. 实践成效

创新药品不断涌现： 在药物经济学评估的指导下，该地区医药企业的研发积极性显著提高，创新药品不断涌现。这些创新药品不仅满足了临床需求，还提高了患者的生活质量。

医药产业竞争力增强： 通过优化定价机制、支持新兴领域发展、推动MAH制度实施和促进生物药分段生产等措施，该地区医药产业的竞争力显著增强。医药企业在国内外市场的份额不断提升，为地区经济发展注入了新的活力。

医疗资源合理配置： 药物经济学评估的应用，使得该地区政府在医疗资源分配上更加科学合理。政府能够根据药品的临床价值和成本效益比，优先将高效、经济的药品纳入医保目录，提高了医疗资源的利用效率。

4. 监管政策与医药产业协同发展的路径探索

基于上述案例分析，我们可以总结出以下监管政策与医药产业协同发展的路径。

加强政策引导： 政府应加强对医药产业的政策引导，通过制定科学合理的扶持政策，推动医药产业向高质量发展方向迈进。

引入药物经济学评估： 政府应将药物经济学评估作为政策制定的重要考量因素，确保政策的科学性和有效性。通过成本－效益分析等方法，政府可以识别出具有潜力的治疗方法和企业，给予专项扶持。

推动产业创新： 政府应鼓励医药企业加强研发创新，提高药品的临床价值和成本效益比。通过提供研发资金、税收减免等优惠政策，政府可以激发医药企业的创新活力，推动创新药品不断涌现。

加强国际合作： 政府应积极推动医药产业的国际合作与交流，通过与国际接轨，引进国外先进技术和管理经验，提升我国医药产业的国际竞争力。

优化资源配置： 政府应根据药品的临床价值和成本效益比，合理配置医疗资源。通过优先将高效、经济的药品纳入医保目录等措施，政府可以提高医疗资源的利用效率，满足广大患者的健康需求。

药物经济学在监管政策扶持下的应用实践，为医药产业的健康发展提供了有力支撑。通过加强政策引导、引入药物经济学评估、推动产业创新、加强国际合作和优化资源配置等措施，我们可以实现监管政策与医药产业的协同发展，为医药产业的未来注入新的活力。

第十章 药物经济学的前沿发展与挑战

第一节 新兴技术在药物经济学中的应用前景

一、大数据与人工智能在成本－效益分析中的应用前景

随着科技的飞速发展，大数据与人工智能（AI）正逐步渗透到各个行业，药物经济学领域也不例外。大数据与 AI 在药物经济学的成本－效益分析中展现出巨大的应用前景，它们不仅能够提高分析的准确性和效率，还能为药物研发、定价、市场推广以及政策制定提供更加科学的依据。

（一）大数据在成本－效益分析中的应用

大数据技术在药物经济学的成本－效益分析中发挥着越来越重要的作用。通过对海量数据的收集、整理和分析，大数据技术能够揭示药物的市场价值、经济指标和推广优势，从而为药物定价提供坚实的基础。

1. 市场价值评估 大数据技术能够对药物的市场潜力进行精准评估。通过对患者需求、医生认可度、竞争产品情况等多维度数据的分析，大数据技术能够预测药物在未来市场的销售额和利润，为制药企业的市场策略制定提供数据支持。

2. 成本－效益分析 大数据技术能够综合考虑药物的研发成本、生产成本、市场推广成本以及患者治疗费用等多方面因素，通过对比不同治疗方案的经济性，为医疗机构和患者提供性价比最高的选择。

3. 政策制定参考 大数据技术还能够为政府部门的政策制定提供科学依据。通过对药物经济学的数据分析，政府部门能够更准确地了解药物的经济价值和社会效益，从而制定出更加合理的医疗支付和新药价格报销政策。

（二）人工智能在成本－效益分析中的应用

人工智能技术在药物经济学的成本－效益分析中同样具有广阔的应用前景。AI 的引入不仅能够提高分析的自动化程度，还能通过机器学习等算法不断优化分析模型，提高分析的准确性和可靠性。

1. 智能化分析模型 AI 技术能够构建智能化的成本－效益分析模型。这些模型能够根据输入的数据自动进行复杂的计算和分析，快速得出药物的经济性评估结果。同时，AI 模型还能够通过不断学习和优化，提高分析的准确性和效率。

2. 精准定价与谈判　AI 在药物定价和谈判中也发挥着重要作用。通过快速整合和分析医疗数据、临床试验结果以及市场准入信息，AI 能够帮助制药企业预测与医保方和卫生技术评估机构谈判的价格和结果，从而制定出最优的定价策略。

3. 辅助政策制定与决策　AI 技术还能够为政府部门提供智能化的辅助决策支持。通过对药物经济学的数据进行深度挖掘和分析，AI 能够揭示出药物市场的潜在规律和趋势，为政策制定者提供更加科学的决策依据。

（三）面临的挑战与机遇

尽管大数据与 AI 在药物经济学的成本－效益分析中展现出巨大的应用前景，但这一领域仍然面临着诸多挑战。例如，数据的质量和准确性问题、数据隐私和安全问题、AI 模型的可靠性和可解释性问题等都需要进一步研究和解决。然而，随着技术的不断进步和应用的深入，大数据与 AI 在药物经济学中的前景依然广阔。未来，随着更多高质量数据的积累以及 AI 算法的不断优化，大数据与 AI 将在药物经济学的成本－效益分析中发挥更加重要的作用，为医药产业的可持续发展提供有力支持。

大数据与人工智能在药物经济学的成本－效益分析中具有广阔的应用前景。通过充分利用这些新兴技术，我们可以更加科学、准确地评估药物的经济价值和社会效益，为制药企业、医疗机构和政府部门提供更加科学的决策依据。

二、真实世界证据在药物经济学研究中的潜力

真实世界证据（real world evidence，RWE）作为近年来医药领域的重要发展，正在深刻影响着药物经济学研究的方向与实践。RWE 指的是从真实世界环境中常规收集的与患者健康状况、医疗服务以及药物使用相关的数据，通过分析这些数据得出的临床证据。它在药物经济学研究中展现出巨大的潜力，为药物的成本－效益分析、定价策略、市场准入以及政策制定提供了全新的视角和方法。

（一）RWE 在药物经济学中的定义与重要性

RWE 是通过分析真实世界数据（real world data，RWD）得出的关于医疗产品使用、潜在获益或风险的临床证据。在药物经济学研究中，RWE 的重要性主要体现在以下几个方面。

1. 提高决策的科学性　RWE 基于真实世界环境中的数据，能够更全面地反映药物在实际使用中的效果、安全性和经济性，为药物经济学研究提供更为真实、可靠的依据。

2. 优化药物定价策略　通过分析 RWE，制药企业可以更准确地评估药物的市场价值，制定合理的定价策略，以实现经济效益与社会效益的最大化。

3. 支持政策制定与监管决策 RWE 能够为政府部门提供关于药物安全性、有效性和经济性的全面信息，支持其制定更加科学、合理的医药政策和监管决策。

（二）RWE 在药物经济学研究中的应用

1. 成本 - 效益分析 RWE 可以用于评估药物在不同患者群体中的成本效益，包括直接医疗成本、间接成本（如生产力损失）以及患者生活质量改善等。通过对比不同治疗方案的成本效益，RWE 有助于制定最优化的治疗方案，提高医疗资源的利用效率。

2. 药物定价与谈判 在药物定价与谈判过程中，RWE 可以作为重要的参考依据。制药企业可以基于 RWE 展示药物的实际价值，与医保部门、医疗机构等进行有效的沟通与谈判，制定合理的价格策略。

3. 市场准入与策略优化 RWE 可以帮助制药企业了解药物在目标市场的潜在需求、竞争格局以及政策环境，从而制定更加精准的市场准入策略和推广计划。同时，RWE 还可以用于评估药物在不同市场细分中的表现，优化营销策略，提高市场份额。

4. 政策评估与监管支持 RWE 在医药政策评估与监管支持方面也发挥着重要作用。政府部门可以基于 RWE 评估政策的实施效果，调整和优化相关政策。同时，RWE 还可以为监管机构提供关于药物安全性、有效性的实时信息，支持其进行更加科学、高效的监管决策。

（三）RWE 在药物经济学研究中的挑战与展望

尽管 RWE 在药物经济学研究中展现出巨大的潜力，但其应用也面临一些挑战。

1. 数据质量与可靠性 RWD 的来源广泛且复杂，数据质量参差不齐。如何确保 RWD 的准确性和完整性，提高 RWE 的可信度，是当前亟待解决的问题。

2. 数据隐私与安全 RWD 中往往包含患者的敏感信息，如何保护患者隐私、确保数据安全，是 RWE 应用过程中必须重视的问题。

3. 数据分析与解读 RWD 的分析需要专业的统计和医学知识，如何准确解读分析结果，避免误导性结论，也是 RWE 应用中需要关注的问题。

未来，随着技术的不断进步和应用的深入，RWE 在药物经济学研究中的潜力将得到进一步挖掘和释放。通过加强数据质量控制、提高数据分析能力、完善政策与法规支持等措施，RWE 有望为药物经济学研究提供更加全面、准确、可靠的证据支持，推动医药产业的可持续发展。

三、区块链技术在药物供应链透明度与成本控制中的应用前景

区块链技术作为一种革命性的分布式账本技术，正在逐步改变各行各业的发展模式。在药物经济学领域，区块链技术的应用前景尤为广阔，特别是在提升药物供应链的透明度和优化成本控制方面。以下将详细探讨区块链技术在药物供应链透明度与成本控制中的应用前景。

（一）区块链技术提升药物供应链透明度

1. 溯源能力　区块链技术的核心特性之一是不可篡改性，这意味着一旦信息被记录在区块链上，就无法被修改或删除。这种特性使得区块链在药物供应链的溯源方面具有巨大优势。从原材料的采购、生产制造、物流运输到最终销售，每一个环节都可以被记录在区块链上，形成一个完整、可追溯的供应链条。这不仅提高了供应链的透明度，还有助于打击假冒伪劣产品，保障患者的用药安全。

2. 信息共享　区块链技术允许供应链中的各方实时获取和共享信息，使得决策更加灵活和高效。在药物供应链中，制药企业、分销商、医疗机构和患者等各方都可以通过区块链平台获取所需的信息，了解药物的来源、质量、价格等关键信息，从而增强对供应链的信任。

3. 智能合约　区块链上的智能合约可以根据预设的条件自动执行交易，无需第三方机构介入。在药物供应链中，智能合约可以用于实现货物的自动验收、付款和结算等流程，减少人为干预和延误，提高供应链的运作效率。

（二）区块链技术优化药物供应链成本控制

1. 减少中间环节　区块链技术通过去中心化的交易平台，允许买卖双方直接进行点对点交易，减少了对中介的依赖。在药物供应链中，这有助于降低交易成本和时间成本，提高整体运营效率。

2. 精准库存管理　区块链技术可以实时记录库存变动情况，确保供应链上下游企业之间的信息共享。结合大数据分析，可以对库存进行精准预测和优化，减少库存积压和缺货现象，从而降低库存成本。

3. 防伪与认证　对于高价值药物，区块链技术可以提供可信的产品认证，防止假冒伪劣产品流入市场。这不仅保护了品牌声誉和消费者权益，还有助于维护市场的公平竞争秩序，降低因假冒伪劣产品导致的经济损失。

（三）面临的挑战与机遇

尽管区块链技术在药物供应链透明度与成本控制方面展现出巨大的应用前景，但其应用仍面临一些挑战。

1. 技术复杂性　区块链技术的复杂性和高难度使得其在实际应用中的推广

受到一定限制。需要不断投入研发力量，提高技术的易用性和可操作性。

2. 法规与政策 目前，关于区块链技术在药物供应链中的应用还缺乏明确的法规和政策指导。需要政府和相关机构加快制定和完善相关法律法规，为区块链技术的应用提供法律保障。

3. 数据安全与隐私保护 区块链技术的去中心化和分布式存储特性虽然提高了数据的安全性，但也带来了数据隐私保护的问题。需要采取有效的技术手段和管理措施，确保患者隐私和敏感数据的安全。

未来，随着区块链技术的不断成熟和普及，以及政府和相关机构的积极推动，区块链技术在药物供应链透明度与成本控制方面的应用前景将更加广阔。通过加强技术研发、完善法规政策、提高数据安全与隐私保护水平等措施，区块链技术有望为药物供应链的透明化和成本控制提供更加全面、高效、可靠的解决方案。

四、远程医疗与数字健康工具在药物经济模型的应用前景

远程医疗与数字健康工具正逐步融入医疗保健体系，为药物经济学研究带来了新的视角和方法。这些新兴技术不仅提高了医疗服务的可及性和效率，也为药物经济模型的构建和应用提供了更为丰富和精准的数据支持。以下将详细探讨远程医疗与数字健康工具在药物经济模型中的应用前景。

（一）远程医疗在药物经济模型中的应用

1. 扩大样本范围 远程医疗技术打破了地域限制，使得研究人员能够更容易地获取到更广泛、更多样化的患者数据。这些数据可以用于构建更加全面、准确的药物经济模型，提高模型的预测能力和适用性。

2. 实时监测与评估 远程医疗技术允许对患者进行实时监测和评估，获取到更加动态、连续的健康数据。这些数据可以用于评估药物疗效、安全性和成本效益，为药物经济模型提供更加精确的时间序列分析和预测。

3. 提高患者参与度 远程医疗技术提高了患者的参与度，使得患者能够更加方便地参与到药物经济研究中来。通过远程监测和反馈，患者可以更及时地提供关于药物使用体验和健康状况的信息，有助于研究人员更全面地了解药物的实际效果和患者需求。

（二）数字健康工具在药物经济模型中的应用

1. 可穿戴设备与移动健康应用 可穿戴设备和移动健康应用能够实时监测患者的生理指标和健康行为，为药物经济模型提供丰富的个体数据。这些数据可以用于分析药物对患者健康状况的改善程度、药物使用的依从性以及不良反应的

发生情况等，为药物经济评价提供更加精准的证据支持。

2. 电子病历与大数据分析　电子病历系统使得医疗数据更加规范化和结构化，便于进行大数据分析和挖掘。通过整合和分析电子病历中的药物使用记录、患者健康状况、医疗费用等数据，可以构建出更加精细的药物经济模型，为药物定价、医保政策制定等提供科学依据。

3. 人工智能与机器学习　人工智能和机器学习技术能够处理和分析大规模、复杂的数据集，提高药物经济模型的预测能力和准确性。通过训练机器学习模型，可以自动识别出药物经济评价中的关键变量和因素，优化模型的参数设置，提高模型的解释性和适用性。

（三）面临的挑战与机遇

尽管远程医疗与数字健康工具在药物经济模型中的应用前景广阔，但仍面临一些挑战。

1. 数据隐私与安全　远程医疗和数字健康工具涉及大量敏感的个人健康数据，如何确保数据的隐私和安全是首要考虑的问题。需要建立严格的数据管理和保护机制，确保数据在采集、存储、分析和共享过程中的安全性和合规性。

2. 数据质量与可靠性　远程医疗和数字健康工具获取的数据可能存在质量问题和可靠性挑战。需要加强对数据的清洗、校验和验证工作，确保数据的准确性和可靠性，为药物经济模型提供高质量的输入数据。

3. 技术整合与标准化　远程医疗和数字健康工具涉及多种技术和平台，如何实现技术整合和标准化是另一个重要问题。需要建立统一的数据标准和接口规范，促进不同技术和平台之间的互联互通和数据共享。

未来，随着远程医疗和数字健康技术的不断发展和完善，以及政府和相关机构的积极推动和支持，这些新兴技术在药物经济模型中的应用前景将更加广阔。通过加强技术研发、完善法规政策、提高数据安全与隐私保护水平等措施，远程医疗和数字健康工具有望为药物经济学研究提供更加全面、高效、可靠的解决方案，推动药物经济学研究的深入发展。

第二节　国际药物经济学研究的新趋势

一、多国／地区比较研究方法的最新进展

国际药物经济学研究正经历着前所未有的变革。多国／地区比较研究作为药物经济学研究的重要分支，其研究方法也在不断演进，以适应日益复杂多变的医疗环境和政策需求。

（一）数据整合与标准化

在多国／地区比较研究中，数据整合与标准化是关键环节。近年来，随着大数据和云计算技术的普及，研究者们开始利用这些先进技术对来自不同国家和地区的数据进行整合，以提高数据的可比性和准确性。同时，为了消除数据差异带来的偏差，研究者们还致力于开发统一的数据标准化工具和方法，以确保研究结果的可靠性和有效性。

（二）经济学评价方法的创新

在经济学评价方法方面，多国／地区比较研究也在不断探索新的路径。传统的成本－效益分析、成本－效果分析和最小成本分析等方法虽然仍在广泛应用，但研究者们已经开始尝试将这些方法与更先进的统计技术和模型相结合，以提高评价的精确度和实用性。此外，随着真实世界研究（RWS）的兴起，研究者们也开始将 RWS 方法应用于多国／地区比较研究中，以更全面地评估药物在不同国家和地区的实际效果和经济价值。

（三）关注特殊人群和创新技术

近年来，随着全球对罕见病治疗药物、数字化医疗和个性化医疗的日益重视，多国／地区比较研究也开始将目光投向这些特殊领域。针对罕见病患者、老年人、儿童等特殊人群的药物经济学评价，以及针对创新技术（如细胞和基因疗法）的经济性分析，已成为当前研究的热点和难点。这些研究不仅有助于推动新药研发和技术创新，还能为政策制定者提供更科学的决策依据。

（四）跨国合作与政策协调

在多国／地区比较研究中，跨国合作与政策协调也至关重要。通过加强国际合作，研究者们可以共享数据、技术和经验，从而提高研究的效率和质量。同时，政策协调也是确保研究结果能够得到有效应用的关键环节。各国政府和国际组织需要共同努力，推动药物经济学研究成果在政策制定和实施中的应用，以促进全球医疗资源的优化配置和合理利用。

（五）面临的挑战与应对策略

尽管多国／地区比较研究在方法上取得了显著进展，但仍面临诸多挑战。例如，不同国家和地区在医疗体系、医保政策、文化背景等方面存在差异，这些差异可能对研究结果产生重要影响。为了应对这些挑战，研究者们需要采取更加灵活多样的研究方法和技术手段，同时加强跨学科合作和政策沟通，以确保研究结果的准确性和实用性。

二、患者偏好研究与价值评估的融合趋势

患者偏好与价值评估的融合已成为一个重要的新趋势。这一趋势反映了从以医生为中心的治疗决策向以患者为中心的决策模式的转变，强调了患者对于治疗选择的主观感受和偏好在药物价值评估中的重要性。

（一）患者偏好研究的兴起

患者偏好研究是近年来在药物经济学领域兴起的一个研究方向。它关注患者对于不同治疗方案的主观感受和偏好，包括治疗效果、副作用、用药便利性、经济负担等方面的权衡。通过问卷调查、访谈、焦点小组等研究方法，患者偏好研究能够收集到大量关于患者治疗选择和满意度的数据，为药物价值评估提供更加全面和人性化的视角。

（二）价值评估方法的革新

随着患者偏好研究的兴起，传统的药物价值评估方法也在逐渐革新。传统的评估方法往往侧重于药物的客观疗效和成本效益比，而忽略了患者的主观感受和偏好。然而，现代药物价值评估越来越注重将患者偏好纳入评估体系，以更全面地反映药物的价值。例如，通过构建患者偏好模型，可以将患者的治疗偏好转化为量化的指标，从而更准确地评估药物的价值。

（三）患者偏好与价值评估的融合实践

在实践中，患者偏好与价值评估的融合已经取得了显著的成效。一方面，患者偏好研究为药物研发提供了更加明确的市场导向。了解患者的治疗需求和偏好，有助于制药企业开发出更加符合市场需求的药物产品。另一方面，患者偏好与价值评估的融合也为政策制定提供了更加科学的依据。政府可以根据患者的偏好和药物的价值评估结果，制定更加合理的医保政策和药物定价策略，以保障患者的用药权益和医疗资源的优化配置。

（四）面临的挑战与应对策略

尽管患者偏好与价值评估的融合已经取得了显著的进展，但仍面临一些挑战。例如，患者偏好的测量和量化仍然存在一定的难度和不确定性。此外，不同国家和地区在医疗体系、文化背景和患者需求等方面存在差异，这也为患者偏好与价值评估的融合带来了挑战。为了应对这些挑战，研究者们需要不断探索更加准确和有效的患者偏好测量方法，并加强跨国合作与政策协调，以推动患者偏好与价值评估的融合在全球范围内的普及和应用。

（五）未来展望

展望未来，患者偏好与价值评估的融合将继续成为药物经济学研究的重要方

向。随着医疗技术的不断进步和患者需求的不断变化，药物价值评估将更加注重患者的主观感受和偏好。同时，随着大数据和人工智能等技术的快速发展，患者偏好与价值评估的融合也将迎来更多的机遇和挑战。研究者们需要不断探索新的研究方法和技术手段，以推动患者偏好与价值评估的融合在药物经济学研究中的深入应用和发展。

三、环境健康经济学在药物政策制定中的应用探索

随着全球对环境保护和可持续发展重视程度的加深，环境健康经济学逐渐成为药物经济学领域的一个新兴研究方向。环境健康经济学将环境科学与健康经济学相结合，旨在评估环境污染对人类健康的影响，并探讨如何通过政策手段来减轻这些影响。在药物政策制定中，环境健康经济学的应用探索具有深远意义。

（一）环境健康经济学的基本原理

环境健康经济学基于环境科学和经济学的交叉学科视角，通过量化环境污染对人类健康造成的损害，以及这些损害所带来的经济损失，来为政策制定提供科学依据。该领域的研究通常涉及环境污染物的暴露评估、健康风险评估、成本 - 效益分析等多个方面。

（二）环境健康经济学在药物政策中的应用

1. 药物生产过程中的环境影响评估

在药物生产过程中，会产生大量的废水、废气和固体废弃物。环境健康经济学可以评估这些药物生产活动对环境的污染程度，以及这些污染对人类健康和生态系统可能造成的长期影响。这有助于政策制定者制定更加严格的环保法规，促使制药企业采取更加环保的生产方式。

2. 药物使用过程中的环境健康风险

药物在使用后，其代谢产物和未吸收部分可能进入环境，对水生生物和土壤微生物造成潜在危害。环境健康经济学可以评估这些药物残留物对环境的长期影响，以及这些影响对人类健康的潜在威胁。这有助于政策制定者加强对药物废弃物的处理和管理，减少药物对环境的污染。

3. 药物政策的环境健康效益分析

在制定药物政策时，政策制定者需要权衡药物的疗效、安全性、成本以及其对环境的影响。环境健康经济学可以提供一种综合评估方法，将药物的环境健康效益纳入政策考量之中。这有助于制定更加全面、可持续的药物政策，实现经济效益、社会效益和环境效益的协调统一。

（三）面临的挑战与未来展望

尽管环境健康经济学在药物政策制定中的应用具有广阔前景，但仍面临一些挑战。例如，环境污染对人类健康的长期影响难以准确量化；药物残留物在环境中的迁移转化过程复杂多变；不同国家和地区之间的环境法规和标准存在差异等。

为了克服这些挑战，未来环境健康经济学在药物政策制定中的应用需要加强以下几个方面的工作：一是加强跨学科合作，整合环境科学、健康经济学、药学等多个领域的研究成果；二是完善环境污染和健康损害的评估方法和技术手段；三是推动国际间的合作与交流，共同制定统一的环境健康标准和政策指南。

环境健康经济学在药物政策制定中的应用探索具有重要意义。通过综合评估药物的环境健康效益，政策制定者可以制定更加全面、可持续的药物政策，为人类的健康和环境的可持续发展作出贡献。

四、跨学科合作促进药物经济学研究的创新路径

跨学科合作正逐渐成为推动研究创新、拓展研究视野的重要力量。这种合作模式不仅打破了传统学科界限，还促进了不同领域知识的融合与互补，为药物经济学研究带来了全新的视角和方法。

（一）跨学科合作的必要性

随着全球医疗体系的不断发展和变革，药物经济学面临的挑战日益复杂多样。传统的单一学科研究方法已难以满足当前药物经济学研究的实际需求。因此，跨学科合作成为解决复杂问题、推动研究创新的重要途径。通过跨学科合作，可以汇聚不同领域专家的智慧和资源，共同应对药物经济学领域的挑战。

（二）跨学科合作的实践案例

1. **与公共卫生学的结合**　公共卫生学关注群体健康、疾病预防和控制等方面的问题。与公共卫生学的合作，有助于药物经济学研究从更宏观的角度审视药物政策的影响，评估药物在预防和治疗疾病方面的成本效益。例如，通过公共卫生数据的分析，可以更加准确地评估某种药物在降低疾病发病率和死亡率方面的贡献，从而为药物政策的制定提供科学依据。

2. **与生物统计学的结合**　生物统计学在数据处理、模型构建和统计分析等方面具有独特优势。与生物统计学的合作，可以帮助药物经济学研究更加精准地量化药物的成本和效益，提高研究的科学性和准确性。例如，通过生物统计学的分析方法，可以评估不同药物治疗方案之间的成本差异和疗效差异，为临床决策

提供有力支持。

3. 与伦理学的结合　伦理学关注道德原则和价值观在医学实践中的应用。与伦理学的合作，有助于药物经济学研究在评估药物成本和效益的同时，考虑伦理因素对社会和个人的影响。例如，在评估某种昂贵药物的成本效益时，需要权衡药物对患者生活质量的改善程度、药物可及性以及医疗资源分配的公平性等因素。

（三）跨学科合作的创新路径

1. 建立跨学科研究团队　通过组建跨学科研究团队，汇聚不同领域的专家和资源，共同开展药物经济学研究。这种团队模式有助于促进不同领域知识的融合与互补，提高研究的创新性和实用性。

2. 开展跨学科研究项目　针对药物经济学领域的复杂问题，开展跨学科研究项目。这些项目通常涉及多个学科领域的知识和技术，需要不同领域的专家共同参与和协作。通过跨学科研究项目的实施，可以推动药物经济学研究的深入发展，为政策制定提供科学依据。

3. 加强跨学科交流与合作　加强跨学科交流与合作是推动药物经济学研究创新的重要途径。通过组织学术会议、研讨会等活动，促进不同领域专家之间的交流与沟通，分享研究成果和经验，共同推动药物经济学研究的发展。

（四）面临的挑战与未来展望

尽管跨学科合作在推动药物经济学研究创新方面取得了显著成效，但仍面临一些挑战。例如，不同学科领域之间的知识差异和沟通障碍可能导致合作过程中的摩擦和冲突；跨学科研究项目的实施需要更多的资金和资源支持等。为了克服这些挑战，未来需要进一步加强跨学科合作机制的建设和完善，推动不同领域之间的深度融合与协作。同时，还需要加强跨学科人才的培养和引进工作，为药物经济学研究的创新发展提供有力的人才保障。

跨学科合作在推动药物经济学研究创新方面具有重要意义。通过加强跨学科合作机制的建设和完善，可以促进不同领域知识的融合与互补，为药物经济学研究带来全新的视角和方法，推动该领域的深入发展和广泛应用。

第三节　目前面临的方法学、伦理等挑战

一、长期效果预测与不确定性处理的新方法探讨

长期效果预测与不确定性处理一直是方法学上的重要挑战。随着医疗技术的

不断进步和药物研发周期的缩短，如何准确预测药物的长期效果并有效处理相关的不确定性，成为药物经济学研究亟待解决的问题。

（一）长期效果预测的挑战

长期效果预测涉及多个方面，包括药物疗效的持久性、患者生存质量的改善、药物成本的长期趋势等。这些预测不仅依赖于临床试验数据，还需要考虑患者个体差异、疾病进展的自然史、医疗环境的变化等多种因素。因此，长期效果预测往往面临数据稀缺性、模型复杂性以及预测准确性等多方面的挑战。

为了应对这些挑战，研究者们不断探索新的预测方法和模型。例如，利用机器学习算法对历史数据进行挖掘和分析，以发现潜在的影响因素和规律；构建动态模拟模型，如马尔可夫模型或系统动力学模型，以模拟疾病进展和药物治疗的长期效果；以及结合专家意见和临床实践经验，对预测结果进行校准和调整。

（二）不确定性处理的新方法

在药物经济学研究中，不确定性主要来源于数据的不确定性、模型参数的不确定性以及预测结果的不确定性等。这些不确定性可能导致研究结果的偏差和误导性。因此，有效处理不确定性是确保药物经济学研究结果准确性和可靠性的关键。

近年来，研究者们提出了一系列处理不确定性的新方法。其中，敏感性分析和概率敏感性分析是两种常用的方法。敏感性分析通过改变模型参数的值来观察输出结果的变化，从而评估参数不确定性对研究结果的影响。概率敏感性分析则进一步考虑了参数的概率分布，通过蒙特卡洛模拟等方法来量化不确定性对研究结果的影响程度。

此外，贝叶斯统计方法也为处理不确定性提供了新的视角。贝叶斯方法通过结合先验信息和样本数据来更新对参数的认识，从而更加灵活地处理不确定性。在药物经济学研究中，贝叶斯方法可以用于估计药物成本效益的概率分布、评估不同治疗方案之间的优劣等。

（三）未来展望与挑战

尽管研究者们在长期效果预测与不确定性处理方面取得了显著进展，但仍面临一些挑战。例如，如何更好地整合不同来源的数据和信息以提高预测的准确性和可靠性；如何构建更加复杂和精细的模型以捕捉疾病进展和药物治疗的复杂性；以及如何有效沟通和解释不确定性以支持决策制定等。

为了应对这些挑战，未来需要进一步加强跨学科合作与交流，推动方法学的创新与发展。同时，还需要加强数据共享和标准化工作，提高数据的质量和可用性。此外，还需要加强对不确定性的沟通和解释工作，以提高决策者和公众对药物经济学研究结果的信任度和接受度。

长期效果预测与不确定性处理是药物经济学研究中面临的重要挑战。通过不断探索新的预测方法和模型以及处理不确定性的新方法，我们可以为药物经济学研究提供更加准确和可靠的结果支持，进而推动医疗资源的合理配置和有效利用。

二、隐私保护与数据共享在药物经济学研究中的伦理考量

隐私保护与数据共享是两个相互关联且至关重要的伦理问题。随着大数据和人工智能技术的快速发展，药物经济学研究越来越依赖于大规模、多样化的数据集。然而，这些数据往往包含患者的个人隐私信息，如何在保护隐私的同时实现数据共享，成为当前药物经济学研究面临的重要挑战。

（一）隐私保护的重要性

隐私保护是维护个人尊严和自由的重要基石。在药物经济学研究中，患者的医疗记录、个人信息等敏感数据可能被用于分析药物成本效益、评估治疗方案等。如果这些数据被不当使用或泄露，将对患者的个人隐私造成严重侵犯，甚至可能导致身份盗窃、欺诈等严重后果。因此，加强隐私保护是确保药物经济学研究合法性和道德性的前提。

为了实现隐私保护，研究者需要采取一系列措施，如去标识化处理、加密存储和传输、访问控制等。这些措施旨在确保数据在收集、存储、分析和共享过程中不被未经授权的第三方获取或滥用。

（二）数据共享的必要性

数据共享是推动药物经济学研究创新和发展的重要动力。通过共享数据，研究者可以更加全面地了解药物的使用情况、疗效和安全性，进而为政策制定、临床实践提供科学依据。此外，数据共享还可以促进跨学科合作，加速新药研发和技术创新。

然而，数据共享也面临着诸多挑战，其中隐私保护是最为核心的问题之一。如何在保护隐私的前提下实现数据共享，需要研究者、医疗机构、政策制定者等多方共同努力。

（三）隐私保护与数据共享的平衡策略

为了平衡隐私保护与数据共享的需求，研究者需要采取一系列策略。首先，建立严格的数据访问和使用规范，明确数据共享的目的、范围和责任主体。其次，采用先进的技术手段，如区块链、差分隐私等，确保数据在共享过程中的安全性和隐私性。此外，还可以通过建立数据共享平台或联盟，促进数据的高效利用和合规共享。

在政策层面，政府和相关机构应制定和完善相关法律法规，明确数据共享的法律框架和监管机制。同时，加强对数据共享活动的监督和评估，确保数据共享的合法性和合规性。

（四）未来展望与挑战

随着大数据和人工智能技术的不断发展，隐私保护与数据共享在药物经济学研究中的重要性将日益凸显。未来，研究者需要不断探索新的隐私保护技术和数据共享模式，以适应日益复杂和多样化的研究需求。同时，加强跨学科合作和国际交流，共同应对隐私保护与数据共享带来的挑战。

总之，隐私保护与数据共享是药物经济学研究中不可或缺的伦理考量。通过采取一系列措施和策略，我们可以在确保个人隐私安全的前提下，实现数据的高效利用和合规共享，为药物经济学研究的创新和发展提供有力支持。

三、患者参与研究的设计与实施挑战

患者参与已成为提升研究质量和相关性的重要趋势。患者不仅能够为研究者提供宝贵的视角和经验，还能确保研究结果更加贴近患者的实际需求。然而，将患者纳入研究设计与实施过程中，却面临着一系列复杂且多维度的挑战。

（一）患者参与研究设计的挑战

1. 招募与代表性　确保患者群体在研究中具有广泛代表性是一个首要挑战。由于疾病类型、年龄、性别、社会经济背景等多种因素的影响，招募到能够全面反映患者多样性的样本往往十分困难。

2. 知识与能力差异　患者对于药物经济学研究的专业术语、研究设计和数据分析方法可能缺乏了解，这可能导致他们在参与研究设计时难以提出有效见解。

3. 沟通与协作障碍　研究者与患者之间可能存在沟通障碍，尤其是在专业术语、研究目标和方法的理解上。此外，协作过程中可能涉及复杂的时间安排和协调，这也增加了实施的难度。

（二）患者参与研究实施的挑战

1. 数据收集与隐私保护　在患者参与研究的过程中，如何确保数据准确收集的同时保护患者隐私是一个重要问题。这要求研究者必须采取严格的数据管理和安全措施。

2. 研究伦理与权益保护　患者参与研究必须遵循严格的伦理原则，确保他们的权益得到充分保护。这包括知情同意、无伤害原则以及公平对待所有参与者等。

3. 资源分配与可持续性　患者参与研究往往需要额外的资源和支持，包括培训、时间、资金等。如何在有限的资源条件下确保研究的可持续性和有效性是一个现实挑战。

（三）应对策略与未来展望

为了克服患者参与研究设计与实施中的挑战，研究者可以采取以下策略：

1. 增强患者教育与培训　通过提供针对性的教育和培训，提升患者对药物经济学研究的理解和参与能力。

2. 建立有效的沟通机制　确保研究者与患者之间建立开放、透明的沟通渠道，及时解决沟通障碍和协作问题。

3. 强化伦理审查与监管　建立健全的伦理审查机制，确保患者参与研究的所有环节都符合伦理原则和法律法规。

4. 优化资源分配与利用　合理规划和利用资源，确保患者参与研究的可持续性和有效性。

未来，随着患者参与研究的理念和实践不断深入，研究者需要不断探索和创新，以适应不断变化的研究环境和患者需求。通过加强跨学科合作、推动技术创新和完善政策法规，我们可以为患者参与药物经济学研究创造更加有利的环境和条件。

患者参与研究的设计与实施挑战是药物经济学研究中不可忽视的重要问题。通过采取有效的应对策略和持续的创新努力，我们可以克服这些挑战，推动药物经济学研究向更加科学、合理和人性化的方向发展。

四、药物经济学研究结果在不同文化背景下的适用性分析

药物经济学研究旨在为决策提供经济证据，以优化医疗资源的配置和利用。然而，研究结果在不同文化背景下的适用性是一个复杂且关键的问题。不同文化、社会、经济环境下，人们的健康观念、医疗行为、支付意愿等存在显著差异，这些因素都可能影响药物经济学研究结果的解释和应用。

（一）文化背景对药物经济学研究结果的影响

1. 健康观念与医疗行为　不同文化背景下，人们对健康的认知和追求存在差异。例如，在某些文化中，人们可能更倾向于寻求传统医学或自然疗法，而非现代药物。这种差异可能导致药物经济学研究中的成本 – 效益分析结果在不同文化背景下产生偏差。

2. 支付意愿与资源分配　不同文化和社会经济条件下，人们对医疗服务的支付意愿和资源分配优先级也存在差异。在某些地区，由于经济条件限制或文化传统影响，人们可能更愿意接受低成本的治疗方案，即使其效果可能不如高成本

方案。

3. 政策与法律环境　不同国家和地区的医疗政策、法律环境对药物经济学研究结果的适用性也有重要影响。例如，某些国家可能对药品价格进行严格管控，这可能导致研究结果中的成本数据与实际市场情况不符。

（二）提高药物经济学研究结果适用性的策略

1. 跨文化研究设计　在药物经济学研究中，应充分考虑文化背景对研究结果的影响，采用跨文化研究设计。这包括在不同文化背景下进行多中心研究，以及采用适应性研究方法来调整研究设计和分析策略。

2. 敏感性分析　敏感性分析是评估研究结果对特定假设条件敏感性的重要方法。在药物经济学研究中，应对文化背景等关键变量进行敏感性分析，可以了解这些变量对研究结果的影响程度。

3. 政策与法律适应性　在解读和应用药物经济学研究结果时，应充分考虑不同国家和地区的政策与法律环境。研究者应与政策制定者、法律专家等合作，确保研究结果在政策制定和实施中的适用性。

4. 公众参与与教育　提高公众对药物经济学研究的认识和参与度也是提高研究结果适用性的重要途径。通过公众教育、咨询和参与活动，可以增强公众对研究结果的理解和信任，从而促进研究结果在实际决策中的应用。

（三）未来展望与挑战

随着全球化的深入发展和医疗技术的不断进步，药物经济学研究在不同文化背景下的适用性将越来越受到关注。未来，研究者需要不断探索和创新，以适应不同文化背景下的研究需求。同时，加强国际合作与交流，推动跨文化研究方法的完善和应用，也是提高药物经济学研究结果适用性的重要方向。

药物经济学研究结果在不同文化背景下的适用性分析是一个复杂而关键的问题。通过充分考虑文化背景对研究结果的影响、采用跨文化研究设计、进行敏感性分析、适应政策与法律环境以及提高公众参与与教育水平等措施，我们可以逐步提高药物经济学研究结果的适用性，为优化医疗资源配置和利用提供更加科学、合理的经济证据。

第十一章　药物经济学未来发展趋势展望

第一节　新兴技术对药物经济学的影响预测

一、AI 技术对药物经济学的影响预测

（一）智能化药物研发与成本优化

1. 加速新药发现　AI 技术通过深度学习算法分析海量生物信息学数据、化合物库和临床试验结果，能够预测药物活性、毒性及药代动力学特性，显著缩短新药研发周期，降低因多次失败试验带来的成本。

2. 精准医疗方案设计　基于 AI 的疾病分型与患者个体特征分析，能够定制个性化治疗方案，提高治疗效率，减少不必要的药物使用，从而长期控制医疗成本。

（二）药物定价与支付模式的革新

1. 动态定价策略　AI 算法能够分析市场趋势、患者需求、竞争对手定价及疗效数据，帮助制药企业制定更加灵活、反映真实价值的药物定价策略，促进市场公平竞争。

2. 结果导向的支付机制　结合 AI 的健康经济模型，可以设计出基于治疗成效的支付体系（outcome-based payment，OBP），鼓励高效、高质的治疗方案，减少医疗资源浪费。

（三）健康管理与疾病预防的经济分析

1. 预测性健康管理　AI 通过整合可穿戴设备数据、电子病历等信息，预测个体疾病风险，提前干预，减少后期治疗成本。这种"上游防控"策略对药物经济学模型提出了新要求，需考虑长期健康收益与预防投资的平衡。

2. 公共卫生决策支持　AI 技术能高效处理大规模公共卫生数据，辅助政策制定者识别疾病负担热点区域，优化资源配置，预防大规模疫情暴发，间接影响药物需求与成本结构。

（四）数据隐私与安全的新挑战

1. 加强数据治理　随着 AI 在药物经济学中应用的深入，保护患者隐私和数据安全成为关键。需要建立严格的数据访问权限控制、加密技术及匿名化处理流

程，确保数据使用的合规性。

2. 伦理审查机制　AI 模型的应用决策应接受伦理审查，确保不加剧医疗资源分配的不平等，同时考虑算法的偏见性问题，维护公平性与透明度。

（五）人才培养与跨学科合作

1. 复合型人才需求增加　AI 与药物经济学的结合要求从业者既懂数据分析又熟悉医药知识，促使教育体系调整，以培养跨学科人才。

2. 促进国际合作　面对全球性的健康挑战，AI 技术在药物经济学领域的国际合作显得尤为重要，共享数据资源、技术标准和研究成果，共同推进全球健康经济的可持续发展。

二、物联网技术对药物经济学的影响预测

（一）物联网技术在药物研发与生产中的应用

1. 提高研发效率　通过实时监测实验条件、优化生产流程，物联网技术可以缩短药物研发周期，降低研发成本。

2. 质量控制与追溯　利用 RFID 标签和传感器，实现原材料、中间产品及成品的全程追溯，确保药品质量，减少因质量问题导致的成本增加。

（二）物联网技术在药物流通与库存管理中的应用

1. 智能物流　通过物联网技术实现药品的实时追踪与定位，优化配送路线，减少库存积压，降低物流成本。

2. 自动补货系统　基于销售数据和库存预测，物联网技术可以自动触发补货指令，减少人为错误，提高库存周转率。

（三）物联网技术在患者用药管理中的应用

1. 智能用药提醒　通过可穿戴设备或智能药盒，物联网技术可以提醒患者按时服药，提高用药依从性，减少因漏服或多服导致的医疗资源浪费。

2. 远程监控与干预　结合传感器和远程医疗平台，物联网技术可以实时监测患者生理指标，及时发现异常并进行干预，预防疾病恶化，降低治疗成本。

（四）物联网技术在健康管理与疾病预防中的应用

1. 个性化健康管理　基于物联网收集的健康数据，为患者提供个性化的健康管理方案，预防疾病发生，减少长期医疗支出。

2. 公共卫生监测与预警　物联网技术可以实时监测疫情等公共卫生事件，为政策制定者提供及时、准确的数据支持，优化资源配置，减少社会经济损失。

（五）物联网技术对药物经济学模型的挑战与机遇

1. 数据集成与分析　物联网技术产生的大量数据对药物经济学模型提出了

更高要求，需要开发更先进的算法和工具来处理和分析这些数据。

2. 成本－效益分析 物联网技术的应用可能带来初期的高额投资，但长期来看，通过提高效率、降低成本、改善健康结果，其潜在的经济效益显著。

3. 隐私保护与数据安全 物联网技术在医疗健康领域的应用必须严格遵守隐私保护法规，确保数据安全，避免信息泄露带来的法律和道德风险。

（六）政策与监管建议

1. 制定行业标准 推动物联网技术在医疗健康领域的标准化，确保不同设备、平台之间的兼容性和互操作性。

2. 加强监管与认证 建立健全物联网医疗健康产品的监管体系，确保产品质量和安全，保护患者隐私。

3. 促进跨领域合作 鼓励医疗、科技、保险等行业之间的合作，共同探索物联网技术在药物经济学中的创新应用。

三、精准医疗背景下药物经济学研究的转型

随着基因组学、蛋白质组学、生物信息学等前沿科技的飞速发展，精准医疗已成为现代医疗体系的重要趋势。这一革命性的医疗模式不仅深刻影响着临床实践和患者管理，也对药物经济学研究提出了新的挑战与机遇，促使其从传统的大群体平均效应分析向更加个性化、精细化的研究方向转型。

（一）从"一刀切"到"量体裁衣"

传统药物经济学研究往往基于大样本群体的平均治疗成本与效果，忽略了患者间的个体差异。精准医疗强调基于个体的遗传信息、生物标志物状态等因素定制治疗方案，这要求药物经济学研究必须转向更加精细的成本－效益分析，考虑不同亚组患者的特定治疗成本及效果，从而实现真正的"个性化经济学评价"。

（二）数据科学与大数据的应用

精准医疗依赖于海量、多维度的健康数据。药物经济学研究需充分利用大数据技术和机器学习算法，提高数据处理能力，从复杂的医疗记录、基因测序数据中挖掘有价值的信息，为精准定价、支付策略提供科学依据。此外，真实世界证据（RWE）的收集与分析成为新趋势，它能够帮助评估药物在真实环境中的长期成本效益，促进基于证据的决策制定。

（三）动态模拟与适应性研究

鉴于精准医疗方案可能随着患者状态变化而调整，药物经济学研究需采用动态模拟技术，如马尔可夫模型、个体患者模拟等，来预测不同治疗路径的长期经济影响。这种适应性研究方法能够更好地反映治疗策略的实际动态变化，为决策

者提供更为灵活的成本－效益分析视角。

（四）政策与伦理考量

精准医疗的推广也对药物经济学研究提出了伦理和政策层面的挑战。如何在保护患者隐私的同时收集必要数据、如何确保药物可及性与公平性、如何制定合理的支付机制以激励创新等问题，都需要药物经济学家与政策制定者共同探索解决方案。这要求研究不仅要关注经济效率，还要兼顾社会公正与伦理原则。

（五）精准医疗的未来

精准医疗的兴起标志着药物经济学研究进入了一个全新的发展阶段。未来，随着技术的不断进步和数据科学的深入应用，药物经济学将更加紧密地融入精准医疗的实践之中，成为指导医疗资源优化配置、促进医疗创新可持续发展的重要工具。同时，这也要求药物经济学家不断拓展研究视野，跨学科合作，共同应对精准医疗时代带来的复杂挑战。

四、区块链技术对药物经济学的影响预测

区块链是一种分布式账本技术，通过加密算法确保数据不可篡改，每个区块包含了一系列交易记录，并按照时间顺序相连形成链式结构。其去中心化、透明性和安全性的特性，为多个行业带来了变革性影响，药物经济学也不例外。

（一）提高药物供应链透明度

区块链技术可以记录药物从原材料采购、生产制造、物流配送到销售使用的每一个环节，确保信息的真实性和可追溯性。这不仅有助于打击假药，还能优化库存管理，减少浪费，从而降低药物供应链的整体成本。对于药物经济学而言，这意味着更准确的成本估算和更有效的资源配置。

（二）增强数据安全与隐私保护

在药物经济学研究中，涉及大量敏感的患者数据和临床试验结果。区块链的加密技术和分布式存储机制能够有效防止数据泄露和篡改，增强数据的安全性。同时，通过智能合约控制数据访问权限，可以在保护患者隐私的同时，促进数据共享，为药物经济学研究提供更加丰富和准确的数据基础。

（三）实现药物溯源与防伪

区块链技术为每个药物分配唯一的数字身份，从生产源头到最终消费者，每一步都可追溯。这不仅有助于快速识别并召回问题药品，还能有效打击假药市场，保护患者安全。从药物经济学的角度看，这减少了因假药导致的额外医疗成本和信任危机，提升了医疗系统的整体效率。

（四）智能合约促进自动化交易与合规性

智能合约是区块链上自动执行的合约条款，当满足特定条件时，会自动触发交易或执行特定操作。在药物经济学领域，智能合约可以用于自动化支付、合规性检查、药物报销等流程，减少人为干预，提高效率和准确性。此外，智能合约还可以用于设置动态定价机制，根据市场供需、疗效反馈等因素自动调整药物价格，实现更加公平和高效的市场定价。

（五）促进药物研发与定价创新

区块链技术能够加速药物研发过程中的数据共享和协作，降低研发成本。同时，通过构建基于区块链的药物研发成本效益模型，可以更准确地预测药物的市场前景和经济效益，为投资者和决策者提供科学依据。在定价方面，区块链技术可以支持更加透明和灵活的定价策略，如基于疗效的支付（outcome-based payment，OBP）模型，鼓励创新并保障患者利益。

尽管区块链技术在药物经济学领域展现出巨大潜力，但其广泛应用仍面临诸多挑战，包括技术成熟度、法规遵从性、数据标准化以及跨链互操作性等。未来，随着技术的不断进步和政策的逐步完善，区块链有望在药物经济学中发挥更加重要的作用，推动医疗行业的数字化转型和可持续发展。

第二节　全球药物经济学发展的协同与融合趋势

一、国际合作框架下药物经济学标准的统一

药物经济学作为一门跨学科领域，正面临着日益增长的国际合作需求。为了促进全球药物资源的有效配置、提高药物研发效率、确保药物的可及性和可负担性，各国政府、国际组织、学术界及产业界正共同努力，推动药物经济学标准的统一。这一过程不仅有助于减少重复劳动，提升研究质量，还能促进跨国合作，加速创新药物的全球推广。

（一）国际合作框架的建立

近年来，多个国际组织如世界卫生组织（WHO）、国际药物经济学与结果研究学会（ISPOR）、经济合作与发展组织（OECD）等，在推动药物经济学标准统一方面发挥了关键作用。它们通过举办研讨会、制定指南、建立数据库等方式，促进了全球范围内药物经济学实践的交流与融合。这些组织的工作为各国药物经济学研究提供了共同的语言和框架，增强了研究的可比性和互认性。

（二）药物经济学评价标准的统一

在药物经济学研究中，成本－效益分析、成本－效果分析和成本－效用分析等是常用的评价方法。为了促进这些方法的全球统一应用，国际组织正致力于制定统一的评价标准和指南。这些标准涵盖了研究设计、数据收集与处理、成本估算、效果测量、敏感性分析等方面，旨在确保研究的科学性和严谨性。通过遵循这些标准，各国可以更加准确地评估药物的经济价值，为决策提供科学依据。

（三）跨国合作项目的推动

在全球药物经济学标准的统一过程中，跨国合作项目发挥了重要作用。这些项目通常涉及多个国家的研究机构、制药企业和政府部门，旨在共同开展药物经济学研究，分享数据和经验，推动标准的统一实施。通过跨国合作，各国可以相互学习，取长补短，共同提升药物经济学研究水平。

（四）挑战与应对策略

尽管国际合作框架下药物经济学标准的统一取得了显著进展，但仍面临诸多挑战。不同国家间的经济发展水平、医疗保障体系、文化背景等差异可能导致对药物经济学标准的理解和应用存在差异。此外，数据隐私保护、知识产权等问题也可能影响跨国合作的深入开展。为了应对这些挑战，各国需要加强沟通与交流，增进相互理解和信任；同时，国际组织应继续发挥引领作用，推动制定更加灵活和适应性强的标准体系。

（五）未来展望

随着全球化的深入发展，药物经济学标准的统一将成为必然趋势。未来，各国将进一步加强合作与交流，共同推动药物经济学研究的国际化进程。通过统一标准的应用和实践经验的积累，全球药物经济学研究将更加科学、规范和高效，为全球卫生体系的可持续发展提供有力支持。

二、跨学科交流平台的建设与知识共享机制

药物经济学作为连接医学、经济学、政策制定等多个领域的桥梁，其研究与实践越来越需要跨学科的合作与交流。为了促进全球药物经济学的发展，建设跨学科交流平台并构建有效的知识共享机制显得尤为重要。

（一）跨学科交流平台的重要性

药物经济学研究不仅涉及药物的成本－效益分析，还涵盖了药物研发、生产、流通、使用及监管等多个环节，需要医学、经济学、统计学、法学、信息技术等多个学科的共同参与。跨学科交流平台的建设，能够打破学科壁垒，促进不同领域专家之间的对话与合作，推动药物经济学研究的深入与拓展。

（二）平台建设的关键要素

1. 多元化参与　平台应吸引来自不同学科、不同国家和地区的研究者、政策制定者、企业代表等多元主体参与，形成广泛的交流与合作网络。

2. 信息透明与开放　平台应提供及时、准确、全面的药物经济学相关信息，包括研究成果、政策动态、行业标准等，促进信息的自由流动与共享。

3. 技术支持与创新　利用现代信息技术，如云计算、大数据、人工智能等，提升平台的智能化水平，为跨学科交流提供高效便捷的工具与手段。

4. 持续学习与教育　平台应定期举办研讨会、培训班、在线课程等活动，提升参与者的专业素养，推动药物经济学知识的普及与深化。

（三）知识共享机制的构建

1. 建立数据库与资源库　整合全球范围内的药物经济学研究成果、案例数据、政策文件等资源，形成统一、易用的数据库与资源库，为研究者提供便捷的信息检索与获取途径。

2. 促进研究成果的转化与应用　鼓励研究者将研究成果转化为政策建议、行业标准或企业实践，推动知识向实际应用的转化。

3. 加强国际合作与交流　通过国际学术会议、合作项目、人才交流等方式，加强与其他国家和地区在药物经济学领域的合作与交流，共同推动全球药物经济学的发展。

4. 保护知识产权与数据安全　在促进知识共享的同时，应尊重和保护知识产权，确保数据的安全与隐私，维护研究者的合法权益。

（四）面临的挑战与应对策略

在跨学科交流平台的建设与知识共享机制的构建过程中，可能会面临文化差异、语言障碍、知识产权保护等挑战。为了应对这些挑战，可以采取以下策略。

1. 加强跨文化沟通与理解，促进不同文化背景下的交流与合作。

2. 提供多语言支持，降低语言障碍对交流的影响。

3. 完善知识产权制度，明确知识共享的边界与规则，保护研究者的创新成果。

（五）未来展望

随着跨学科交流平台与知识共享机制的不断完善，全球药物经济学研究将呈现出更加协同与融合的发展趋势。未来，药物经济学将更加注重跨学科的合作与创新，推动药物研发、定价、支付、监管等各个环节的优化与升级，为全球卫生体系的可持续发展提供有力支持。

三、发展中国家在全球药物经济学研究中的角色提升

随着全球卫生体系的不断发展和药物经济学的日益成熟，发展中国家在全球药物经济学研究中的角色正经历着显著的转变和提升。这一变化不仅反映了全球卫生治理结构的多元化趋势，也体现了发展中国家在卫生经济领域自主性和影响力的增强。

（一）角色转变的背景

1. 全球卫生治理结构的变革 近年来，全球卫生治理结构逐渐从以发达国家为主导的单向援助模式，转变为更加平等、包容和协同的多边合作模式。这一变革为发展中国家提供了更多参与全球卫生决策和研究的机会。

2. 药物经济学研究的全球化趋势 随着药物研发、生产、流通和使用等环节的全球化，药物经济学研究也日益呈现出跨国界、跨学科的特点。发展中国家作为药物市场的重要组成部分，其需求和挑战对全球药物经济学研究具有重要影响。

（二）发展中国家角色提升的表现

1. 研究贡献的增加 发展中国家在药物经济学研究方面的贡献逐渐增多，包括开展针对本土疾病负担、医疗资源分配、药物可及性和可负担性等方面的研究。这些研究不仅丰富了全球药物经济学的理论体系，也为制定更加符合发展中国家实际情况的卫生政策提供了科学依据。

2. 国际合作的深化 发展中国家与发达国家及国际组织在药物经济学研究领域的合作日益紧密。通过共同开展研究项目、分享数据和经验、培训研究人员等方式，发展中国家不仅提升了自身的研究能力，也促进了全球药物经济学研究的协同发展。

3. 政策影响力的提升 随着发展中国家在全球卫生治理结构中话语权的增强，其在药物经济学政策制定和实施方面的影响力也逐渐提升。发展中国家能够根据自身实际情况和需求，参与全球药物经济学政策的讨论和制定，推动形成更加公平、合理和可持续的全球卫生经济体系。

（三）面临的挑战与应对策略

尽管发展中国家在全球药物经济学研究中的角色得到了显著提升，但仍面临一些挑战，如研究资源有限、研究能力不足、数据质量不高等。为了应对这些挑战，可以采取以下策略。

1. 加强国际合作与交流 通过与国际组织、发达国家及研究机构建立长期合作关系，共同开展研究项目，分享资源和经验，提升研究能力和水平。

2. 加强人才培养与引进 加大对药物经济学研究人才的培养和引进力度，

提高研究人员的专业素养和创新能力，为开展高质量研究提供人才保障。

3. 完善数据收集与分析体系　建立健全的药物经济学数据收集、分析和共享机制，提高数据的质量和可用性，为制定科学合理的卫生政策提供数据支持。

（四）未来展望

展望未来，随着全球卫生治理结构的进一步变革和药物经济学研究的深入发展，发展中国家在全球药物经济学研究中的角色将继续提升。发展中国家将更加注重本土化研究和创新，积极参与全球卫生经济体系的构建和完善，为推动全球卫生事业的可持续发展作出更大贡献。

四、政策制定与产业界合作的新模式探索

在全球药物经济学领域，政策制定与产业界的合作正逐渐从传统的单向指导转向更加灵活、高效的双向互动模式。这种新模式不仅促进了政策的有效实施，还加速了创新药物的研发与上市，提升了药物的可及性和可负担性。

（一）政策环境的新变化

近年来，各国政府越来越重视药物经济学在卫生政策制定中的作用，纷纷出台了一系列旨在促进药物经济学研究与应用的政策措施。这些政策不仅关注药物的成本－效益分析，还强调药物的临床价值、患者获益以及社会影响等多维度评估。同时，政府还鼓励产业界积极参与政策制定过程，通过公开咨询、听证会等方式收集产业界的意见和建议，确保政策的科学性和合理性。

（二）合作模式创新的实践

1. 公私合作伙伴关系　政府与产业界通过建立公私合作伙伴关系（public-private partnership，PPP），共同投资于药物研发、生产、销售以及市场推广等环节。这种合作模式不仅降低了政府的财政负担，还促进了产业界的创新活力，实现了双赢。

2. 政策研究与产业实践相结合　政府政策研究机构与产业界合作，共同开展药物经济学研究，为政策制定提供科学依据。同时，产业界也可以将研究成果应用于实际业务中，提升产品的市场竞争力。

3. 数据共享与平台建设　政府与企业共同建立药物经济学数据共享平台，实现数据的互联互通和高效利用。这不仅有助于提升研究的准确性和可靠性，还促进了产业界的数字化转型和智能化升级。

（三）技术应用推动合作深化

随着大数据、人工智能等技术的快速发展，政策制定与产业界的合作也迎来了新的机遇。通过运用先进的技术手段，政策制定者可以更加精准地预测药物市场的

变化趋势，制定更加科学合理的政策。同时，产业界也可以利用这些技术优化生产流程、提高产品质量和降低成本，从而为消费者提供更加优质、高效的药物产品。

（四）面临的挑战与应对策略

尽管政策制定与产业界合作的新模式带来了诸多机遇，但也面临着一些挑战。例如，政策制定者可能缺乏足够的专业知识和经验来评估药物的经济学价值；产业界可能担心政策变化会影响其经济利益等。为了应对这些挑战，可以采取以下策略。

1. **加强人才培养与引进**　政策制定者和产业界都应加强对药物经济学人才的培养和引进力度，提升团队的专业素养和创新能力。

2. **建立沟通机制与反馈渠道**　政府与企业之间应建立常态化的沟通机制和反馈渠道，及时交流信息、解决问题并优化合作模式。

3. **完善法律法规与监管体系**　政府应完善相关法律法规和监管体系，明确各方责任和义务，保障合作模式的健康有序发展。

（五）未来展望

展望未来，政策制定与产业界合作的新模式将在全球药物经济学领域发挥更加重要的作用。随着技术的不断进步和合作的不断深化，我们将看到更多创新药物的涌现和更加公平、合理的卫生政策体系的建立。这将为全球公共卫生事业的可持续发展注入新的活力和动力。

第三节　药物经济学在未来医疗体系中的角色转变

一、从成本控制到价值创造的转型

随着医疗技术的快速发展、人口老龄化的加剧以及医疗资源分配的挑战，药物经济学的作用正在发生深刻变化。

（一）成本控制向价值创造的背景

1. **技术进步与新药研发**　新药研发成本的上升、药物疗效与安全性要求的提高，以及个性化医疗和精准医疗的兴起，这些变化促使药物经济学评估从单纯关注价格转向更全面的价值评估。

2. **医疗体系改革**　全球范围内医疗体系改革的趋势，如支付方式改革（如按病种分值付费 DIP、按疾病诊断相关分组 DRGs 等）、医疗保险制度的完善，以及患者参与度的提升，这些改革为药物经济学提供了更广阔的舞台，要求其从成本控制向价值创造转变。

3. 健康经济学视角 引入健康经济学的概念，强调健康产出（如 QALY，质量调整生命年）作为衡量医疗干预效果的重要标准，促使药物经济学评估更加注重长期健康效益和社会整体福祉。

（二）价值创造的内涵与实践

1. 多维度价值评估 阐述药物经济学如何通过对药物的有效性、安全性、经济性、患者偏好和社会影响等多维度进行综合评估，实现价值的全面考量。

2. 证据生成与利用 强调高质量的临床研究证据和真实世界证据在药物经济学评估中的重要性，以及如何利用这些证据指导医疗决策，促进价值医疗的实现。

3. 利益相关者协作 分析政府、医疗机构、制药企业、保险公司、患者团体等利益相关者在推动药物经济学价值创造中的角色与责任，探讨如何通过合作机制优化资源配置，提升医疗服务的整体价值。

4. 技术创新与数字化 探讨大数据、人工智能、机器学习等技术在药物经济学研究中的应用，如何帮助提高评估效率、精准预测药物效果，以及促进个性化医疗方案的制定。

（三）面临的挑战与对策

1. 数据获取与隐私保护 讨论在收集和利用患者数据时面临的挑战，包括数据质量、可及性和隐私保护问题，提出加强数据治理、建立共享机制等对策。

2. 政策与法规支持 分析现有政策与法规对药物经济学价值创造的制约，建议完善相关法规体系，鼓励创新，保障患者权益。

3. 教育与培训 强调加强药物经济学专业人才的培养，提升医疗工作者对价值医疗理念的理解与接受度，促进跨学科合作。

（四）价值创造

药物经济学从成本控制向价值创造的转型不仅是应对医疗资源紧张、提升医疗服务效率的关键举措，更是促进医疗公平、确保医疗服务质量、实现医疗卫生领域可持续发展目标的重要途径。这一转型通过综合考量药物的疗效、安全性、经济性和患者偏好，为医疗决策提供更为全面、更科学的依据，从而推动整个医疗体系向更高效、更人性化、更公平的方向发展。

展望未来，提出药物经济学应继续深化研究，紧跟医疗科技发展趋势，为构建更加高效、公平、人性化的医疗体系贡献力量。

二、药物经济学在个性化医疗决策支持中的作用

个性化医疗基于患者的遗传信息、生理特征、生活方式及疾病史等因素，为每位患者量身定制治疗方案，正逐步成为医疗领域的革命性趋势。

药物经济学，作为评估药物价值的关键工具，其角色在个性化医疗时代显得尤为重要，它不仅能够指导医疗资源的高效配置，还能确保患者获得最佳治疗效果。

（一）个性化医疗决策的核心挑战

1.数据整合与分析　个性化医疗依赖于庞大的患者数据，包括基因序列、临床记录、生活方式信息等。如何有效整合这些数据，并从中提取出对决策有价值的信息，是当前面临的主要挑战。

2.治疗方案的选择　随着基因检测和药物研发的进步，针对同一疾病可能存在多种治疗方案。如何根据患者的具体情况，选择最优方案，既考虑疗效又兼顾成本，是药物经济学需要解决的问题。

3.成本效益的评估　个性化医疗往往伴随着高昂的研发和生产成本，如何评估这些成本与患者健康改善之间的效益关系，确保医疗资源的合理分配，是药物经济学在个性化医疗决策中的核心任务。

（二）药物经济学在个性化医疗决策中的具体应用

1.成本－效益分析　利用药物经济学原理，对不同的个性化治疗方案进行成本－效益分析，包括直接医疗成本、间接成本（如生产力损失）以及长期健康效益的考量，为决策者提供科学依据。

2.风险评估与预测　结合患者的遗传信息和临床数据，药物经济学可以预测不同治疗方案可能带来的风险，如不良反应、旧病复发等，为制定风险缓解策略提供依据。

3.预算影响分析　个性化医疗方案可能对医疗机构、医疗保险系统乃至整个社会的预算产生重大影响。药物经济学通过预算影响分析，帮助决策者了解不同方案的财务影响，制定合理的支付政策和资源配置策略。

（三）技术进步与药物经济学的融合

1.大数据与人工智能　大数据和人工智能技术的发展，为药物经济学在个性化医疗决策中的应用提供了强大支持。通过机器学习算法，可以实现对海量数据的快速分析和预测，提高决策效率和准确性。

2.精准医疗数据库　建立包含患者遗传信息、临床记录、药物反应等数据的精准医疗数据库，为药物经济学研究提供丰富的数据源，促进个性化医疗方案的优化和验证。

（四）政策与法规的推动作用

1.数据隐私与保护　制定严格的数据隐私保护法规，确保患者数据的安全和合规使用，为药物经济学研究提供法律保障。

2.研发激励与资金支持　政府应加大对个性化医疗和药物经济学研究的资金支持,鼓励创新,推动技术进步和成果转化。

3.支付政策改革　调整医疗保险支付政策,鼓励采用基于价值的支付方式,如按疗效付费、按疾病诊断相关分组付费等,以支持个性化医疗的发展。

药物经济学在个性化医疗决策支持中发挥着不可替代的作用,它不仅能够提高医疗资源的利用效率,还能确保患者获得最佳的治疗效果,实现医疗公平和可持续发展。

未来,随着技术的不断进步和政策环境的优化,药物经济学在个性化医疗领域的应用将更加广泛和深入,为构建更加高效、公平、人性化的医疗体系贡献力量。

三、促进医疗资源合理分配的政策建议

在医疗资源日益紧张的背景下,如何高效、公平地分配这些资源成为全球医疗体系面临的一大挑战。药物经济学作为评估药物和医疗服务价值的重要工具,为政策制定者提供了科学的决策依据,以促进医疗资源的合理分配。

(一)基于成本﹣效益分析的资源配置

药物经济学通过成本﹣效益分析,能够量化不同治疗方案或医疗服务的成本与效果,从而为政策制定者提供直观的决策依据。在医疗资源有限的情况下,政策制定者可以优先考虑那些成本效益比高的治疗方案或服务项目,确保每一分钱都花在刀刃上。例如,对于某些高价但疗效显著的新药或新技术,药物经济学分析可以评估其长期成本节约和患者生活质量提升的潜力,从而指导医保支付政策的制定。

(二)优化医保支付政策

医保支付政策是医疗资源分配的关键环节。药物经济学分析可以揭示不同治疗方案的成本效益差异,为医保部门提供科学的支付标准依据。通过实施按病种付费、按疗效付费等多元化支付方式,可以激励医疗机构和医生提供高效、高质量的医疗服务,同时控制医疗费用的不合理增长。此外,药物经济学还可以为医保目录的调整提供科学依据,确保医保资金的有效利用。

(三)推动医疗资源共享与合作

药物经济学分析还可以揭示医疗资源在不同地区、不同医疗机构之间的分配不均问题。为了促进医疗资源的公平分配,政策制定者应鼓励医疗机构之间的资源共享与合作。例如,通过建立区域医疗联盟、推动远程医疗服务等方式,可以实现医疗资源的优化配置,提高医疗服务的可及性和质量。同时,药物经济学分析还可以为医疗资源的跨区域调配提供科学依据,确保医疗资源的均衡分布。

（四）加强医疗监管与评估

在医疗资源分配过程中，加强医疗监管与评估至关重要。政策制定者应建立完善的医疗监管体系，对医疗机构的资源利用情况进行定期评估和监督。药物经济学分析可以作为评估工具之一，用于评估医疗机构在资源利用方面的效率和效果。通过及时发现和解决资源分配中的问题，可以确保医疗资源的合理利用和患者的权益保护。

（五）推动医疗技术创新与成本控制

医疗技术创新是推动医疗体系发展的重要动力。然而，新技术的引入往往伴随着高昂的成本。为了确保新技术在医疗资源分配中的合理性和可持续性，政策制定者应鼓励医疗技术创新的同时加强成本控制。药物经济学分析可以为新技术的成本效益评估提供科学依据，指导政策制定者在新技术引入和医疗资源分配之间作出平衡决策。

药物经济学在促进医疗资源合理分配方面发挥着重要作用。通过基于成本－效益分析的资源配置、优化医保支付政策、推动医疗资源共享与合作、加强医疗监管与评估以及推动医疗技术创新与成本控制等措施，政策制定者可以更有效地利用有限的医疗资源，提高医疗服务的公平性和效率性，为构建可持续的医疗体系贡献力量。

四、以患者为中心的药物经济学评价体系构建

随着医疗技术的不断进步和患者健康需求的日益增长，药物经济学评价逐渐从传统的以医疗机构或保险公司为中心，转向以患者为中心。这种转变旨在更全面地评估药物和医疗服务的价值，确保患者能够获得最适合其个体需求的治疗方案。以下是对患者为中心的药物经济学评价体系构建的详细阐述。

（一）患者为中心的评价理念

患者为中心的药物经济学评价体系强调以患者的健康需求、生活质量改善和满意度为核心，而非仅仅关注医疗成本或疗效。这种理念要求评价者在制定评价标准时，充分考虑患者的个体差异、治疗偏好和长期健康影响，确保评价结果能够真实反映药物和医疗服务对患者个体的价值。

（二）多维度评价指标

为了全面评估药物和医疗服务的价值，患者为中心的药物经济学评价体系需要构建多维度评价指标。这些指标包括但不限于以下 5 项。

1. 疗效指标　评估药物或医疗服务对患者疾病的治疗效果，包括症状缓解、病情控制、生存率等。

2. 安全性指标　监测药物或医疗服务可能带来的不良反应、并发症等安全风险，确保患者安全。

3. 生活质量指标　评估药物或医疗服务对患者日常生活、心理状态、社会功能等方面的影响，关注患者的主观感受。

4. 经济负担指标　考虑患者及其家庭因接受药物或医疗服务而产生的直接和间接经济负担，包括医疗费用、工作损失等。

5. 患者满意度指标　通过问卷调查、访谈等方式，了解患者对药物或医疗服务的满意度，反映患者的主观需求和期望。

（三）个性化评价策略

患者为中心的药物经济学评价体系需要采用个性化评价策略，以满足不同患者的个体需求。

1. 基于患者特征的分层评价　根据患者的年龄、性别、疾病类型、遗传背景等特征，对药物或医疗服务进行分层评价，确保评价结果的准确性和针对性。

2. 动态评价　随着患者疾病进展和治疗反应的变化，动态调整评价标准和指标，确保评价结果的时效性和实用性。

3. 患者参与评价　鼓励患者积极参与评价过程，提供个人经历和感受，为评价者提供丰富的数据来源和真实反馈。

（四）政策支持与监管

为了推动患者为中心的药物经济学评价体系的建立和发展，政府和相关机构需要提供政策支持和监管。

1. 制定评价标准　制定统一、科学的评价标准和方法，为患者为中心的药物经济学评价提供指导。

2. 加强监管　对药物和医疗服务的评价过程进行监管，确保评价结果的公正性和透明度。

3. 推动信息共享　鼓励医疗机构、科研机构、保险公司等利益相关方共享患者数据和评价结果，促进评价结果的应用和推广。

（五）挑战与展望

尽管患者为中心的药物经济学评价体系具有诸多优势，但在实际构建过程中仍面临诸多挑战。例如，患者数据的收集和处理难度较大，评价标准和指标的选择和确定需要深入研究，以及评价结果在不同利益相关方之间的接受度和认可度等。未来，随着医疗技术的不断进步和数据科学的快速发展，以患者为中心的药物经济学评价体系将更加完善，为患者提供更加精准、个性化的治疗方案选择依据。

以患者为中心的药物经济学评价体系是未来医疗体系发展的重要方向之一。通过构建多维度评价指标、采用个性化评价策略、提供政策支持和监管等措施，可以推动以患者为中心的药物经济学评价体系的建立和发展，为患者提供更加全面、科学的药物和医疗服务价值评估。

第十二章　药物经济学研究实例与实践案例分析

第一节　不同疾病领域的药物经济学研究案例详解

一、肿瘤药物的成本－效益分析案例

在抗肿瘤药物领域，药物经济学研究对于指导临床决策、优化医疗资源分配具有重要意义。以下将以奥希替尼在非小细胞肺癌（NSCLC）围手术期辅助治疗中的应用为例，详细阐述其成本－效益分析。

（一）背景

NSCLC 是肺癌的主要类型之一，占所有肺癌病例的 80%~85%。对于早期 NSCLC 患者，手术切除是主要的治疗手段。然而，术后复发和转移是影响患者预后的关键因素。近年来，表皮生长因子受体（EGFR）酪氨酸激酶抑制剂（TKI）在 EGFR 突变阳性 NSCLC 患者中的辅助治疗显示出良好的疗效。奥希替尼作为三代 EGFR-TKI，在加拿大获批用于 EGFR 突变（19del/21L858R）NSCLC 术后辅助治疗的适应证。

（二）研究方法

2023 年 5 月，《Pharmacoecon Open》杂志发表了一项评估奥希替尼作为术后辅助治疗在加拿大的成本－效益分析的研究。该研究从加拿大公共医疗保健的角度，评估了接受奥希替尼或安慰剂（主动监测）辅助治疗 EGFR 突变阳性 NSCLC 患者的终身（38 年）成本和生存率。研究利用 ADAURA 和 FLAURA 研究的数据、加拿大生命表以及真实世界数据（包括电子病历、医疗保险索赔数据、注册研究数据等），对患者健康状态之间的转换进行了建模。

（三）结果

奥希替尼辅助治疗可使每位患者的质量调整生命年（QALY）达到 11.77，对比主动监测组的 8.57，平均增加 3.20。模型中预测的奥希替尼组中位 5 年生存率为 84.1%，而主动监测组为 69.8%；两组 10 年生存率中位数分别为 62.5% 和 39.3%。奥希替尼治疗导致每位患者的平均成本增加 114513 加元（约合人民币 597139 元），与主动监测相比，其增量成本－效果比（ICER）为 35811 加元/QALY（约合人民币 186740 元）。

（四）分析与讨论

1. 成本－效果分析　奥希替尼辅助治疗虽然增加了每位患者的治疗成本，但显著提高了患者的生存率和生命质量。从成本效果的角度来看，奥希替尼的 ICER 值相对较低，显示出了一定的成本效益。

2. 成本－效用分析　奥希替尼治疗使患者的 QALYs 显著增加，表明患者在治疗期间的生活质量得到了改善。这对于患者来说，意味着更好的生存体验和更高的生活满意度。

3. 临床决策意义　对于完全切除后行辅助治疗的 IB-IIIA 期 EGFR 突变阳性 NSCLC 患者，奥希替尼是一个具有成本效益的选择。这不仅有助于延长患者的生存期，还能提高患者的生活质量，从而减轻家庭和社会的经济负担。

（五）结论

奥希替尼作为 NSCLC 围术期辅助治疗药物，在加拿大显示出良好的成本效益。该研究为临床决策提供了有力的证据支持，有助于优化医疗资源分配，提高患者的治疗效果和生活质量。同时，该研究也强调了药物经济学研究在抗肿瘤药物领域的重要性，为未来的研究提供了有益的参考。

二、心血管疾病预防策略的经济学评估

心血管疾病（CVD）是全球范围内的主要死因之一，其经济负担巨大。在心血管疾病的预防策略中，药物治疗占据了重要地位。他汀类药物作为常用的降脂药物，在心血管疾病的初级预防中扮演着关键角色。以下将以他汀类药物在心血管疾病初级预防中的应用为例，详细阐述其经济学评估。

（一）背景

心血管疾病的高发病率和死亡率给全球公共卫生系统带来了巨大的经济负担。他汀类药物通过降低低密度脂蛋白胆固醇（LDL-C）水平，已被证实能有效预防心血管疾病的发生。然而，关于他汀类药物在心血管疾病初级预防中的成本效益仍存在争议。因此，本研究旨在评估他汀类药物在心血管疾病初级预防中的经济学价值。

（二）研究方法

本研究采用前瞻性队列研究设计，选取了一定数量的中老年人群作为研究对象，其中一部分人群接受了他汀类药物的初级预防治疗，另一部分人群则作为对照组未接受他汀类药物治疗。通过收集并比较两组人群的心血管疾病发病率、死亡率以及医疗费用等数据，采用成本－效益分析（CBA）和成本－效果分析（CEA）等方法，评估他汀类药物在心血管疾病初级预防中的经济学价值。

（三）结果

经过一定时期的观察，研究发现接受他汀类药物治疗的人群心血管疾病发病率和死亡率均显著低于对照组。同时，虽然他汀类药物治疗增加了医疗成本，但考虑到其带来的健康效益和降低的后续医疗费用，其成本效益比（即每获得一个健康结果所需的成本）是合理的。具体而言，他汀类药物治疗的成本效益比远低于社会普遍接受的阈值，表明其在心血管疾病初级预防中具有显著的经济学价值。

（四）分析与讨论

1. 成本 – 效益分析　他汀类药物治疗虽然增加了直接医疗成本，但通过降低心血管疾病发病率和死亡率，显著减少了后续医疗费用和间接成本（如因病导致的生产力损失）。因此，从长期和整体角度来看，他汀类药物治疗的成本效益比是合理的。

2. 成本 – 效果分析　通过比较他汀类药物治疗组和对照组的健康结果（如心血管疾病发病率、死亡率等），研究发现他汀类药物治疗能够显著提高健康效果。同时，结合成本数据，可以计算出每获得一个健康结果所需的成本（即成本 – 效果比）。本研究发现，他汀类药物治疗的成本 – 效果比远低于社会普遍接受的阈值，表明其在心血管疾病初级预防中具有显著的成本效果。

3. 政策与实践意义　本研究结果对于心血管疾病预防策略的制定和实施具有重要意义。通过评估他汀类药物在心血管疾病初级预防中的经济学价值，可以为政府和医疗机构提供科学的决策依据，优化医疗资源配置，提高医疗服务的经济性和效率。

（五）结论

他汀类药物在心血管疾病初级预防中具有显著的经济学价值。通过降低心血管疾病发病率和死亡率，减少后续医疗费用和间接成本，他汀类药物治疗不仅提高了健康效果，还实现了成本效益和成本效果的双重优化。因此，在心血管疾病预防策略中，应积极推广和应用他汀类药物的初级预防治疗。

三、精神健康治疗的经济影响研究

精神健康问题是全球公共卫生领域的重要议题，其经济影响深远，涵盖直接医疗成本、间接社会成本以及生产力的损失。抑郁症作为一种常见的精神障碍，对个人、家庭乃至社会均造成沉重负担。本研究旨在通过抗抑郁药物治疗抑郁症的案例，深入分析精神健康治疗的经济影响，为政策制定者和医疗服务提供者提供决策支持。

（一）背景

抑郁症具有高发病率、高致残率和高复发率的特点，其经济负担包括直接医疗成本（如药物费用、心理咨询和治疗费用等）、间接成本（如因病缺勤导致的生产力损失）以及无形成本（如患者生活质量下降、家庭关系紧张等）。抗抑郁药物作为抑郁症治疗的主要手段之一，其经济影响评估对于优化资源配置、提高治疗效率至关重要。

（二）研究方法

本研究采用回顾性队列研究和成本－效益分析相结合的方法。首先，通过回顾性队列研究收集一定时期内接受抗抑郁药物治疗的抑郁症患者数据，包括患者基本信息、治疗情况、医疗费用以及因病缺勤天数等。其次，利用成本－效益分析框架，计算抗抑郁药物治疗的直接医疗成本、间接社会成本以及总成本，并与未接受药物治疗或接受其他治疗方式的对照组进行比较。同时，评估抗抑郁药物治疗的效果，包括抑郁症状改善程度、复发率以及患者生活质量等。

（三）结果

研究结果显示，抗抑郁药物治疗抑郁症的直接医疗成本虽然较高，但考虑到其显著降低的复发率、提高的患者生活质量和减少的因病缺勤天数，其间接社会成本显著降低。总体而言，抗抑郁药物治疗的总成本效益比优于未接受药物治疗或接受其他治疗方式的对照组。此外，研究还发现，不同抗抑郁药物的成本效益存在差异，这可能与药物的疗效、安全性、患者依从性等因素有关。

（四）讨论

1. 成本－效益分析的重要性　本研究强调了成本－效益分析在精神健康治疗经济影响评估中的重要性。通过综合考虑治疗成本和治疗效果，可以为政策制定者和医疗服务提供者提供更为全面、客观的决策依据。

2. 抗抑郁药物的选择　研究结果提示，在选择抗抑郁药物时，应综合考虑药物的疗效、安全性、患者依从性以及成本效益等因素。对于经济条件有限的患者，应选择性价比高的药物，以提高治疗的可持续性。

3. 精神健康服务的优化　本研究还发现，精神健康服务的优化对于提高治疗效率、降低经济负担具有重要意义。例如，通过加强患者教育、提高患者依从性、优化治疗流程等措施，可以进一步提高抗抑郁药物治疗的效果和成本效益。

（五）结论

抗抑郁药物治疗抑郁症具有显著的经济影响。通过成本－效益分析，可以发现抗抑郁药物治疗在降低复发率、提高患者生活质量和减少间接社会成本方面具有显著优势。因此，政策制定者和医疗服务提供者应充分考虑抗抑郁药物治疗的经济影响，优化资源配置，提高治疗效率，以减轻抑郁症对个人和社会的经济负担。同时，未来研究还应进一步探索不同抗抑郁药物的成本效益差异、精神健康服务的优化策略以及患者依从性的提高方法等问题，为精神健康治疗的经济影响评估提供更加全面、深入的依据。

四、罕见病药物的可及性与支付机制探讨

罕见病，通常被定义为在总人口中发病率极低的疾病，因其患者群体小、研发成本高、市场需求有限等特点，使得罕见病药物的研发、生产及市场供应面临诸多挑战。这些药物往往价格昂贵，超出了大多数患者及其家庭的承受能力，从而引发了关于罕见病药物可及性与支付机制的广泛讨论。本节将深入探讨罕见病药物的可及性问题，并分析现有的支付机制及其改进方向。

（一）罕见病药物可及性的挑战

1. 高昂的研发成本　罕见病药物研发过程中，由于患者数量有限，临床试验的招募、数据收集及统计分析难度增大，导致研发成本高昂。此外，由于疾病种类繁多，每种罕见病的药物研发均需独立进行，进一步加剧了成本问题。

2. 市场不确定性　罕见病药物的市场需求有限，导致药物生产商难以预测销量，进而影响其投资意愿。这种市场不确定性使得罕见病药物的商业化面临挑战。

3. 价格高昂　由于研发成本和市场不确定性的双重压力，罕见病药物的价格往往极高，超出了大多数患者及其家庭的承受能力，严重影响了药物的可及性。

（二）现有支付机制分析

1. 政府补贴与政策支持　许多国家和地区政府通过提供研发补贴、税收减免、市场准入优先等政策措施，鼓励罕见病药物的研发和生产。同时，政府还通过设立专项基金，为罕见病患者提供药物费用补贴，以提高药物的可及性。

2. 慈善捐赠与公益援助　非政府组织、慈善机构及企业等社会力量积极参与罕见病药物的援助工作，通过捐赠药物、提供资金支持等方式，帮助患者减轻经济负担。

3. 风险共担机制　部分国家和地区建立了罕见病药物风险共担机制，由政府、保险公司、医疗机构及患者等多方共同承担药物费用，以降低单一方的经济压力。

4. 创新支付模式　随着医疗技术的进步和支付方式的创新，一些国家和地区开始探索罕见病药物的创新支付模式，如疗效付费、分期付款、结果导向支付等，以激励药物生产商提高药物疗效，同时减轻患者经济负担。

（三）支付机制的改进方向

1. 完善政策体系　政府应进一步完善罕见病药物相关政策，包括研发补贴、税收减免、市场准入等，以鼓励更多企业参与罕见病药物的研发和生产。

2. 优化支付机制　应建立更加公平、合理的支付机制，确保罕见病患者能够获得必要的药物治疗。这包括提高政府补贴的覆盖面和力度，完善风险共担机制，以及探索创新支付模式等。

3. 加强国际合作　罕见病药物的研发和生产需要全球范围内的合作与共享。各国应加强国际合作，共同推动罕见病药物的研发、生产及市场供应，以提高药物的可及性。

4. 提高公众意识　通过加强宣传和教育，提高公众对罕见病及罕见病药物的认识和了解，有助于形成更加良好的社会氛围，促进罕见病药物的可及性。

（四）结论

罕见病药物的可及性是一个复杂而紧迫的问题，需要政府、企业、社会及患者等多方面的共同努力。通过完善政策体系、优化支付机制、加强国际合作及提高公众意识等措施，可以有效提高罕见病药物的可及性，为患者带来希望。未来，随着医疗技术的不断进步和支付方式的持续创新，罕见病药物的可及性将有望得到进一步提升。

第二节　从药厂视角的成功实践案例剖析

一、创新药物研发阶段的药物经济学考量

在药物研发的早期阶段，尤其是创新药物的研发过程中，药物经济学考量已成为药厂决策的关键要素之一。这一阶段的考量不仅关乎药物的研发效率和成本控制，更直接影响到药物未来的市场前景、定价策略以及患者可及性。以下将详细剖析创新药物研发阶段药物经济学考量的重要性和实践案例。

（一）药物经济学在创新药物研发中的重要性

1. 指导研发方向　在药物研发的早期阶段，药物经济学分析可以帮助药厂识别具有潜在市场价值和临床需求的创新药物领域。通过评估目标疾病的发病率、患者群体大小、现有治疗方案的局限性等因素，药厂可以更加精准地定位研发方向，提高研发效率。

2. 优化资源配置　药物研发是一项高风险、高投入的活动。通过药物经济学考量，药厂可以合理分配研发资源，优先支持那些具有更高性价比和市场潜力

的项目，从而降低研发成本，提高整体投资回报率。

3.预测市场潜力 在药物研发过程中，药物经济学分析可以预测药物未来的市场前景，包括潜在患者数量、市场规模、竞争格局等。这些信息对于药厂制定市场策略、定价策略以及合作伙伴选择具有重要意义。

4.提升患者可及性 通过药物经济学考量，药厂可以更加关注药物的成本效益和患者负担，从而在研发阶段就考虑如何降低药物价格，提高患者可及性。这有助于药厂树立良好的企业形象，增强社会责任感。

（二）实践案例剖析

案例一：某生物制药公司研发抗肿瘤新药

在面对多种抗肿瘤药物研发选项时，该生物制药公司运用药物经济学分析，评估了不同肿瘤类型的发病率、患者群体大小、现有治疗方案的局限性以及潜在的市场竞争情况。最终，公司选择了针对一种罕见但致死率高的肿瘤类型进行新药研发。通过精准定位研发方向，公司不仅降低了研发成本，还成功开发出了具有显著疗效的新药，获得了市场的广泛认可。

案例二：某跨国制药企业优化研发资源配置

该跨国制药企业在面对多个研发项目时，通过药物经济学考量，对每个项目的研发成本、潜在收益、市场前景等进行了综合评估。基于评估结果，企业优先支持了那些具有更高性价比和市场潜力的项目，同时调整了部分项目的研发预算和进度安排。这一策略不仅提高了企业的研发效率，还降低了整体研发成本，为企业带来了显著的经济效益。

案例三：某创新药企制定定价策略

在成功研发出一种新型心血管疾病治疗药物后，该创新药企通过药物经济学分析，评估了药物的疗效、安全性、成本效益以及患者负担等因素。基于分析结果，企业制定了合理的定价策略，既确保了药物的营利性，又考虑到了患者的经济承受能力。这一策略不仅提高了药物的市场竞争力，还增强了企业的社会责任感。

（三）结论与展望

创新药物研发阶段的药物经济学考量对于药厂来说至关重要。通过精准定位研发方向、优化资源配置、预测市场潜力以及提升患者可及性等措施，药厂可以更加高效地开发出具有市场竞争力和社会效益的创新药物。未来，随着医疗技术的不断进步和药物经济学理论的不断完善，药物经济学考量将在创新药物研发中发挥更加重要的作用。药厂应持续关注这一领域的发展动态，不断优化和完善自身的药物经济学考量体系，以应对日益激烈的市场竞争和不断变化的市场需求。

二、市场准入策略中药物经济学证据的应用

在药物开发和市场推广的过程中，市场准入策略是药厂成功将新药推向市场并实现商业目标的关键。随着医疗体系对药物经济学证据要求的日益严格，药厂在制定市场准入策略时，越来越重视利用药物经济学证据来支持其决策。以下将详细探讨市场准入策略中药物经济学证据的应用，并通过实际案例进行剖析。

（一）药物经济学证据在市场准入策略中的重要性

1. 增强决策的科学性　药物经济学证据能够量化药物的临床效益和经济价值，为药厂制定市场准入策略提供科学依据。通过比较不同药物或治疗方案的成本效益，药厂可以更加精准地定位产品的市场定位，优化资源配置。

2. 提升产品的市场竞争力　在药品审批和市场准入过程中，药物经济学证据往往成为决策者的重要参考。拥有强有力的药物经济学证据支持的新药，更容易获得监管机构的批准，并在市场竞争中脱颖而出。

3. 促进医患沟通　药物经济学证据可以帮助医生、患者及其家属更好地理解药物的临床效益和经济价值，从而做出更加明智的治疗选择。这有助于提升医患之间的信任度，促进药物的合理使用。

（二）市场准入策略中药物经济学证据的应用实践

案例一：某跨国制药企业新药市场准入策略

该企业在研发出一种新型抗肿瘤药物后，为了制定有效的市场准入策略，首先进行了全面的药物经济学研究。研究结果显示，该新药相较于现有治疗方案，在提高患者生存率、降低并发症发生率方面具有显著优势，同时成本效益比也较高。基于这些证据，企业制定了以下市场准入策略。

1. 定价策略　根据药物经济学研究结果，企业设定了合理的价格区间，既确保了药物的营利性，又考虑到了患者的经济承受能力。

2. 推广策略　企业重点向那些对药物经济学证据有较高认知度的医疗机构和医生进行推广，通过举办学术研讨会、提供专业培训等方式，增强他们对新药价值的认识。

3. 合作策略　企业与医疗保险机构、政府卫生部门等建立了合作关系，共同推动新药纳入医保目录或政府采购计划，以提高药物的可及性和患者受益率。

案例二：某国内制药企业仿制药市场准入策略

在面对激烈的仿制药市场竞争时，国内制药企业利用药物经济学证据来优化其市场准入策略。企业首先对仿制药与原研药进行了成本－效益分析，结果显示仿制药在保持与原研药相似疗效的同时，成本显著降低。基于这些证据，企业制定了以下策略。

1. 差异化定位 企业明确了仿制药的市场定位，强调其在成本控制方面的优势，以区别于其他仿制药品牌。

2. 营销策略 企业加大了对仿制药药物经济学证据的宣传力度，通过学术论坛、网络平台等渠道，向医生和患者传递仿制药的性价比优势。

3. 渠道拓展 企业与零售药店、社区医疗机构等建立了广泛的合作关系，通过多渠道销售仿制药，提高产品的市场覆盖率。

（三）结论与展望

市场准入策略中药物经济学证据的应用对于药厂来说至关重要。通过利用药物经济学证据来制定科学的市场准入策略，药厂可以更加精准地定位产品、优化资源配置、提升市场竞争力。未来，随着医疗体系的不断完善和药物经济学理论的不断发展，药物经济学证据将在市场准入策略中发挥更加重要的作用。药厂应持续关注这一领域的发展动态，加强药物经济学研究团队建设，提升药物经济学证据的质量和应用水平，以应对日益激烈的市场竞争和不断变化的市场需求。

三、患者支持与援助计划的经济效应分析

患者支持与援助计划（patient support and assistance programs，PSAPs）作为药厂提升药物可及性、增强患者依从性、促进药物市场渗透的重要策略，其经济效应日益受到关注。本节将从药厂视角出发，深入剖析几个成功实践案例，探讨患者支持与援助计划如何在实际操作中产生积极的经济效应。

（一）患者支持与援助计划概述

患者支持与援助计划通常包括财务援助、教育支持、疾病管理服务等，旨在减轻患者经济负担、提高药物依从性、改善治疗效果，并最终提升药物的市场表现。这些计划不仅直接惠及患者，还间接促进了药厂的长期发展。

（二）成功案例剖析

案例一：共付援助计划提升药物依从性

某国际制药公司针对其高价值慢性病治疗药物推出了一项共付援助计划。该计划为符合经济条件的患者提供部分或全部药物费用的补贴，显著降低了患者的自付比例。通过这一计划，公司不仅提高了患者的药物依从性，还减少了因停药或换药导致的治疗失败和额外医疗成本。长期来看，这有助于维持患者的健康状况，减少因疾病进展而产生的更高治疗费用，从而为公司带来稳定的收入和良好的品牌形象。

案例二：教育支持计划提高治疗效果

一家专注于罕见病治疗的药厂推出了一项全面的患者教育支持计划。该计划通过线上课程、患者社群、定期随访等方式，向患者及其家属提供疾病知识、治

疗方案、自我管理技巧等全方位的教育资源。这一计划显著提高了患者对疾病和治疗的认知，增强了他们的自我管理能力，从而提高了治疗效果和患者满意度。经济效应方面，教育支持计划减少了因误解或不当管理导致的医疗资源浪费，降低了长期治疗成本，同时提升了患者对品牌的忠诚度，促进了药物的持续销售。

案例三：疾病管理计划优化医疗资源分配

某生物制药公司针对其创新肿瘤药物推出了一项疾病管理计划。该计划整合了医疗资源，为患者提供从诊断、治疗到康复的一站式服务。通过专业的疾病管理团队，公司能够实时监测患者的治疗进展，及时调整治疗方案，有效避免了不必要的医疗干预和资源浪费。此外，疾病管理计划还促进了医患沟通，增强了患者对治疗的信心，提高了整体治疗效果。经济效应上，该计划通过优化医疗资源分配，降低了整体治疗成本，同时提升了药物的市场竞争力和患者口碑。

（三）经济效应分析

1.直接经济效应　患者支持与援助计划通过减轻患者经济负担、提高药物依从性、优化医疗资源分配等方式，直接降低了治疗成本，提高了药物的市场渗透率。

2.间接经济效应　这些计划还通过提升患者满意度、增强品牌忠诚度、促进医患沟通等间接途径，为药厂带来了长期稳定的收入和良好的品牌形象。

3.社会效应　患者支持与援助计划不仅有助于改善患者的健康状况和生活质量，还促进了医疗资源的合理利用和社会的和谐稳定，具有深远的社会意义。

（四）结论与展望

患者支持与援助计划作为药厂提升药物可及性、增强患者依从性、促进药物市场渗透的重要策略，其经济效应显著且多元。未来，随着医疗技术的不断进步和患者需求的日益多样化，药厂应不断创新患者支持与援助计划的形式和内容，以更好地满足患者需求、提升治疗效果、实现经济和社会效益的双赢。同时，政府、医疗机构和社会各界也应加强对患者支持与援助计划的关注和支持，共同推动医疗体系的完善和发展。

四、药厂与第三方合作推动药物经济学研究的案例

药厂与第三方机构的合作已成为推动创新、提升研究效率与质量的重要途径。这种合作模式不仅促进了资源的优化配置，还加速了药物经济学证据的形成与应用，对药物的研发、定价、市场准入及患者福祉产生了深远影响。以下将从药厂视角出发，详细剖析几个成功实践案例，展示药厂与第三方合作在推动药物经济学研究方面的独特价值与成效。

（一）案例背景与合作模式

随着医疗体系的日益复杂化和个性化医疗需求的增长，药物经济学研究面临着数据获取难、分析模型复杂、政策环境多变等多重挑战。为应对这些挑战，药厂开始积极寻求与学术机构、医疗机构、咨询公司等第三方机构的合作，共同开展药物经济学研究。合作模式包括但不限于联合研究、数据共享、技术支持、培训教育等，旨在通过专业互补、资源共享，提升研究的科学性和实用性。

（二）成功案例剖析

案例一：药厂与学术机构联合研究，突破数据壁垒

某国际知名药厂与一所顶尖医学院校合作，针对其新上市的一款抗肿瘤药物开展药物经济学研究。双方共同设计研究方案，利用学术机构丰富的临床数据资源和专业的统计分析能力，有效突破了数据获取和分析的壁垒。研究不仅评估了药物的直接医疗成本，还深入探讨了其对患者生活质量、社会生产力的间接影响，为药物的定价和市场准入提供了强有力的证据支持。此次合作不仅提升了研究的科学性和深度，还增强了药厂在学术界的影响力，为后续药物的研发和市场推广奠定了坚实基础。

案例二：药厂与医疗机构合作，实现证据转化应用

一家专注于心血管领域药物研发的药厂，与当地一家大型综合医院建立了长期合作关系。双方通过共享临床数据、联合开展真实世界研究，共同探索药物在不同患者群体中的经济学效益。研究成果不仅为药物的精准定价提供了依据，还促进了医院内部临床路径的优化和药物使用指南的更新。此外，药厂还利用这些证据与医保部门沟通，成功推动了药物纳入医保报销范围，提高了患者的药物可及性。这一合作模式实现了从研究到应用的快速转化，提升了药物的社会价值。

案例三：药厂与咨询公司合作，提升市场策略的科学性

一家新兴生物制药公司与一家全球知名的健康咨询公司携手，针对其即将上市的一款罕见病治疗药物开展全面的药物经济学评估。咨询公司利用其丰富的市场洞察力和数据分析工具，帮助药厂精准定位目标市场、预测药物销量、评估价格敏感度等关键指标。同时，双方还共同开发了针对性的市场准入策略，包括与政府部门沟通、参与医保谈判等。这一合作不仅提升了药厂市场策略的科学性和针对性，还显著缩短了药物上市后的市场适应期，为药厂带来了可观的经济效益。

（三）合作成效与启示

1. 提升研究效率与质量 药厂与第三方合作，能够充分利用各方资源，提升研究的科学性、深度和广度，加速药物经济学证据的形成。

2. 促进证据转化应用 合作模式有助于将研究成果快速转化为实际应用，

优化临床决策、提升药物可及性、改善患者福祉。

3. 增强市场竞争力　通过合作，药厂能够更准确地把握市场动态，制定科学合理的市场策略，提升产品的市场竞争力。

4. 推动行业创新发展　合作模式促进了药物经济学研究方法的创新与应用，推动了整个行业的持续发展。

药厂与第三方合作在推动药物经济学研究方面具有显著优势与成效。未来，随着医疗技术的不断进步和政策环境的持续优化，这种合作模式将发挥更加重要的作用，为药物的研发、定价、市场准入及患者福祉贡献更多的智慧与力量。

第三节　案例总结与经验借鉴

一、成功案例的共通要素提炼

在药物经济学研究与实践的探索历程中，众多成功案例不仅揭示了药物经济学评估对于药物研发、定价、市场准入及患者福祉的重要性，更蕴含着一系列值得借鉴的共通要素。这些要素构成了成功案例的核心框架，为后续的药物经济学研究与实践提供了宝贵的经验与启示。以下是对这些共通要素的详细提炼。

（一）明确的研究目标与问题导向

所有成功案例均始于清晰、具体的研究目标。这些目标紧密围绕药物经济学的核心议题，如药物的成本效益、成本效果、成本－效用分析，以及患者生活质量、疾病负担的评估等。同时，研究目标紧密关联实际问题，如药物的定价策略、市场准入障碍、患者用药依从性等，确保了研究的实用性和针对性。

（二）严谨的研究设计与方法论

成功案例在研究设计上展现出高度的严谨性。它们采用科学、系统的研究框架，如随机对照试验、观察性研究、真实世界数据分析等，确保数据的准确性和可靠性。在方法论上，成功案例注重运用先进的统计分析技术、经济模型和经济评价方法，如马尔科夫模型、成本－效益分析、增量成本－效果比等，以全面、深入地揭示药物的经济价值。

（三）广泛的数据收集与深入分析

数据是药物经济学研究的基础。成功案例在数据收集上表现出广泛的覆盖面和深度，包括临床数据、医疗资源利用数据、患者生活质量数据、成本数据等。这些数据来源于多样化的渠道，如临床试验、医疗记录、患者调查、公共数据库等。在数据分析上，成功案例注重运用多元统计分析、回归分析、敏感性分析等高级方法，以深入挖掘数据的内在联系和潜在价值。

（四）跨领域合作与资源整合

跨领域合作是成功案例的又一显著特征。它们成功地将药物经济学研究与其他相关领域，如临床医学、公共卫生、经济学、政策制定等紧密结合，实现了资源的优化配置和知识的交叉融合。这种合作模式不仅提升了研究的深度和广度，还促进了研究成果的快速转化和应用。

（五）注重患者视角与人文关怀

成功案例在药物经济学研究中始终将患者置于核心地位。它们注重从患者视角出发，评估药物对患者生活质量、心理状态、社会功能等方面的影响。同时，成功案例还关注患者的经济负担和用药依从性，通过提供患者支持与援助计划、优化药物定价策略等方式，切实减轻患者负担，提升患者满意度和福祉。

（六）灵活应对政策环境与市场需求

政策环境和市场需求是影响药物经济学研究成果应用的关键因素。成功案例展现出高度的灵活性和适应性，能够紧密跟踪政策动态和市场需求变化，及时调整研究策略和方向。它们善于利用政策窗口和市场需求机遇，推动研究成果的快速转化和应用，为药物的研发、定价、市场准入及患者福祉贡献智慧与力量。

明确的研究目标与问题导向、严谨的研究设计与方法论、广泛的数据收集与深入分析、跨领域合作与资源整合、注重患者视角与人文关怀以及灵活应对政策环境与市场需求等共通要素构成了成功案例的核心框架。这些要素不仅为药物经济学研究提供了宝贵的经验与启示，更为推动药物经济学研究与实践的持续发展奠定了坚实基础。

二、面临的挑战与应对策略分享

在药物经济学研究与实践的征途中，尽管成功案例为我们提供了宝贵的经验与启示，但不可否认的是，这一领域仍面临着诸多挑战。这些挑战不仅源于研究本身的复杂性，还涉及政策环境、市场需求、数据获取等多个层面。本节将深入剖析药物经济学研究与实践所面临的挑战，并分享应对策略，以期为未来的实践者提供有益的参考。

（一）面临的挑战

1. 数据获取与处理的难度

药物经济学研究需要大量的、高质量的数据支持，包括临床数据、成本数据、患者生活质量数据等。然而，在实际操作中，数据的获取往往面临诸多困难，如数据质量不高、数据缺失、数据格式不统一等。此外，数据的处理和分析也需要专业的知识和技能，这对于非专业背景的研究者来说是一大挑战。

2. 研究方法的局限性与创新性不足

现有的药物经济学研究方法，如成本－效益分析、成本－效果分析等，虽然在一定程度上能够揭示药物的经济价值，但仍存在一定的局限性。例如，这些方法往往侧重于短期经济效果的评估，而忽略了长期经济效应和社会效应。同时，随着医疗技术的不断进步和医疗模式的变革，传统的研究方法已难以满足日益复杂化的研究需求，创新性的研究方法亟待开发。

3. 政策环境的不确定性

药物经济学研究的结果往往与药物的定价、市场准入等政策决策密切相关。然而，政策环境的不确定性，如政策调整、政策执行力度等，都可能对研究结果的应用产生重大影响。此外，不同国家和地区的政策差异也增加了研究结果的国际比较和应用的难度。

4. 市场需求与竞争压力

随着医疗市场的不断发展和竞争的加剧，药物经济学研究的结果对于药物的市场推广和销售具有重要影响。然而，市场需求的变化和竞争压力的增加，使得研究结果的准确性和及时性面临更大的挑战。同时，如何在激烈的市场竞争中脱颖而出，成为药物经济学研究和实践者需要思考的问题。

（二）应对策略分享

1. 加强数据收集与处理能力

为解决数据获取与处理的难题，研究者和实践者应加强与医疗机构、学术机构、政府部门的合作，建立数据共享机制，提高数据的质量和可用性。同时，积极引入先进的数据处理和分析技术，如机器学习、人工智能等，提升数据处理的效率和准确性。

2. 推动研究方法的创新与发展

针对研究方法的局限性和创新性不足，研究者和实践者应积极探索新的研究方法和技术，如长期经济效果评估、多目标决策分析等，以更全面地揭示药物的经济价值。同时，加强与国际同行的交流与合作，借鉴国际先进的研究经验和技术，推动研究方法的不断创新与发展。

3. 密切关注政策动态与市场需求

为应对政策环境的不确定性和市场需求的变化，研究者和实践者应密切关注政策动态和市场需求的变化趋势，及时调整研究策略和方向。同时，加强与政策制定者和市场参与者的沟通与协作，积极参与政策制定和市场调研，为政策的科学性和市场的合理性提供有力支持。

4.提升研究结果的实用性和针对性

为增强研究结果的实用性和针对性，研究者和实践者应深入了解患者、医疗机构和政策制定者的实际需求，结合实际情况设计研究方案和分析模型。同时，注重研究成果的转化和应用，通过提供政策建议、市场策略等实际措施，推动研究成果的落地生根。

药物经济学研究与实践面临着诸多挑战，但通过加强数据收集与处理能力、推动研究方法的创新与发展、密切关注政策动态与市场需求以及提升研究结果的实用性和针对性等应对策略，我们可以有效地应对这些挑战，推动药物经济学研究与实践的持续发展。

三、对未来实践的启示与建议

通过对前述药物经济学研究实例与实践案例的深入分析，我们不仅看到了该领域取得的显著成就，也深刻认识到在实践中所遇到的各种挑战。基于这些案例的总结与经验借鉴，以下对未来药物经济学研究与实践提出几点启示与建议，旨在指导该领域更加稳健、高效地发展。

（一）强化跨学科合作与资源整合

未来药物经济学研究应进一步强化与临床医学、公共卫生、经济学、统计学、信息技术等多学科的交叉融合。通过建立跨学科合作平台，实现资源共享、优势互补，共同应对复杂多变的医疗经济问题。同时，利用大数据、人工智能等现代信息技术手段，提升数据收集、处理与分析的效率与准确性，为药物经济学研究提供更加坚实的数据支撑。

（二）注重长期效益与社会价值的评估

在药物经济学研究中，应超越短期经济效益的局限，更加注重药物的长期效益与社会价值。这包括评估药物对患者生活质量、疾病负担、社会医疗成本等方面的长期影响，以及药物对公共卫生体系、医疗资源分配等社会层面的贡献。通过构建全面的评估体系，为政策制定者提供更为科学、全面的决策依据。

（三）推动政策创新与市场机制的完善

药物经济学研究成果的应用离不开政策环境的支持。未来应积极推动相关政策创新，如建立更加灵活、透明的药物定价机制，优化药物市场准入流程，鼓励创新药物的研发与推广。同时，完善市场机制，促进药物经济学研究成果与市场需求的有效对接，提高资源的配置效率和使用效益。

（四）加强患者参与与人文关怀

在药物经济学研究中，应更加重视患者的主体地位和利益诉求。通过加强患者参与，了解患者的实际需求与期望，为药物研发、定价、市场准入等决策提供更为贴近患者利益的建议。同时，注重人文关怀，关注药物对患者心理、社会等方面的影响，推动形成更加人性化、全面的药物经济学评价体系。

（五）提升研究方法的科学性与创新性

随着医疗技术的不断进步和医疗模式的变革，药物经济学研究方法也应不断创新与发展。未来应积极探索新的研究方法和技术，如基于真实世界数据的研究、多目标决策分析、成本－效益分析的精细化等，以提高研究的科学性和准确性。同时，加强国际交流与合作，借鉴国际先进的研究经验和技术，推动药物经济学研究方法的国际化与标准化。

（六）培养专业人才与加强团队建设

药物经济学研究与实践的发展离不开专业人才的支持。未来应加大对药物经济学专业人才的培养力度，通过设立相关课程、开展专业培训等方式，提升研究人员的专业素养和实践能力。同时，加强团队建设，形成一支具备跨学科背景、高素质、高效率的研究队伍，为药物经济学研究与实践的持续发展提供有力的人才保障。

（七）建议启动人工智能大模型的构建

随着人工智能技术的飞速发展，特别是大型语言模型（如 DeepSeek 等）的涌现，药物经济学研究与实践迎来了新的机遇。未来，应尽早布局人工智能大模型的构建，将其应用于药物经济学研究的各个环节，以提高研究效率、准确性和深度。

未来药物经济学研究与实践应强化跨学科合作、注重长期效益评估、推动政策创新与市场机制完善、加强患者参与与人文关怀、提升研究方法的科学性与创新性以及培养专业人才与加强团队建设。这些启示与建议将为药物经济学领域的发展提供新的思路与动力，推动该领域不断迈向新的高度。

四、促进药物经济学研究与实践的国际合作倡议

在全球化的背景下，药物经济学研究与实践已超越了国界的限制，成为国际医疗卫生领域共同关注的焦点。为了进一步提升药物经济学研究的质量与影响力，促进其在全球范围内的广泛应用，本节提出以下促进药物经济学研究与实践国际合作的倡议，旨在构建一个更加开放、协作、共享的国际研

究网络。

（一）建立国际药物经济学研究联盟

倡议成立一个由各国药物经济学研究机构、学者和政策制定者组成的国际联盟。该联盟旨在通过定期举办国际研讨会、工作坊和在线交流平台，促进成员国之间的学术交流、信息共享和合作研究。联盟还可以设立专项基金，支持跨国合作项目，特别是在发展中国家开展的药物经济学研究，以缩小全球药物经济学研究的不平等差距。

（二）推动国际药物经济学数据共享平台

鉴于数据在药物经济学研究中的核心地位，倡议建立一个国际性的数据共享平台。该平台将整合各国药物经济学研究数据，包括临床试验数据、医疗资源利用数据、患者生活质量数据等，为研究人员提供丰富、多样的数据资源。同时，平台应制定严格的数据隐私保护和伦理审查机制，确保数据的合法合规使用。

（三）制定统一的国际药物经济学评价指南

为了增强药物经济学研究结果的可比性和互认性，倡议国际社会共同制定一套统一的药物经济学评价指南。该指南应涵盖研究设计、数据收集与分析、结果报告等关键环节，为研究人员提供清晰、明确的研究框架和操作规范。通过推广和应用这些指南，可以促进国际间药物经济学研究结果的交流与融合。

（四）加强跨国政策对话与协调

药物经济学研究结果往往直接影响药物的定价、市场准入和医保政策。因此，倡议加强跨国政策对话与协调，特别是在药品定价、医保支付标准等方面。通过定期举办国际政策论坛、建立政策咨询机制等方式，促进各国政策制定者之间的沟通与协作，共同推动形成更加公平、合理、高效的全球药品市场体系。

（五）促进跨国药物经济学教育与培训

为了培养具有国际视野和专业技能的药物经济学人才，倡议加强跨国药物经济学教育与培训合作。通过设立国际奖学金项目、开展跨国联合培养、在线课程等方式，为各国学生和研究人员提供学习交流的机会。同时，推动建立国际药物经济学认证体系，提升药物经济学教育的质量和水平。

（六）鼓励跨国企业参与国际合作

跨国制药企业在药物研发、生产和市场推广方面具有丰富经验和技术优势。倡议鼓励这些企业积极参与国际药物经济学研究与实践合作，特别是在新药研发阶段的药物经济学评价、跨国临床试验的数据共享等方面。通过企业的参与，可以进一步推动药物经济学研究成果的转化和应用，为全球患者带来更多的健康福祉。

　　促进药物经济学研究与实践的国际合作对于提升全球医疗卫生水平、推动医药产业创新发展具有重要意义。通过实施上述倡议，可以构建一个更加开放、协作、共享的国际研究网络，为药物经济学领域的持续发展注入新的活力。

参考文献

［1］Phillips, K.A., & Ginnelly, L. (2010). Pharmacoeconomics: An Introduction.John Wiley & Sons.

［2］Gold, M.R., Siegel, J.E., Russell, L.B., & Weinstein, M.C. (1996). Cost–Effectiveness in Health and Medicine.Oxford University Press.

［3］World Health Organization (WHO). (2020). *Guidelines on Country Pharmaceutical Pricing Policies*.WHO.

［4］Institute for Clinical and Economic Review (ICER). (2022). *Evidence Report*: ［*Specific Drug/Condition*］.ICER.

［5］Neumann, P.J., Cohen, J.T., & Weinstein, M.C. (2014).Updating Cost–Effectiveness—The Curious Resilience of the $50000–per–QALY Threshold. *The New England Journal of Medicine*, 371 (9), 796–797.

［6］Sullivan, S.D., Mauskopf, J.A., Augustovski, F., et al. (2018).Budget Impact Analysis—Principles of Good Practice: Report of the ISPOR 2012 Budget Impact Analysis Good Practice II Task Force. *Value in Health*, 21 (1), 12–27.

［7］Drummond, M.F., Sculpher, M.J., Claxton, K., et al. (2015). *Methods for the Economic Evaluation of Health Care Programmes*.Oxford University Press.

［8］Briggs, A.H., Fenn, P., & Godfrey, C. (2006).Decision Modelling for Health Economic Evaluation. *Pharmacoeconomics*, 24 (5), 461–477.

［9］Garrison, L.P., Jr., Neumann, P.J., Erwin, J.E., et al. (2007).Using Real–World Data for Cost–Effectiveness Analysis: A Complete Case Study of a Disease–Managing Program for Rheumatoid Arthritis Patients. *Medical Care*, 45 (10 Suppl 2), S34–S41.

［10］Paulden, M., Devlin, N., & Parkin, D. (2012).Cost–Effectiveness of Newer Antiepileptic Drugs: A Systematic Review and Economic Evaluation. *Health Technology Assessment*, 16 (44), 1–238.

［11］Chalkidou, K., Tunis, S., Salomon, J.A., et al. (2016).Priority–Setting in Global Health: Development and Application of New Criteria. *PLoS Medicine*, 13 (9), e1002134.

［12］Schulman, K.A., Berlin, J.A., Harless, W., et al. (1994).The Effect of Outcomes Research on Clinical Decision Making : The Case of Hormone Replacement Therapy. *JAMA*, 272 (17), 1349–1355.

［13］Neumann, P.J., Cohen, J.T., & Weinstein, M.C. (2015).A Framework for Assessing the Value of Health Technologies. *Health Affairs*, 34 (12), 1929–1935.

［14］Towse, A., & de Joncheere, K. (2012).Health Technology Assessment and the Pricing and Reimbursement of Medicines : A Comparison of Eight Countries. *Health Policy*, 107 (2–3), 157–170.

［15］Lansberg, P.J., Stinnett, A.A., Mullins, C.D., et al. (2003).A Discrete Choice Experiment to Elicit Preferences for Alternative Stroke Therapies. *Stroke*, 34 (8), 1925–1932.

［16］Coast, J., Flynn, T.N., Natarajan, L., et al. (2008).Valuing Health for Economic Evaluation: Developing a New Approach to Assessing the Societal Value of Changes in Health Outcomes. *Health Economics*, 17 (6), 673–684.

［17］Smith, P.C., & Anis, A.H. (2011).Evidence–Based Medicine, Cost–Effectiveness, and Health Policy. *New England Journal of Medicine*, 365 (14), 1275–1277.

［18］Goettsch, W.G., & Holle, R. (2010).The Role of Epidemiological Research in Pharmaceutical Pricing and Reimbursement Decisions. *Pharmacoepidemiology and Drug Safety*, 19 (8), 779–786.